Mayo Clinic 科普译丛

The Mayo Clinic Diet

饮食生活全书

主编 〔美〕唐纳德·D. 亨斯鲁德（Donald D. Hensrud，M.D.）

主译 于 康

译者（按姓氏拼音排序）

郭嘉羽 李 卓 于 康

（均来自北京协和医院临床营养科）

北京科学技术出版社

THE MAYO CLINIC DIET: Completely Revised and Updated-New Menu Plans and Recipes, 2nd edition

THE MAYO CLINIC DIET JOURNAL, 2nd edition

by Dr. Donald D. Hensrud, M.D.

Copyright © 2018 Mayo Foundation for Medical Education and Research (MFMER)

Published by arrangement with Nordlyset Literary Agency

through Bardon-Chinese Media Agency

Simplified Chinese translation copyright © 2024

by Beijing Science and Technology Publishing Co., Ltd.

ALL RIGHTS RESERVED

著作权合同登记号　图字：01-2021-1691

图书在版编目（CIP）数据

　　饮食生活全书 /（美）唐纳德·D. 亨斯鲁德（Donald D. Hensrud）主编；于康主译. —北京：北京科学技术出版社，2024.6

　　书名原文：The Mayo Clinic Diet

　　ISBN 978-7-5714-3775-6

　　Ⅰ.①饮… Ⅱ.①唐… ②于… Ⅲ.①减肥—方法

Ⅳ.①R161

中国国家版本馆CIP数据核字（2024）第057202号

责任编辑：赵美蓉	电　话：0086-10-66135495（总编室）
责任校对：贾　荣	0086-10-66113227（发行部）
图文制作：北京锋尚制版有限公司	网　址：www.bkydw.cn
责任印制：吕　越	印　刷：北京捷迅佳彩印刷有限公司
出 版 人：曾庆宇	开　本：700 mm×1 000 mm　1/16
出版发行：北京科学技术出版社	字　数：300千字
社　　址：北京西直门南大街16号	印　张：20.5
邮政编码：100035	版　次：2024年6月第1版
ISBN 978-7-5714-3775-6	印　次：2024年6月第1次印刷

定　价：158.00元（随书附赠《饮食生活日志》）

译者序

人的一生注定与食物相伴。如果人的寿命按 80 岁计算，人一生摄入的食物（包括水）总重量高达 60 余吨，吃饭次数多达 80 000 余次。可以说，食物就如空气一般，伴随我们终身，并深刻地影响着我们的健康走向。

食物提供我们所需的营养，也赋予我们对美味的享受。将追求健康与享受美味结合，需要智慧与技术。这本《饮食生活全书》（ *The Mayo Clinic Diet* ）恰是既遵循营养原则又不令食物失去美味的、充满人类智慧结晶和技术含量的营养解决方案。

"健康中国，营养先行"。在"健康中国"国家战略指引下，大众从未像今天这般重视营养对健康的影响，也从未像今天这般努力构建符合自己饮食习惯、满足健康需求的营养方案。为大众提供科学性、实用性与可操作性相结合的高水平科普读物，是营养专业人员的重要任务之一。为此，我们一直在努力。这本《饮食生活全书》，正是努力的部分成果。

Mayo Clinic 是全美国乃至国际最佳医院。2023 年，Mayo Clinic 再次荣获《美国新闻与世界报道》（ *U.S. News & World Report* ）公布的"2023—2024 全美最佳医院"综合排名第一。一直以来，Mayo Clinic 高度重视对普通大众和患者的健康管理与营养宣教。大量研究证据显示，建立以合理营养及运动为基础的良好生活方式，可以降低患慢性疾病的发生风险，并改善慢性疾病症状。正是基于这一指导思想，由 Mayo Clinic 健康生活项目主任唐纳德·D. 亨斯鲁德博士（ Donald D. Hensrud, M.D. ）主编的《饮食生活全书》系统阐述了合理饮食习惯的建立、不良饮食习惯的克服、营养目标的设立与实现，以及饮食计划的制订、体重管理和能量监测等，用通俗且生动的文字为普通大众和患者提供了合理饮食的科学指南。

北京科学技术出版社委托北京协和医院临床营养科翻译《饮食生活全书》，经过一年多的辛勤工作，《饮食生活全书》中文版终于可以与广大读者朋友见面，使得国内普通大众及慢性疾病患者可以获取来自国际最佳医院的最新营养信息。读者朋友们可以结合自己的饮食习惯，打造良好的生活方式，提高营养学素养，改善健康状况。

在此，真诚感谢所有为本书的翻译和出版做出贡献的人，特别要感谢北京协和医院临床营养科的李卓和郭嘉羽，她们作为本书的翻译付出了辛勤的劳动，展现了高度的敬业精神和专业素养；还要特别感谢北京科学技术出版社的赵美蓉编辑的出色工作。没有大家的共同努力，本书是难以如期问世的。最后，真诚感谢每一位读者朋友，期待着您对本书提出宝贵的建议和意见。

让我们在合理营养的大道上，向着健康目标，携手同行。

于　康

主任医师，教授，博士生导师

北京协和医院临床营养科主任，健康医学系主任

目录

第一部分
减重阶段！

为了在这两周内减重，你需要：

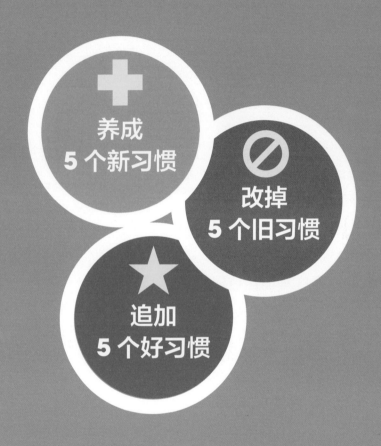

养成
5 个新习惯

改掉
5 个旧习惯

追加
5 个好习惯

就这么简单，开始吧！

什么是 Mayo Clinic 饮食

人们常说自己为了减重在节食，这通常意味着你要刻板地专注于你不能吃的东西，这是一种负面的体验。因此，大多数人最终会终止他们的节食行动，减掉的体重很快就反弹回来了。

Mayo Clinic 饮食十分独特。它不是一种"反复启动、终止"的节食方案。它是一种旨在帮助你减重、改善健康和获得更好感受的生活方式。Mayo Clinic 饮食实用且有趣，因此你可以长期坚持下去。

Mayo Clinic 饮食遵循的主要原则是摄入低能量、美味且具有饱腹感的食物，并通过体育活动燃烧更多的能量。

你马上就要开始减重了，第一阶段的饮食——**减重阶段**——将持续两周。第二阶段的饮食——**持续阶段**，你将继续你的减重之旅——希望健康的体重和生活方式能伴你一生。

在减轻体重的同时改善健康状况很重要。并非所有饮食都能做到这一点，例如，如果一个人非常严格遵循800千卡饮食，主要摄入食物是卷心菜汤（是的，有人尝试过了！），虽然他会减重，但健康不会改善，而且很有可能他不会享受这个过程。

Mayo Clinic 饮食旨在改善健康状况并降低心脏病、癌症和糖尿病等慢性病的发生风险。它还旨在帮助人们保持良好的状态——精力旺盛，不会持续感到疲劳。我们要帮助你们找回轻盈的脚步，让你的眼睛重新焕发光彩。

你很快就会发现，Mayo Clinic 饮食非常实用和灵活。本书将为你提供改变生活方式所需的知识和工具，但我们不会告诉你具体该怎么做。

你是最了解你自己的人，所以要靠你自己制订个性化减重计划。本书提供了许多建议，但你才是那个决定如何做以及何时做的人。

两个阶段：减重和持续

大多数想要减重的人都想快速见到成效，我们明白这一点。这就是为什么我们将 Mayo Clinic 饮食的第一部分——前两周——设计为快速开始阶段。在这段时间里，你可以通过改变你的一些习惯，减掉 6～10 磅（2.7～4.5 千克）。

我们查阅了医学文献，进行了一些试验，并提出了与安全健康减重相关的 15 个习惯。事实上，我们相信**减重阶段**使用的方法是最健康的快速减重方法。

最初，这些习惯的改变可能看起来令人生畏。但随着体重开始下降，人们将变得更有力量，并意识到他们实际上完全可以做到（记住，这个阶段只有两周！）。

Mayo Clinic 饮食的持续阶段是减重阶段的延续，但是需要长期坚持。在这里，你制订的个性化计划可以帮助你每周减掉 1～2 磅（450～900 克）。你所做的改变也将帮助你达到目标后继续保持体重。

持续阶段提供了更多的整体饮食结构，但我们尽量保持其灵活性，以便你可以根据自己的实际情况调整计划。

你不需要计算能量，也不需要测量——用计算器或食物秤！相反，我们会教你用简单的方法来估计分量，以及你每天应该吃多少各个种类的食物。

我们知道改变可能具有一定挑战性，但减重并不一定是困难的、无聊的。许多人发现他们遵循 Mayo Clinic 饮食的时间越长，减重效果就变得越容易、越好。新的生活习惯将取代旧的生活习惯，造就一个更健康、更快乐的你！

第 1 章

准备，开始

　　你想减重的话，就让我们开始吧。减重阶段旨在帮助你在两周内安全地减掉6～10磅（2.7～4.5千克），并快速开始你变得更健康的旅程。最终减掉多少体重取决于你的意愿——你越严格遵循减重方案，减得体重就越多。本章为你提供了开始减重前的一些必须了解的知识。

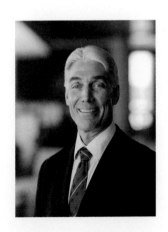

唐纳德·D. 亨斯鲁德，
医学博士，公共卫生与预防
医学专业硕士

你的感觉如何？是满怀希望，是谨慎乐观，还是好奇这项计划最终能否使你变得健康？

你要知道的是，减重不易，想保持住减重成果更不易。否则，人们就不会费这么大的劲儿减重了。要知道，在美国 2/3 以上的成人都有超重或者肥胖的问题。

减重对很多人而言都具有挑战性，很多人面临着这个问题。有很多宣称减重效果快、不费力的项目在短期内确实有效果，但是大多数人难以坚持下去，毕竟谁又能坚持数年只喝卷心菜汤呢？

Mayo Clinic 饮食要求一定的计划性和努力程度，你需要尝试新的饮食方式和积极的生活模式。这些改变并不枯燥。最重要的是，在投入时间和精力后，你将在健康和生活质量方面收获巨大的潜在回报。

我们的目标是帮助你获得更健康的体重和更健康的生活方式。这是有可行性的。改变这些生活方式，可以降低多种疾病的患病风险，改善体重状况，你将获得更好的自我感觉。

我们将成为你本次旅程中的伙伴。祝你好运，让我们携手同行！

你准备好了吗

现在就正式开始了。我们和你一样，都非常期待这次的减重之旅。在之后的章节里，你会了解更多的膳食原理、具体做法和原因。

首先，问下自己，你准备好了吗？减重需要找个好的开始时间。如果不想推迟开始的时间，但是你又不想在自己面临很多障碍的时候尝试减重，从而使自己陷入失败的境地。

本书第 16、17 页有一个小测试，能帮助你判断现在是否是改变日常作息的恰当时间。请翻到这两页，并如实回答问题。

如果测试结果表明现在不是开始减重的好时机，一些因素会干扰你的计划。记下这些因素，解决这些问题再开始减重。

如果现在是合适的开始时间（正如我们希望的那样），请继续阅读以下内容。

在开始之前

在开始减重之前，确认自己已经准备好了。准备得越充分，成功的可能性就越高。请做好以下工作。

+ 了解自己的计划。 请阅读第 1～5 章，了解接下来应该做什么。

+ 选择开始的时间。 不要把日期选得太远，否则你可能失去动力。在开始的那天，保持良好的心情。

+ 准备食物。 在开始之前，把不需要的食物从储物柜和冰箱清理掉，换成水果、蔬菜等健康的食物。

+ 准备运动装备。 准备舒适的运动鞋和运动服，确保你能活动自如。

+ 建立一个监测系统。 你需要一个监测自己行为习惯的系统。可以将本书第 21 页的"习惯追踪表"复印使用。也可以使用本书附带的《饮食生活日志》。你可以开发属于自己的方法。另外，你需要设定一个方法记录你每日和每周的目标完成情况。 记录 ▶

✤ 做好心理准备。就像运动员在大赛前，从心理做好准备，告诉自己你一定能成功（因为你很棒），要坚信这个新的旅程将产生积极影响。

发现你的内在动力

有个奇怪的问题，你已经对减重有了很好的认知——少吃多动。但问题是，为什么你在阅读本书的时候没有任何行动呢？

很有可能是因为你还没有发现一定要开始行动的动力。

减重时不仅要了解如何做，如吃什么、不吃什么，最关键的是**你自己内在的动力**。

使用《饮食生活日志》、一个笔记本、一个手机应用软件、一个电脑软件／网站或任何适合你的工具，来监测你在减重期间是否遵循计划并记录你的进度。

上面的 记录 图标将在全书中出现，用来提醒你去记录你的食物分量和运动。

在第 11 章，你可以阅读到为何通过记录食物、活动以及监测你的体重，将有助于你的长期减重。

手机应用软件和在线工具能帮助你在线记录自己不断变化的饮食种类和日常活动。不管使用什么方式，选择适合你的监测方式就是最好的。

准备程度的测试

在问题下选出最佳答案。

1 你减重的积极性有多高?

    a. 高度积极性

    b. 较高积极性

    c. 中等的积极性

    d. 较低的积极性或者一点儿都没有

2 评估下目前你的生活压力,对减重的影响程度如何?是否会影响你改变生活方式?能否专注地减重?

    a. 可以轻松地做到专注

    b. 相对轻松地做到专注

    c. 不确定能否做到专注

    d. 几乎不或者不能专注

3 一开始,人们的减重速度通常较快。但是对于长期减重,最佳的方法是每周减重1~2磅(450克~900克)。你对减重多少和减重速度的期待符合实际吗?

    a. 很符合

    b. 比较符合

    c. 相对符合

    d. 不太符合或者不符合

4 除了一些特殊的庆祝场合,你会经常暴饮暴食吗?有饮食失控的感觉吗?

    a. 否

    b. 是

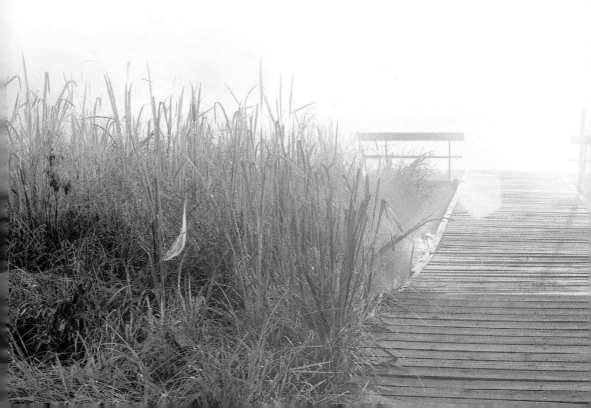

5 如果你上一个问题的答案为"是"，你过去的一年中多久发生一次这种饮食行为？

    a. 大约 1 个月 1 次或更少

    b. 1 个月 2~3 次

    c. 大约 1 周 1 次

    d. 1 周 3 次或更多

6 你会因为情绪变差而吃东西吗？比如，当你感到忧虑、失望、愤怒或者孤独时。

    a. 从来没有或者很少

    b. 偶尔

    c. 经常

    d. 总是

7 你对改善饮食习惯并保持住有多少自信？你认为自己能做到多少？

    a. 完全自信能做到

    b. 大部分能做到

    c. 小部分能做到

    d. 完全没有自信能做到

8 你对做到每周运动几次有多少信心？

    a. 完全自信能做到

    b. 大部分自信能做到

    c. 小部分自信能做到

    d. 基本没自信能做到

如果你大部分的答案是：

+ a 或 b，那么你可以开始实施减重计划了。

+ b 或 c，请考虑你是否准备好，或许你应该再等等，准备好后再开始。

+ d，你应该推迟你开始减重的时间，去花些时间做好准备。不久后可以重新评估你的准备程度，也可以和医生进行交流提高准备程度。

注意： 如果问题 5 你的答案是 **b**、**c** 或 **d**，请向你的医生咨询。你如果患有饮食失调症，请确保自己获得了适当的治疗。

为了成功减重，你需要找到你减重的动机，什么使你产生了**持续减重的欲望**。

首先问自己：我为什么想减重？可能有好几个答案。比如，提高健康水平，增强精力，塑造更好的身材。用一个清单列出这些答案，看哪一个对于你**最重要**。

比如，假设你减重的首要原因是你将参加一个高中同学聚会，你不想成为他们的笑柄（也许这并不如改善你的健康这么重要）。然后你写下了"让那个曾经拒绝你的男生看看他错过了什么""别让舞池里的自己看上去像个飞艇"。这些都不是错误的答案。你真正关心的原因对你来说才是最重要的。

时刻记住这些激励因素，尤其是在要做决定的时刻（我到底吃不吃那个甜面包？）。也许你会使用贴在家里和办公室的便签、手机上的提醒或你想（或不想）看的自己减重前的照片。

定时称重

每天称重有助于保持你的参与感并监测你的减重效果。但是你如果每天称重，请不要对体重波动过于在意，也许体重变化是体液水平的变化而不是身体脂肪的增加或减少造成的。每周至少称重 1 次，回顾几天或者几周的体重变化趋势。

你应该增强创造力。正如你自己具有积极性一样，通过发现你自己的问题，找到保持你积极性的方法。

准备工作

在你开始实施 Mayo Clinic 饮食计划之前，做好准备工作。 **记录**

+ **记录你的初始体重。** 每天固定时间，如早晨起床后，测量体重。

+ **确定你的体重指数（BMI）。** 在测量身体脂肪方面，BMI 优于体重。按照第 147 页的方法确定你的 BMI。请将其记录下来，与你减重之后的数值进行比较。

+ **测量你的腰围。** 使用柔软的卷尺在髋骨顶端测量你的腰围，并记录结果。

你也许还想：

+ **考虑你的健康状况。** 如果你有健康问题，例如糖尿病、心脏病、呼吸急促、关节疾病，或者对你的健康

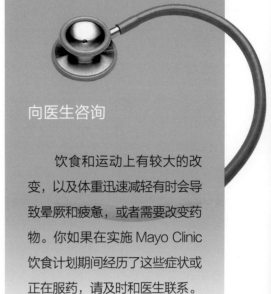

向医生咨询

饮食和运动上有较大的改变，以及体重迅速减轻有时会导致晕厥和疲惫，或者需要改变药物。你如果在实施 Mayo Clinic 饮食计划期间经历了这些症状或正在服药，请及时和医生联系。

有任何疑问，请在开始实施本计划或者任何其他体重管理项目之前向你的医生咨询。

最后几个问题

一旦你完成了这些准备工作，你就可以准备开始了。

关于减重阶段的几个提醒。有时候人们把这两周的方案弄得很艰难，其实不必如此。记住，你不需要计算能量，也不需要遵守一堆严格的规则。

就坚持做一些建议你做的良好的习惯，比如，每天吃健康的早餐。不要过度关心**具体**减重多少或者如何

减，遵循习惯就好。

有时候，一些行为导致你体重增加——午餐吃快餐，睡前吃冰激凌，不运动。大多数人没有意识到这些行为带来的后果，但是这些行为累加在一起的确会导致体重增加。旧习惯很容易养成而很难改掉，但改掉绝不是不可能的！

如果你在接下来的两周按照这些建议做，你就能避免许多可能导致你体重增加的问题。换句话说，你会抛弃许多不健康的习惯。这正是你在减重过程中要做的事。

减重计划的关键是改掉旧习惯——摒弃那些导致你体重增加的不健康的行为，并用健康的行为替代它们。

人无完人，很少有人能在接下来的两周里完成这三方面的要求。但是尽你最大的努力，你可能会对你做到的事项感到惊讶，你将发现这些改变没有你想象中那么难。

在你设定的日子，立刻行动吧！

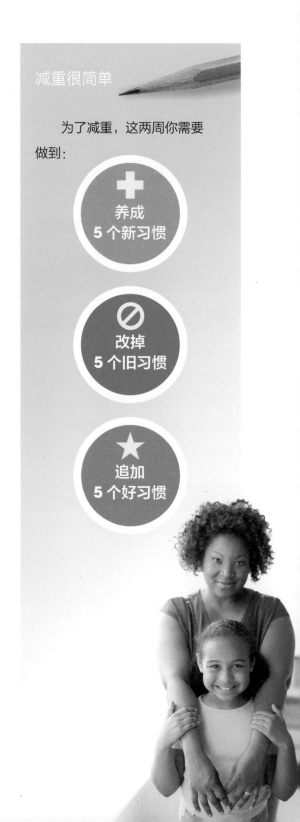

减重很简单

为了减重，这两周你需要做到：

+
养成
5 个新习惯

⊘
改掉
5 个旧习惯

★
追加
5 个好习惯

习惯追踪表

√如果做到了请打勾	第1天	第2天	第3天	第4天	第5天	第6天	第7天	总计
养成 5 个新习惯								
1. 吃健康的早餐								
2. 吃蔬菜和水果								
3. 吃全谷物食物								
4. 吃健康的油脂								
5. 运动!								
改掉 5 个旧习惯								
1. 吃东西时不看电视								
2. 戒糖								
3. 不吃零食								
4. 限制肉和乳制品的摄入量								
5. 不在餐馆就餐								
追加 5 个好习惯								
1. 对饮食进行记录								
2. 对活动进行记录								
3. 多运动!								
4. 吃"真正的食物"								
5. 每天设定一个小目标								
总计:								

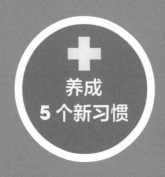

养成
5 个新习惯

第 2 章

养成 5 个新习惯

　　改变习惯是一个挑战，人们往往低估了改变他们日常生活方式的难度。但那些一开始就很有挑战性的事情随着时间的推移往往会变得简单。换句话说，坚持下去就会看到希望。在本章中我们将讨论你日常生活中要养成的 5 个新习惯，从而启动你的减重计划。

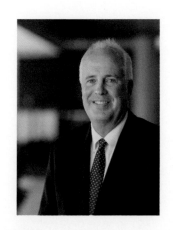

马修·M. 克拉克，
医学博士，心理学家

在减重期间，人们经常关注哪些事不能做或者哪些习惯要改掉，比如："午饭我不能再吃快餐了。""压力大时我就想吃巧克力，但这好像不好吧?""晚上看电影时我就忍不住想吃爆米花，但这好像不好吧?"。

这些都是生活方式上的积极改变，但是比起需要新学习的事情，人们往往更关注那些需要改正的事情。人们经常和我分享他们感觉失去了什么。

本章内容不是减重期间你需要改正什么习惯，而是你需要养成的习惯。你将学会如何将5种健康行为融入日常生活。请记住，新习惯的形成需要时间。行为的改变不会自然而然地发生或者很容易就实现，但你需要尽你最大的努力。你如果专注地养成新习惯，可能就不会过度关注你正在改掉的习惯。

在长期减重中成功，并不能只靠减少不良行为，而要学会避免陷入困境之中。你如果是一个压力大时就想吃东西的人，肯定想控制自己不要压力大就吃糖，但是如果将运动融入你的日常生活中，你就可以轻松缓解压力，避免陷入高压状态中。

尽你最大努力去迎接这些变化——记住，不管大还是小，积极的改变是一直都在发生的。

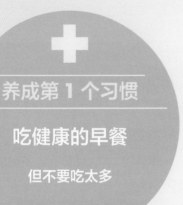

养成第 1 个习惯

吃健康的早餐

但不要吃太多

做什么：
每天坚持吃早餐，但不要吃太多——让你的一天有一个好的开始。

为什么：
研究结果表明，合理吃早餐的人比不吃早餐的人更容易控制体重。早餐与在学校和工作中的良好表现也有关，有助于你在一天中保持精力。

怎么做：

+ 吃全谷物。多吃全谷物食物，比如燕麦、全谷物麦片、全谷物面包等。

+ 颜色多样。多吃一些新鲜或者冷冻的、不额外加糖的水果。

+ 早餐要吃饱。可以喝低脂牛奶和酸奶，吃鸡蛋、坚果和坚果类的油脂，比如花生酱，能让你通过早餐获得满足感。

+ 提前做好计划。如果时间允许，晚上提前在桌子上放一盒谷物、一个碗和一把勺子，早餐更省时间。

+ 做明智的选择。挑选合适的麦片，冷食热食均可，查看营养标签，要选择高膳食纤维、低糖的。如果你加牛奶或者酸奶，选择低脂或脱脂牛奶。可以加香蕉片或者蓝莓。

+ 混合好。尝试制作水果奶昔，将香蕉、菠萝、新鲜或者冷冻的浆果、低脂酸奶等作为原料搅拌均匀。

+ 随身携带。工作时可以随身带着食物，如苹果、橙子、香蕉、速食麦片、杯装的低脂酸奶、全谷物面包圈（袖珍版）和单片的低脂奶酪。加入浆果或者水果一起搅拌，增加膳食纤维和甜味。

✤ 食物卷饼。早餐制作全燕麦饼，卷着鸡蛋、辣椒碎、香蕉和洋葱（或者花生酱）一起吃。

✤ 吃得更健康。对于法式烤面包，用全谷物面包、鸡蛋白或者鸡蛋替代品制作，加一点儿肉桂粉、香草提取物来增加甜味。使用不粘锅或者喷雾式的油。在上面放一些不额外加糖的苹果酱、浆果或者香蕉片。

✤ 创新。如果你不喜欢吃传统早餐，就吃一些你喜欢的健康食物。比如，由瘦肉、低脂奶酪、蔬菜和全谷物面包制作的三明治会是一个不错的选择。

如果你没有吃早餐的习惯，从吃一点点开始，比如一片水果或者一根燕麦能量棒，逐渐加入其他种类的食物。正如你习惯了不吃早餐一样，你也可以习惯于每天吃早餐。一段时间过后，早晨你就容易感觉到饥肠辘辘了。

如果一直不吃早餐，你的身体就会说："即使你不给我食物，我也不会饿。"这样你就不会想吃早餐。然而，你很可能在这一天随后的时间里"报复性饮食"。因此，吃早餐能通过减少一天之中过量饮食的欲望，有助于你的减重。

养成第 2 个习惯

吃蔬菜和水果

每天吃至少 **4** 份蔬菜和
3 份水果

做什么:
每天吃至少 4 份蔬菜和 3 份水果。
如何计量? 请看第 254 ~ 281 页。

为什么:
新鲜的果蔬是保持健康饮食和减
重的基础。大多数加工食物、甜品和汽
水的食物能量密度较高。而果蔬正好相
反,它们体积较大、能量密度较低。你
可以吃很多,但是不会摄入太多的能
量,在餐后还会有饱腹感。

怎么做:

+ 选择果蔬。可以选择你喜欢的果
蔬,但不要局限于它们。你也许会欣喜
地发现感兴趣的新味道和口感。

+ 让它们成为主要食物。蔬菜应
该占据你餐盘的大部分,水果紧随其
后。先吃这些食物,不要把它们留到最
后吃。

+ 优先考虑果蔬。在考虑吃什么的
时候,把包含果蔬的菜放在中间,然后
把其他菜放在周围。

+ 混合。生的和熟的蔬菜都要尝
试。把蔬菜简单凉拌、蒸煮或者烤熟,
加入香料调味。

+ 把果蔬作为方便食物。如果你忙
的时候,就随身带着即食果蔬。买新鲜
的不需要预处理的果蔬,比如小胡萝
卜、樱桃番茄、香蕉和葡萄。

+ 将水果作为配料。将香蕉、草莓
或其他水果放到麦片或者酸奶里面。

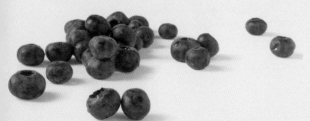

✦ 吃新鲜的蔬果。干果和果汁的能量比新鲜水果或者不额外加糖的冷冻水果的更高，因此果蔬的"无限量"规则不适用于它们。干果和果汁能够显著增加你的能量摄入。

✦ 探索。去当地菜市场买菜。新鲜多样的食物能鼓励你尝试新的蔬果，而且去菜市场也有助于搭建良好的社交关系。

✦ 创新。找到将蔬菜和其他食物融合的各种新方式。把它们放在汤、砂锅菜、比萨或者三明治里。

✦ 打包。旅行的时候，将即食果蔬打包好，方便随时吃。

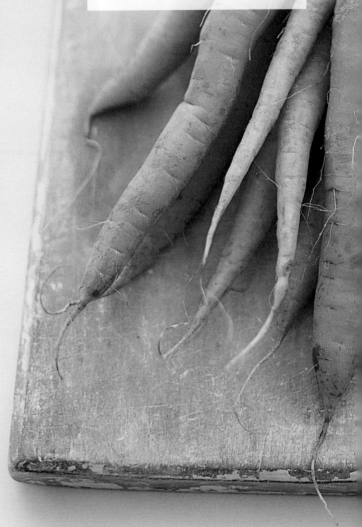

我做得到！

在这个项目中，你会发现你吃的蔬菜和水果越多，你摄入的高能量食物就越少。因此，你想吃多少蔬果都可以。建议准备一些蔬菜和水果在身边，当你饿了的时候，可以吃一些。

养成第 3 个习惯

吃全谷物食物

比如全谷物面包、燕麦和糙米

做什么：

吃全谷物面包、意大利面、糙米、燕麦和其他全谷物食物，而不是精米白面、高度加工食品。

为什么：

全谷物食物包括完整的谷壳，富含维生素、矿物质和膳食纤维，是健康的饮食的组成部分。通过增加膳食纤维和食物的体积，全谷物食物帮助你增加饱腹感，减少超重的风险。

怎么做：

+ 开始吃全谷物食物。早餐吃全谷物麦片，如燕麦片或是糙米麦片，或是吃全谷物面包而不是白面包。

+ 储存谷物。在储物柜里放些全谷物食品，包括全谷物糙米、全谷物意大利面和全谷物无糖麦片（如果你想要增加甜度，可以加水果）。还可以放一些燕麦片、皮塔饼和面包圈。

+ 吃糙米。吃糙米和吃精米比起来，吃糙米是一个更健康的选择。你如果想吃速食餐，可以选择速食糙米。

+ 作为主菜。准备一顿全谷物素食餐，比如全谷物菠菜烤宽面、红豆糙米饭、沙司配全谷物意大利面或炒蔬菜配糙米饭。

+ 多做实验。选择用碾碎的小麦、荞麦或全谷物大麦制作配菜，进行各种各样的尝试。

+ 把谷物加进去。加入全谷物大麦或糙米来煲汤或炖砂锅菜。

+ 更换面粉。在制作煎饼、华夫饼、松饼和面包时，用全麦面粉替代一半的白面粉。

+ 学会看食物标签。在超市采购的时候，注意食物标签上的特殊名词，比如**全麦、全燕麦或糙米**。那些带有100%**小麦、杂粮和石磨的谷物**不意味着包含全谷物。

担心麸质？

麸质是一种存在于小麦、大麦和黑麦中的蛋白质混合物。它让面食、面包和其他烘焙食品有了结构，并且存在于你吃的很多东西中。

有些人消化麸质有困难。乳糜泻和非乳糜泻麸质敏感是两种受到广泛关注的麸质相关疾病。你如果是不能吃麸质的人，请了解并非所有谷物都含有麸质。寻找标明"无麸质"的食品或由天然无麸质谷物制成的食品，例如荞麦、玉米面、亚麻、藜麦、糙米和野米。

如果可以吃麸质，那就吃，不要因为无麸质食物的增加而拒绝吃麸质。含麸质的全谷物对健康有很多好处。

养成第 4 个习惯

吃健康的油脂

比如橄榄油、菜籽油或者坚果

做什么：
选择健康的脂肪——橄榄油、菜籽油、牛油果、坚果和坚果酱以及坚果油。

为什么：
食用这些油脂有利于心脏健康。但是不要忘记所有油脂都含有较高的能量，因此在健康膳食中，即使健康的油脂也应尽量少食用。

怎么做：

✚ 查看食物标签。选择相似的食物中脂肪含量更低的那个，并确保它们的能量更低——一些低脂和零脂的食物含糖量更高，能量也不低。还有一些是高盐食物。

✚ 做明智的选择。广告上将脂肪含量标注在营养标签上。限制饱和脂肪酸和反式脂肪酸含量高的食物，尽可能选择含单不饱和脂肪酸和多不饱和脂肪酸的食物。

✚ 限制奶制品。为了减少饱和脂肪酸的摄入，选择低脂或者脱脂牛奶、酸奶、酸奶油、奶酪和其他乳制品。

✚ 避免摄入反式脂肪酸。这种油脂是最不健康的，生产商正减少它们的使用，但是还是要留意标签。反式脂肪酸在人造奶油、植物起酥油和其他过度加工的食品中是普遍存在的。

✚ 不要煎炸。选择低油的烹饪方式，比如烧烤、蒸煮、烘焙等。一个质量好的不粘锅可以让你减少使用植物油或黄油来烹饪。你也可以选择使用喷雾油或低盐肉汤，还可以用水煮的方式替代油炸。

✦ 减少油脂的食用量。选择脂肪含量低的肉，把肥肉从肉的边缘剔掉。在烹饪禽肉的时候去皮，可以买不带皮的鸡胸肉。即使少量瘦肉也含有一定的脂肪。

脂肪：它们不完全一样

单不饱和脂肪酸和多不饱和脂肪酸是最佳的选择。选择含量低或者不含饱和脂肪酸的食物，避免食用含反式脂肪酸的食物。饱和脂肪酸和反式脂肪酸易导致血液里的胆固醇水平升高。所有脂肪都含有较高的能量。

✦ **单不饱和脂肪酸**存在于橄榄油、菜籽油、花生酱、大多数坚果以及牛油果中。

✦ **多不饱和脂肪酸**存在于其他植物油中，比如红花籽油、玉米油、葵花子油、大豆油、芝麻油和棉籽油里。

✦ **饱和脂肪酸**存在于动物性食物中，比如肉类、猪油、蛋黄和全脂乳制品（如黄油和奶酪）。它们还存在于可可脂、椰子油、棕榈油和其他热带植物油当中，咖啡伴侣、零食（如饼干）、烘焙食品和其他加工食品中都可能有它的身影。

✦ **反式脂肪酸**也被称作植物氢化油——广泛存在于固态植物油，如固态人造黄油和植物起酥油中。由这些氢化油制作的食物，如饼干、曲奇、蛋糕、派及其他烘焙食物，还有很多糖果和炸薯条等食物中也有反式脂肪酸。

养成第 5 个习惯

运动！

每天走路或者
运动 **30** 分钟以上

做什么：
每一天在你日常行程中安排至少
30 分钟的体力活动或运动。

为什么：
体力活动消耗能量，而久坐不利
于健康。运动越多，消耗的能量越多。
体力活动，包括运动身体，对健康有很
大好处。

怎么做：

+ 选择你喜欢的运动方式。最佳的
运动方式就是你能坚持做的运动。

+ 灵活些。无论何时你都能开始的
运动。

+ 所有活动都算数。走路到商店、
在花园锄草、打扫房间都是体力活动。

+ 分开运动。3 次 10 分钟的快走
与 1 次 30 分钟快走带来的好处差不多。

+ 碎片时间活动。伸展运动、到处
走走，打水，上下楼梯都是利用碎片时
间活动身体。

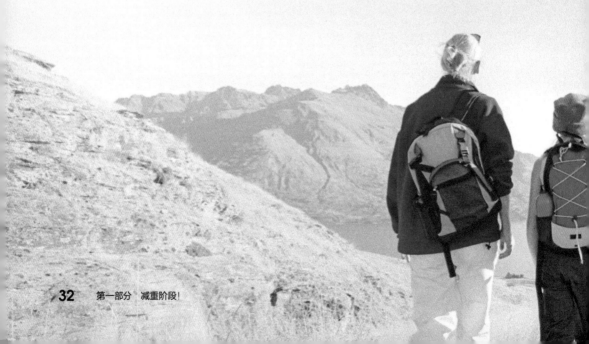

+ 不要过度运动。如果你没有运动的习惯，刚开始不要过急，给你的身体一个渐进的方式。人们经常犯的错误就是刚开始时就投入高强度的运动。

+ 发现更多运动的方式。当你通话或发邮件时，尽量站着而不要坐着。当你看电视或读书时，可以同时蹬室内脚踏车。

+ 混合几种运动。尝试不同类型的运动，不要总做一个运动。

+ 寻找一个同伴。找一个同伴一起，能增加运动的乐趣，他（她）也能帮助你坚持完成运动计划。

我做得到！

运动最艰难的时候就是刚开始的时候——穿上运动鞋，出门去散步和跑步。当你怀疑自己是否要运动时，要积极地审视你的内心，克服这些犹豫不决。

正向自我暗示的技巧

+ 用"完成计划的时候我感觉自己精力充沛"代替"我很累"。
+ 用"我可以一步步来"代替"我现在本应该更好"。
+ 用"每一点努力都会带来改变"代替"不做这个也没关系"。
+ 用"坚持每天运动一次"代替"我从来不坚持做任何运动"。

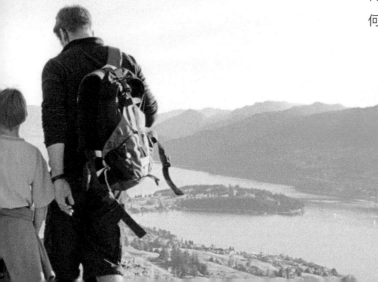

从 Mayo Clinic 健康体重金字塔开始

通过 Mayo Clinic 饮食，使用 Mayo Clinic 健康体重金字塔作为指导，做出明智的饮食选择。

金字塔的具体信息在本书的第 9-15 章。你需要学会摄入更多的金字塔底部的食物，摄入更少金字塔顶端的食物，增加运动。在这点上，不必过于精确较真。在后面的章节中，我们将用金字塔去更细致地规划你的日常饮食。

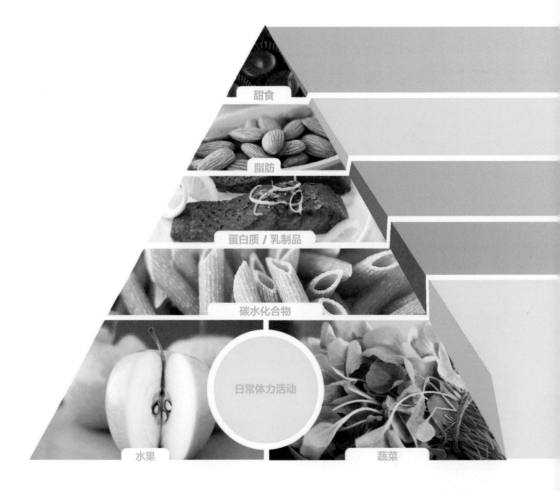

甜食

脂肪

蛋白质 / 乳制品

碳水化合物

日常体力活动

水果

蔬菜

到 Mayo Clinic 健康饮食餐桌上

下方是当你遵循金字塔饮食时，一餐的配比情况。蔬菜和水果在一餐中占大部分。在饮食中吃更多果蔬的方式之一，就是享用一盘绿色蔬菜沙拉。其他食物应当适量吃。碳水化合物应限制在一盘的 1/4，蛋白质 / 乳制品也占 1/4。脂肪和甜点并不是饮食的必要部分，尽量少吃。对于饮品，可以喝一些低能量或零能量的饮料。

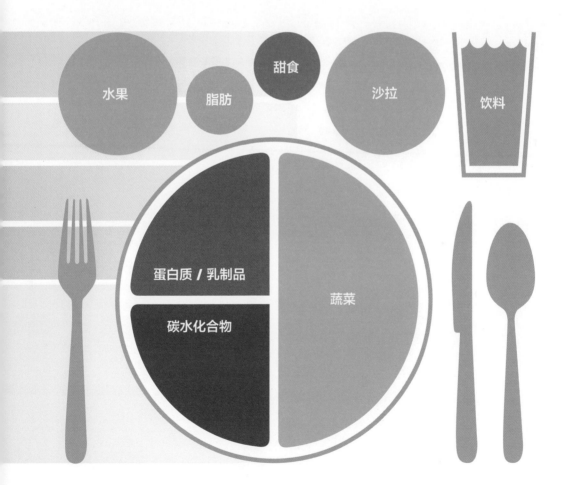

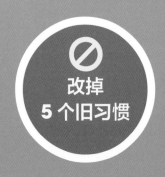

改掉
5 个旧习惯

第 3 章

改掉 5 个旧习惯

改变任何习惯都是具有挑战性的，尤其是通过改掉那些在情感上、社交上及心理上对你影响深远的事来重塑自己。改掉本章所述的 5 个旧习惯或许有点儿吃力，但你会看到体重方面明显有所改善。

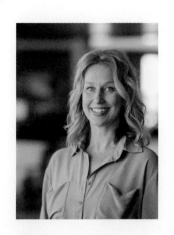

克里斯汀·S.维克斯，
医学博士，心理学家

让我们振奋起来。这是具有挑战性的一部分内容。但在这个过程中，你可以真正了解到如何吃以及为何这样吃。不妨将这些改变看作一个个小实验，你可以从中真正了解自己。

和很多人一样，你可能将进食当作提神的方式——为了补充能量、改善情绪、作为娱乐或是为了在无聊的时候有事可做。饮食是社交和情感活动，它影响我们的身心，无论好坏。如果你认为这些改变太难了，不要灰心，你应该聚焦于当下的所感所学。也许你在没有糖的前几天会脾气暴躁、感到被剥夺……但然后呢？你和你的身体适应了吗？

两周时间，抓住这个机会放手去做吧。之后，根据你收集到的新数据，找出那些你想继续坚持做的事情。培养新习惯可能很艰难，然而有时候你也需要忍受一些小小的不适。不，我们并不希望你痛苦不堪、忍饥挨饿或者暴跳如雷。但是在沮丧、无聊或悲伤的时候接纳自己，而不是用进食来安抚这些坏情绪，这能让你变得更强大。

对自己要好一点儿，但对自己也要狠一点儿。如果不试一试，你永远不会知道自己真正的实力。而且请记住，你并不需要做到完美。如果你搞砸了的话，那么就欢迎你进入"不完美人类俱乐部"。振作起来，加油！

改掉第 1 个习惯

吃东西时不看电视

将运动的时间变得和看
电视的时间一样长

做什么：
吃东西时不要看电视（或者换个说法，看电视时别吃东西）。这一点同样适用于任何需要盯着屏幕的事，比如看手机和电脑。并且要将运动的时间设定得和看电视的时间一样长。

为什么：
研究结果显示，屏幕使用时间过长会导致健康风险增加，以及体重增长——你一动不动，为吃吃喝喝提供了可乘之机。如果你定好了规矩：吃东西时不看电视，并且看多久电视就运动多久，你就改掉了一个旧习惯（无意识进食），并且培养了一个新习惯（增加活动）。

怎么做：

＋ 使用便利贴。在电视上贴一个便利贴，在看电视之前或看电视时提醒自己要去运动。

＋ 别忘了其他电子设备。同样，这条规则适用于你的台式电脑和平板电脑等设备。

＋"赚取"看电视的时间。在看电视之前，通过运动"赚取"相应的时间。没赚到时间前就不许看电视。

＋ 吃东西时别分心。吃东西时别看电视、电脑，也别看手机。沉溺在屏幕上时，你很难注意到自己吃了多少，这样就容易过量饮食。

＋ 发挥创造力。在看电视时，可以做很多种运动。下面是一些示例。

▶在客厅里走几圈
▶在跑步机上走或跑
▶骑室内自行车
▶原地踏步
▶做力量训练和灵活性训练
▶使用健身带做运动
▶举重
▶跳舞

+ 休息一下。如果你看的是一个比较长的节目，你需要在节目间隙做些运动，如在广告时间活动一下。如果你是个运动的新手，就更要如此。

+ 录制保存你最喜欢的节目。如果你的时间紧张，不妨将喜欢的节目录制下来，这样回看时就可以跳过广告了。这种方式可以为你节省约 1/3 的看电视时间。

+ 把电脑收起来。当电脑刚好在你眼前的时候，你会很容易开始使用它们。将它们放在看不见的地方吧，"眼不见，心不烦"。

+ 注意手机的使用。人们可以使用手机做很多事，比如打电话和收邮件。然而，手机上的社交软件会不知不觉浪费掉你的时间，让你没办法做其他事情。你需要减少自己将手机用在毫无意义的事情上的时间。

+ 寻找替代方案。离开屏幕，出去散散步、骑骑车，或者去庭院里干些活。寻找这些机会有助于你改掉看屏幕时间过长的习惯。

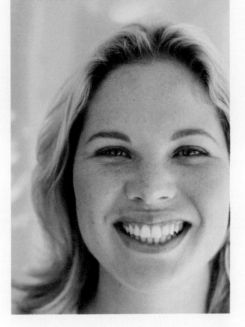

+ 来点音乐。当你听音乐的时候，你更容易活动起来。你也可以在做家务的时候听听有声读物。

+ 在家中设置一个屏幕专用区域。在家里留出一块地方专门看电视、使用电脑。尤其要注意，将电视放在卧室和厨房会让你一动不动地观看。

改掉第 2 个习惯

戒糖

水果中天然存在的糖除外

做什么:

如果你想吃点儿甜的,那就吃新鲜水果。不要吃其他来源的糖——糖果、食糖、蜂蜜、果酱、果冻、甜点,以及含有大量糖或果葡糖浆的食品(如汽水和咖啡饮料)。

为什么:

这里有四点戒糖的关键原因:1. 糖含有大量能量。2. 糖除了提供能量,没有其他营养价值。3. 如果你吃了糖,你就不会吃更健康的食物了。4. 糖对健康有直接的负面影响,比如造成龋齿、和糖尿病有关的血糖(葡萄糖)升高。

怎么做:

+ 整理家里的糖。在你开始减重前,扔掉家里的糖果和汽水,储备新鲜水果并定期补充。

+ 阅读食品标签。很多产品都含糖。如玉米糖浆、葡萄糖、蔗糖、果糖、麦芽糖、红糖、糖蜜或高果糖玉米糖浆在标签上的位置比较靠前,则该产品可能含糖量较高,需要把它扔掉。

+ 收起红酒和啤酒。在这里,酒精也算作糖,在两星期的**减重阶段**一定要杜绝酒精。

+ 用水果来增加甜味。在早餐麦片粥、燕麦片或薄饼上放一些新鲜水果而非糖或糖浆。当然,也不要吃含糖的早餐麦片。

+ 试试不同的调味料。比如将肉桂粉和不加糖的苹果酱混合起来涂在煎饼或吐司上。多香果、豆蔻、丁香、姜和肉豆蔻等调味料都可以增加甜味。

+ 尝试天然甜味饮料。用果汁气泡水来代替汽水。

✦ 享受水果奶昔。将新鲜水果、香草味脱脂冻酸奶、果汁和冰块混合，即可做出新鲜天然的水果奶昔。

✦ 充分展现一下你的厨艺。将烤苹果或烤菠萝作为甜点。

✦ 勇敢一点！利用这两周来尝试一些新食物。在市场或水果店买一些水果，例如金橘、荔枝、芒果、木瓜、石榴或杨桃等。寻找其他天然甜味食物来满足你吃甜食的想法。

我做得到！

要想成功，你必须相信自己能够成功减重并且想象自己已经做到了。相信它，看到它，做到它！

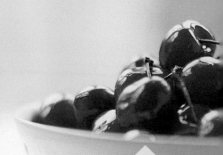

关于人工甜味剂

为什么不买低能量的人工甜味剂呢？听上去是个完美的解决方案。既能让你尝到甜味，又只摄入较少的能量或碳水化合物。但别这么快入手！

许多使用低能量人工甜味剂的即食食品，如无糖苏打水、糖果和饼干，它们营养价值很低，应该避免食用。另外有研究提出，食用含低能量甜味剂的食物实际上可能导致摄入过多能量和体重增加，因为它们会诱使你的大脑在其他时间吃甜食。在谨慎和适量的情况下，低能量人工甜味剂能成为健康饮食计划的一部分。但是在 2 周的**减重阶段**内，别碰它们。

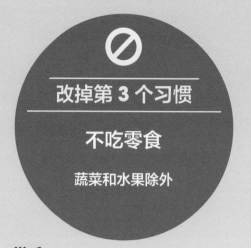

改掉第 3 个习惯

不吃零食

蔬菜和水果除外

做什么：
如果你在正餐之间想吃点儿零食，那么就吃蔬菜和水果吧。

为什么：
常见的零食通常能量较高，但几乎没有任何营养价值。然而，蔬菜和水果刚好相反——它们可以使你获得饱腹感却不会大量增加能量带来负担，同时还含有很多健康的营养素。每天吃几次蔬菜水果可以帮助你控制体重，而吃大多数传统商业化零食则会导致你体重增加。

怎么做：

+ 整理食品储藏柜。在开始减重计划前，将家里的饼干、薯条、糖果、冰激凌等食品都拿走。别把它们藏在食品储藏柜或冰箱的后面。别认为你可以抵挡住拆包装的诱惑。把它们都拿走！如果它们在你家里，迟早都会到你的嘴里。

+ 备货。你应该储备充足的即食蔬果而不是零食。别以为只靠苹果或小胡萝卜就够了，它们只是众多选择中的两种，还可以考虑奇异果、芒果、甜豌豆和甜椒。

+ 别忘了办公室。办公室里也应备有蔬菜和水果，当你饿了时，它们会很方便。

+ 规律饮食。建立在相对固定时间进食一日三餐的模式。尽量不要将两餐之间的间隔安排得过长，间隔过长会导致你产生强烈的饥饿感并驱使你无意识地吃零食。

+ 撒和蘸其他食材。在蔬果上撒不同调料和香草来创造新口味。还可以用蔬果蘸脱脂酸奶或鹰嘴豆泥食用。

✦ 冷冻。冷冻水果，如葡萄，可以作为清凉爽口的小零食。或者将一种或多种水果与少许果汁混合并冷冻，制成水果冰棒。

✦ 主动出击。找出你吃零食的原因，试图避免或者寻找替代的活动。你如果习惯在工作间隙吃零食，试试出去散步来代替吃零食。如果每次路过自动贩卖机都忍不住买糖果，那就避开自动贩卖机。如果生气、悲伤的情绪让你想吃冰激凌，不如改为向朋友倾诉，缓解你想吃零食的欲望。

✦ 扪心自问。吃零食有时候并不是因为饿了，而是为了排解无聊或压力。当你拿着零食时，请问问你自己，是真的饿了，还是只是无聊呢？如果只是无聊，那就找点儿其他事情做。

在冰激凌店、面包店、商场的美食广场，当你可以看到或闻到一些你最喜欢的零食时，你能否抗拒它们。提醒自己到目前为止你做得有多好，告诉自己两周真的没有那么长。然后继续前进，别停下来！

✦ 分散自己的注意力。与其吃零食，不如做自己喜欢的事情。运动是一种转移注意力的简单方法，你也可以培养其他兴趣爱好，读书或给家人朋友打电话。

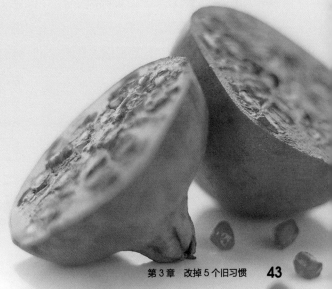

改掉第 4 个习惯

限制肉和乳制品的摄入量

允许食用一副扑克牌大小的肉和低脂乳制品

做什么：

想象一下一副扑克牌的大小。将每天肉类及鱼类的总摄入就限制在这么多（大概 3 盎司，约 84 克）。另外，如果食用乳制品，只食用脱脂或低脂乳制品，并注意适量食用。

为什么：

所有肉甚至是瘦肉和去皮禽肉，都含有饱和脂肪酸和胆固醇，而且能量很高。另外，红肉和加工肉摄入过量还会增大患癌症的风险。全脂乳制品也含有饱和脂肪酸，导致胆固醇水平升高。对肉和乳制品而言，替代品都应该是低脂、低能量的。

怎么做：

+ 别聚焦于肉。当你计划餐食时，将蔬菜、水果、全谷物米饭或面食当作主要部分，仅仅将肉类看作其他食品的补充。

+ 追求优质。当你吃肉的时候，追求品质而不是数量。吃一小块高档肉而不是一大块中档肉。

+ 远离肥肉。去掉肉中可见的肥肉，在烹饪之前去掉禽肉的皮。

+ 对煎炸说再见。焙烤、灼烧、烘烤或炙烤而不是油炸，会导致摄入过多油脂的烹饪方式。食物的烹饪方式会极大地影响你摄入的脂肪及能量。

+ 多吃鱼。推荐每周至少吃两份鱼。和肉相比，鱼的饱和脂肪酸含量较低。鱼类，尤其是长鳍金枪鱼、鲑鱼、鲭鱼、鲱鱼，富含 Omega-3 脂肪酸，能够降低患心脑血管疾病的风险。

+ 吃火鸡。用火鸡肉糜来代替绞牛肉。当购买火鸡肉糜时，买标签为"火鸡胸肉糜"而不是"火鸡肉糜"的，因为后者可能会添加有鸡皮。

+ 寻找作为替代品的植物蛋白。豆类及豆制品是动物蛋白的优质替代品，可以作为蛋白质的来源。半杯熟豆子（如豌豆、小扁豆）或者豆腐，与2盎司（约56克）肉类或鱼类的蛋白质含量相当。

+ 多吃素。尝试每周至少一次素食。试试茄子千层面或炒蔬菜。把火锅和三明治里的肉换成新鲜菜或烤蔬菜。享受洋葱、辣椒、蘑菇、番茄和洋蓟制成的蔬菜比萨吧。你还可以做一顿由红豆米饭、豌豆、小扁豆汤或素三豆汤（腰豆、黑豆和鹰嘴豆）组成的美食。

+ 寻找带"脱""低""减"字的**食品**。当你购买及食用乳制品时，避免全脂产品。饮用和购买脱脂牛奶、低脂酸奶、低脂或减脂乳酪及乳酪制品。

我做得到！

在一整天中，你会做出对执行计划产生影响的诸多决定："我是吃汉堡、薯条还是蔬菜沙拉呢？""我是不是应该出去走走呢？"

为这些决策时刻做好准备，并制定能引导自己做出正确选择的策略。很快，做这些决定的时刻就会变成习惯。

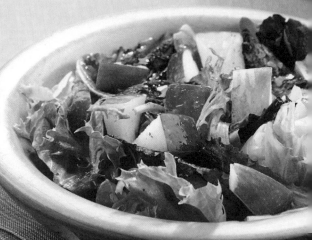

改掉第 5 个习惯

不在餐馆就餐

除非饮食符合计划

做什么：
不管是外出就餐还是自己在家做饭，都要确保你的饮食符合**减重阶段**的原则。

为什么：
外出就**餐**和体重增长是有关的。餐厅、熟食柜台、面包店展示区、美食街或摊位里的食品诱人的外观和气味，往往在你不太饿的时候用高能量的菜单诱惑你，其结果通常是摄入了过多能量。另外，大多数餐厅都提供大分量的食物。而且食物一旦在你面前，你就会吃掉它。

怎么做：

+ 考虑快手菜。如果出去吃是因为考虑到了时间限制，去找找那些既方便准备，同时还健康的快手菜。在周末做一些准备工作，这样在工作日你就只需要用现成的材料做饭。

+ 备好主要食材。确保你手边有足够的主要食材，这样即使赶时间，你也可以准备好餐食。（主要食材清单参见第 177 页）

+ 购买预包装食品。你可以购买已经切好的蔬菜和水果、已经调好味可以直接放进烤箱的调味鱼肉或鸡肉（但不能是裹了面包屑的），或者在路边的熟食店里买一份健康沙拉。

如果你必须外出就餐

+ 事先做好计划。如果你知道今天要出去吃饭，那么就要调整你当天的计划。例如，你晚上要去餐厅吃饭，那中午或许就该吃得清淡点。你还应该计划出额外的运动时间。

+ 提前吃点儿东西。别饥肠辘辘地走进餐厅。否则，你会比你所希望的吃得更多，并且不会做出最明智的膳食选择。在去餐厅之前先吃点儿健康零食垫垫肚子。

✦ 跳过开胃菜。它们通常不是菜单上最健康的选项，并且有可能还是隐藏的能量来源。如果你想来点儿开胃菜，那么就吃水果或蔬菜吧。

✦ 沙拉或者汤呢？避免选择以奶油为底汤的汤和杂烩，以骨汤为底汤的蔬菜汤通常是健康的。如果你吃沙拉，要选择纯蔬菜沙拉和低脂调料。要注意自助沙拉，那里的所有东西不是都健康，而且你很容易就会多拿食物。

✦ 寻找健康的食物。鱼或者鸡肉通常是很好的选择。确保你一餐主要由蔬菜组成。选择清蒸蔬菜、烤土豆、水煮新鲜土豆、糙米或菰米、新鲜水果，而非炸薯条、薯片或蛋黄酱沙拉。

✦ 说出自己的要求。别害怕提出特殊的要求，大多数餐厅都很乐意为你服务的。

✦ 不吃甜点。除非菜单上的甜点是健康的，比如新鲜水果、雪葩和冻酸奶。不过，最好的选择是不吃甜点。

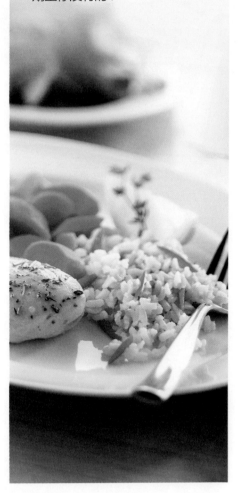

我做得到！

走进餐厅却不能点自己喜欢的食物是一件非常艰难的事。你可能想要放弃计划。别这样！

别让放弃成为一种选择。而是享受自己选择健康食物的体验和氛围。享受你所拥有的而不是期望你没有的！

追加
5 个好习惯

第 4 章

追加 5 个好习惯

在减重阶段里，养成 5 个新习惯和改掉 5 个旧习惯都是必须做的。追加 5 个好习惯不是必须的但依然是我们建议的。它们和减重相关。你遵循得越多、越严格，你就越容易在减重中获得成功。

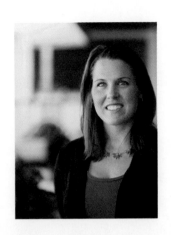

莎拉·M. 林克
Mayo Clinic 健康生活计划
教练

作为一名执业健康教练，我每天都和那些希望积极改变生活方式的人工作在一起。养成新的、健康的习惯是他们获得长期成功的关键。这一章所给出的 5 个可追加习惯将在你的健康之旅中起重要作用。

追踪你每天的活动情况以及吃的所有东西，这看上去似乎有些难以接受，并且枯燥乏味，但这可以帮助你确定不健康的行为模式。研究结果表明，追踪了自己饮食状况与活动情况的人更容易达到他们的减重目标。部分原因可能是人们很容易高估自己消耗的能量，并低估自己摄入的能量。

当然，也别被多活动的建议吓到。如果时间有限，那就在日常活动中多做一些运动。这会很简单，就像去卫生间时选择最远的那个，或是打电话的同时不断走动。

除非你自己亲自试试，否则你不会知道什么是最适合你的方法。如果一种方法不奏效，那就试试另一种。坚持下去，终将找到最适合你生活节奏的方法，它会帮助你取得成功。

每天小小的改变终将变成习惯。那些习惯又会进入日常生活，并且最终成为你的生活方式。你今天打算做出哪些小的改变呢？

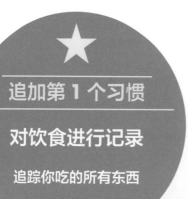

追加第1个习惯

对饮食进行记录

追踪你吃的所有东西

✎ 做什么：

对每天吃的所有东西进行记录，包括种类及数量。 记录 ▶

✎ 为什么：

记录能让你知道你究竟吃了什么、吃了多少，也能帮助你发现自己的饮食习惯中存在的问题。坚持记录饮食的人更容易减重成功。你可以使用Mayo Clinic《饮食生活日志》去追踪你吃的东西，也可以找一款手机App或是使用在线饮食记录。如果记在笔记本对你有用那也是可以的。

怎么做：

+ 做一份记录日志。使用某种追踪工具记录吃的**所有**东西。所有意味着一个不落。 记录 ▶

+ 明确一份食物的大小。你需要估算不同处理方式下食物的分量。对于新鲜蔬菜和水果，记下它的尺寸（小、中或大）。对于面食、米饭、汤和饮料，记下它有几杯或几汤匙。对于烘焙食品，记录大概的体积。对于肉类和鱼类，记录大概的体积或重量。更多关于食物尺寸的信息详见第254~281页。

+ 估计。对于炖菜或汤这样的混合食物，尽你所能估计各成分的含量。试着将其中的主要成分列出来。

+ 别忘了额外的摄入量。注意可能伴随食物摄入的酱、肉汁和调味品。那些东西可能比你吃的任何食物的能量还高。

+ 别忘记零食。记下零食和正餐之外的其他食物。它们会聚少成多！

+ 记下液体。将你喝下的所有饮料（水、牛奶、果汁、咖啡）及数量都记下来。

+ 随身携带。将你的日志随身携带，这样你可以在吃东西的时候立刻记录下来，不用事后回忆。

如果你对自己的身材、体态不满意，那就给自己照张相，随身携带，并且在面临挑战的时候看看照片。告诉自己："我正在进步，我不会回到这副样子！"

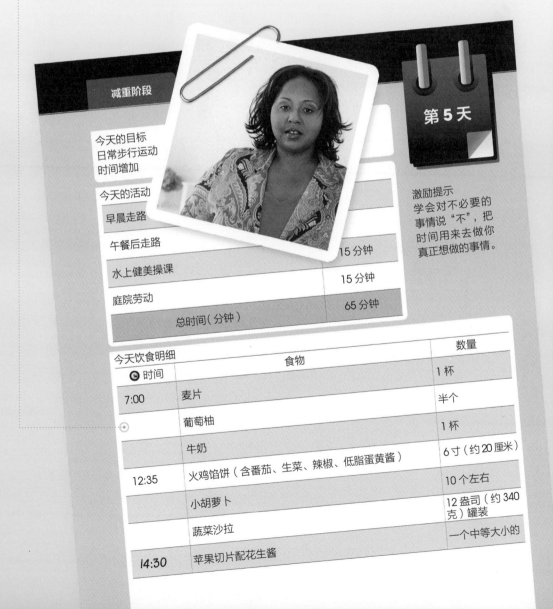

减重阶段

第5天

今天的目标日常步行运动时间增加	
今天的活动	
早晨走路	
午餐后走路	15 分钟
水上健美操课	15 分钟
庭院劳动	65 分钟
总时间（分钟）	

激励提示
学会对不必要的事情说"不"，把时间用来去做你真正想做的事情。

今天饮食明细			数量
🕐 时间	食物		1 杯
7:00	麦片		半个
	葡萄柚		1 杯
	牛奶		6寸（约20厘米）
12:35	火鸡馅饼（含番茄、生菜、辣椒、低脂蛋黄酱）		10 个左右
	小胡萝卜		12 盎司（约340克）罐装
	蔬菜沙拉		一个中等大小的
14:30	苹果切片配花生酱		

追加第 2 个习惯

对活动进行记录

记录活动种类、
持续时间及强度

做什么：
记录你一天之内所有的运动
和体力活动，包括种类、强度和持续
时间。 记录 ▶

为什么：
记录能帮助你追踪一天之内的
各种体力活动和运动。坚持对日常运动
进行至少 2 周的记录，能帮助你量化
运动并且制订规律的运动计划。看到自
己的进步能够建立自信，并鼓励你迈
向更高的目标。和饮食记录相似，有
很多种方式可以记录活动信息，Mayo
Clinic《饮食生活日志》就是一种选择。

怎么做：

＋ 记录 5 分钟及以上的活动。将那
些持续了 5 分钟及以上的活动记录下
来，包括家务活、业余爱好、娱乐活动
和运动。以及每项活动持续的总时长。
记录 ▶

＋ 记录活动强度。在活动的时候，
留意活动强度及自己的感受。指标包括
你的心率、呼吸频率、出汗情况及肌肉
疲劳程度。记录你每次活动完成得有多
快或多慢。

＋ 记录距离。如果你走路或者慢
跑，估计一下你途经的距离或者你耗费
的时间。你或许会发现戴一块手表或计
步器对测量很有帮助。

＋ 记录其他信息。你也许会记录天
气情况、地形、你的感受以及你认为重
要的其他事。

＋ 慢慢来。别因为要做活动记录而
过度紧张，以致超负荷运动。记录应该
基于你为自己设定的合理的（并且可达
到的）运动目标。即使在你的运动记录
上留下几行空白，也要保证安全舒适地
做这件事。

+ 将记录表放在手边。和饮食记录相似，将活动记录放在随时能拿到的地方。活动之后及时将它们记下来，不要在一天结束的时候才开始回忆这一天里都做了些什么。

+ 估计活动情况。如果你忘了做记录，最好是回忆一下你做了什么，以及做了多久。

我做得到！

将这部分计划看作一场游戏——每天都是一场比赛，如果你在一天内完成了大部分习惯，你就赢了（如果没做到就输了）。为全面打赢两周的减重"比赛"，拿下 14:0 而努力吧！

减重阶段 · 第 6 天

减重阶段　　　每天记录　· 第 5 天

第 5 天

今天的目标
日常步行运动时间增加 10 分钟！

今天的活动	⏰时间
早晨走路	
午餐后走路	10 分钟
水上健美操课	10 分钟
庭院劳动	30 分钟
	15 分钟
总时间（分钟）	
	65 分钟

今天饮食明细

激励提示
学会对不必要的事情说"不"，把时间用来去做你真正想做的事情。

追加第 3 个习惯

多运动！

每天步行或
运动 **60** 分钟及以上

做什么：

将每天步行或运动的时间保持在 60 分钟及以上。动起来！除了早期养成习惯的 30 分钟及以上的运动之外，并不需要一定额外运动 60 分钟。60 分钟及以上是总共运动量。当然，在合理范围内，多多益善。

为什么：

将每天的体力活动提升到至少 60 分钟，能够燃烧更多的能量并且促进健康。

怎么做：

+ 按照这个顺序：提高你步行或运动的频率、增加时长提高强度。第 212 页的表格展示了如何逐渐提高步行计划的频率、增加时长。这里有几种方法可以提高步行的强度，例如加大步幅、加大摆臂、提高步行速度或在山坡上行走。

+ 慢慢来。如果你已经有一段时间没有运动了，做 60 分钟的运动要小心。一定要热身，慢慢开始。一开始，你每天都能运动就足够了，你的健康和安全是最重要的。

+ 从简单的开始。保持足够低的强度，直到你可以在一天中或一次性完成 30 分钟的运动。一旦你适应了更长的运动时间，那就提高强度。最后，试着增加到每天 60 分钟或更多，然后再次提高你的活动强度。

✦ 了解什么限制了你。决定什么时候停止运动，要考虑到医学或生理上的限制，但不要让缺乏时间或不想改变成为不运动的借口。

✦ 安排一下。在你的日历上标记运动的时间，就像你安排会议和约会一样。如果运动在你的日程表上，你就更有可能完成它。这是你一天能做的最重要的事情之一。

✦ 使用计步器。连续三天记录你每天走了多少步。把每天的总数加起来，除以 3，计算出你平均每天的步数。设定一个目标，使这个平均值每天增加 2000 或 3000 步，直到你每天步行10000 步。 记录 ▶

寻找运动的借口，而非不运动的借口。熬过了最开始的5 分钟、10 分钟，剩下的时间就容易多了。你越经常运动，就会越想运动。

✦ 灵活选择活动类型。为了避免无聊，做各种各样的活动而不只做一项活动。你可以在步行、骑自行车和做瑜伽之间轮流切换，也可以参加舞蹈或有氧运动课程。运动时间可以在清晨和傍晚之间轮换。

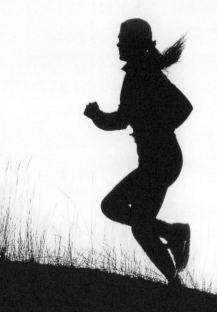

追加第 4 个习惯

吃"真正的食物"

新鲜食物以及健康的冷冻或罐装食品

做什么：
只吃天然状态的食物或只经过轻微加工的食物——"真正的食物"。少吃或不吃加工食品，如罐头、大多数盒装食品和方便食品。

为什么：
食品加工是为了使其安全、可及和方便使用，但加工过程可能添加不必要的脂肪、糖、能量和盐。"真正的食物"富含维生素、矿物质、膳食纤维、抗氧化剂和其他营养素。快餐通常仅有能量而已。不是所有处理过的食物都不好，但你要做出最健康的选择。"真正的食物"通常是本地生产的，它们没有那么多的包装。

怎么做：

+ 提前做好计划。如果你有计划的话，你就更有可能吃到"真正的食物"。在准备购物清单时，一定要包括大量的新鲜水果和蔬菜。其次，加入全谷类碳水化合物，如糙米和全谷类糕点。另外，也要包括鱼和瘦肉。

+ 有目的地购物。大多数"真正的食物"都位于农产品区、肉类区及海鲜区。购物时，把时间花在这些地方。避免在基本上是加工食品的区域停留。

+ 买"瘦"的。在购买鱼、家禽和红肉等富含蛋白质的食物时，一定要购买瘦肉，并将食用量限制在一副牌的大小。要选择纯天然的，而不是裹着面包糠、用奶油酱腌制过的或培根等加工肉制品。

+ 冷冻的也无妨。冷冻能保护蔬菜和水果中的营养素，尽管这个过程可能会稍微改变蔬菜和水果的外观。冷冻的蔬菜和水果解冻后就能加入沙拉或其他菜肴。

+ 去农贸市场。那里是发现新鲜味美的"真正的食物"的好地方。

+ 看配料表。如果你购买的是预加工食品，请阅读包装上的配料表。选择能量低、添加成分少的食品。一般来说，加工程度越低的食品配料表越短。

+ 冲洗它们。如果你购买罐装蔬菜、豆类和豆科植物，用清水冲洗以去除加工过程中添加的一些多余的钠。

+ 保持简单。"真正的食物"通常在简单烹调时味道最好，因为这样它们的天然风味就得以保留。寻找简单的创意食谱，这些食谱在计划改变或你忙碌的时候也能派上用场。

+ 充分利用预包装食品。许多杂货店都有各种新鲜的蔬菜和水果，这些蔬菜和水果都是包装好的，可以立即从袋子里拿出来食用。这些商店也有包装好的简单处理（如切片）过的瘦肉，可用于炒菜或烤羊肉串等菜肴。

想象自己一直都想做一件事，但你的体重阻碍了你去做。时刻记住这个画面，尤其是当你面对挑战时。

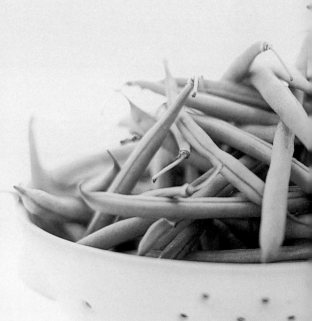

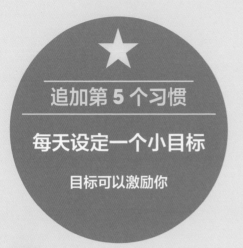

追加第 5 个习惯
每天设定一个小目标
目标可以激励你

做什么：
每天为自己设定一个目标。它应该是你可以在那一天采取行动并实现的东西。一旦你确定了目标，就把它写下来。 **记录**▶

为什么：
你的总体减重目标通常可以通过一系列相互关联的较小目标来实现。设定小目标能让你保持动力，帮助你坚持你的计划。

怎么做：

+ 把它放在你的正前方。把你写下来的目标放在你一整天都能看到的地方。每天读几遍，以保持自己的积极性。

+ 别把它和体重联系起来。避免以减重为基础设定每日目标，因为你的体重可能因为体内体液水平波动而每天发生变化。当你在运动和饮食方面达到目标时，减重是自然而然会发生的事。

+ 要积极。避免使用"应该""必须""不能"或"不会"的生硬的指令。你如果下意识地产生消极情绪，就很容易气馁和失败了。例如，与其说"我今天不吃垃圾食品"，不如说"当我想吃零食时，我会吃些水果"。

+ 奖励自己。当你达到目标时，一定要奖励自己。不管是得知自己做成之后的满足感，还是犒劳自己一次简单的足疗或是一段额外的放松时间，奖励都是这个过程中非常重要的一部分。

+ 不要设定太容易完成的目标。符合实际的目标并不意味着容易达成。的确，把标准定得太高又有难以实现的风险。合适的目标具有一定的挑战性，它会让你感觉实现它有些吃力，实现的过程中需要多努力。

+ 如果开始时你不成功。如果你尝试了一个目标却没有成功，你可能会发现自己不得不改变或重新定一个目标。如果你觉得这个目标太具挑战性，你需要重新设定它，那没关系。如果你只是为了方便而改变目标，那就不太合适了。

+ 写一句鼓励自己的话。除了一个每日目标，睡觉前你也可以记下一句鼓舞人心的话，贴在床边或浴室镜子上，所以这是第二天早上看到的第一件事。这句话并不是目标，而是为你提供鼓励的话语。早上一条积极的话语或许恰好是你开启新一天的第一步。

专注于今天，而不是昨天或明天。一天一天地努力，你就会成功。

正如在生活的许多方面一样，当为未来设定了目标时，你就更容易把它推迟——它仍然是"为了明天"。不要是"明天，我需要开始走得更多"，应该写下"今天，我要多走 10 分钟"。

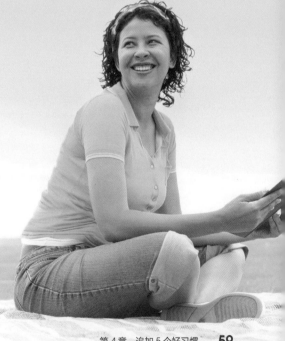

第 5 章

你学到了什么

　　你在这两周之中，体验了吃得好、动得多的生活，享受着更健康的体重。现在来看看你从之前这些行为中学到了什么，这样更有利于你以后的成功。

恭喜你！你刚刚已经完成了Mayo Clinic饮食前2周的减重阶段。现在是进行一系列反思的时候。过去这2周你过得如何呢？比你预想的更艰难还是更简单呢？

很多人发现减重阶段并不如一开始看起来那样困难。事实上，你可能已经改变了一些你觉得可能做不到的事，这完全是可以做到的。

记住，你在减重阶段里的习惯是"长远目标"。它们采用夸张的方式从不同的角度来帮助你走出舒适区。你已经完成了这个阶段，那么就表扬一下自己吧！

同样重要的是，你从减重阶段里学到了什么？这很重要，因为学到的一切都可以帮助你成功度过下一个时间更长的阶段。

当你分析减重阶段的结果时，如果觉得自己不完美，千万别给自己太大的压力，没事的。在这个阶段，你是在追求健康而非完美的生活方式——吃多蔬菜和水果，少吃垃圾

保持激情

当你着手去做一项新的事情时，一开始你往往会觉得很兴奋并且充满干劲，但一段时间后，当新鲜感退去，你的热情就要开始被浇灭。

减重这件事也适用这个道理。一旦你对这趟新旅程开始失去热情，你就会发现自己很难再保持动力了。

所以说，周期性地重新确认你对减重的决心是非常重要的。认真地去回想当初减重的理由，提醒自己必须坚持这项有益于健康的事。

在这条路上坚持得越久，你就会觉得这条路越容易走！

食品，多运动一会儿，少看一会儿电视。你能了解到这个情况就可以了。

为了将来的成功，把你在减重阶段学到的东西真正地融入到你的个人计划吧！

分析你的结果

减重阶段强调的主要是习惯——改变那些使你增重的旧习惯，养成使你减重的新习惯。

分析你这 2 周以来减重阶段的结果，可以帮助你了解哪些是你在改掉旧习惯和养成新习惯中最有效的。（这些反思还能帮助你决定接下来是否继续减重这个阶段。）

注意，重点是你自己！对别人有效的方法不一定对你有效，甚至还可能适得其反。

看一看你在过去 2 周里填写的习惯追踪表，还有你的每日目标、饮食记录和运动记录。 记录 ▶

用这个信息来确认你的生活模式。如果某一部分很适合你，想想为什么是它，并且如何在下一阶段更好地运用它来改善你的饮食结构。

如果这个方法不适用于你，那你的障碍是什么？有其他方法吗？

1 使用习惯追踪表，仔细看每一排并且在能坚持的习惯下面记录天数。每周各记录一张表，然后再把这两周的记录整合起来。可以参考下一页上的一周习惯追踪表的示例。

+ 哪些习惯是你的优点？

+ 列举你在这些习惯上做得很好的原因。

+ 哪些习惯你做得不好？

+ 列举这些习惯具有挑战性的原因。

+ 对于那些具有挑战性的习惯，思考一些可以帮助你做得更好的策略。可以翻阅第 232～253 页的行动指南，那里总结了人们在尝试减重过程中常见的障碍和不同的解决方法。看看哪些方法对你有用。

习惯追踪表

√如果做到了请打勾	第1天	第2天	第3天	第4天	第5天	第6天	第7天	总计
养成 5 个新习惯								
1. 吃健康的早餐	√	√		√		√	√	5
2. 吃蔬菜和水果	√	√	√		√		√	5
3. 吃全谷物食物	√	√	√	√		√	√	6
4. 吃健康的油脂	√	√	√	√	√		√	6
5. 运动!	√		√		√	√	√	5
改掉 5 个旧习惯								
1. 吃东西时不看电视			√		√		√	3
2. 戒糖	√	√	√		√	√	√	6
3. 不吃零食	√	√	√	√		√	√	6
4. 限制肉和乳制品的摄入量	√	√	√	√	√		√	6
5. 不在餐馆就餐	√	√	√	√	√	√		6
追加 5 个好习惯								
1. 对饮食进行记录	√	√	√	√	√	√	√	7
2. 对活动进行记录	√	√	√	√	√	√	√	7
3. 多运动!	√						√	2
4. 吃"真正的食物"	√	√		√			√	4
5. 每天设定一个小目标	√	√	√	√	√	√	√	7
总计	14	12	12	10	10	9	14	

2 使用你的习惯追踪表，把每一列相加，计算出每一天做到的习惯的总数。

+ 一周中的哪些天你做得更好？

+ 为什么这些天你做得更好？查阅你的日记或者每日目标寻找线索。

+ 如果某些天你做得不好，可能的原因是什么？

+ 同样，你能从你的日记或者每日目标得到线索吗？寻找一些改善的模式。你是否在每周的开始做得比较好，但是到了周末就失去动力了？一周中的哪一天可能对你产生了挑战？

+ 在你分析每个习惯时，查阅行动指南，了解是否有可以解决困难的方法？

3 查阅你在 Mayo Clinic《饮食生活日志》（或者你的笔记本或手机）里的体重记录。算出你减去的重量，还要测量你的腰围。

+ 你是否在某周减重多于另一周？如果是，可能的原因是什么？

+ 你的腰围是否变小了？如果是，小了多少？通过体力活动增加的肌肉可能会使你的腰围减小。

+ 你在评估习惯的过程中学到的东西和你的体重变化是否有一致性？

4 虽然这很重要，但是别过分沉迷于你的分析。对于为什么一些改变做得很好而另一些改变做得不好，你可能有自己很好的见解。让我们带着你学到的东西继续前进。现在是时候开启下一个阶段了！

真正的原因是什么？

当你分析你的习惯追踪表和其他日常记录时，想想过去两周的体验和学到的东西。例如，如果你在周末很难保持吃健康的饮食，也不想运动，这是为什么呢？

通常，你可能有这些问题

+ 你会在感到无聊、焦虑或压力时吃东西吗？

+ 在某些地方，比如家里、商场和办公室，能否保持良好的习惯？

+ 当你和别人在一起而不是独自一人时，能否遵循减重计划？

+ 你是否在屏幕前花了太多的时间，包括手机、电脑和电视？

+ 在休息而不是工作时，是否倾向于拖延本应该在规定的时间内完成的事？

当你过渡到持续阶段时，最大的挑战也许是防止自己倒退回旧习惯。当你进入持续阶段时，偶尔重温减重的时光可以帮助你自己走上正轨。

现在，进入持续阶段

第二部分

持续阶段！

减重阶段给了你一个快速的开始。**持续阶段**将会让你走上可以享受一辈子的道路。

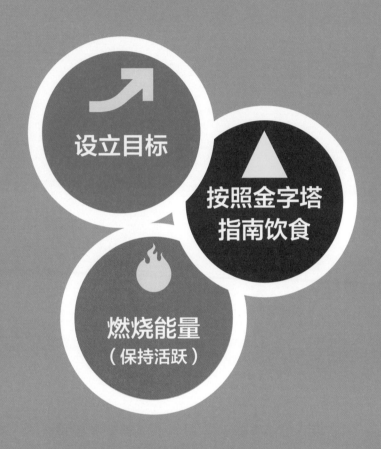

设立目标

按照金字塔指南饮食

燃烧能量
（保持活跃）

现在是过渡时间，开始吧！

第6章
下一个阶段

　　减重阶段就像是在学习游泳的时候，把自己扔进泳池中，努力使自己的头部浮出水面。这种方法既不巧妙也不精致，但效果却是立竿见影的。现在你学会了如何进行狗刨式游泳，**持续**阶段赋予你工具和技术，让你可以游得更远。

恭喜你！你已经顺利度过了**减重阶段**。给自己一个大大的赞吧！当然，可能并非每一天你都做得很完美。也许你在某天上午工作的时候吃了一个炸面包圈，又或者上周六你看了一天电视节目，没有如约去健身房。但总而言之，尽管有些时候对你来说改变有些困难，但更多的时候你都在坚持改变习惯。

重点是，完美并非你的目标，坚持到底才是。你向自己证明了改变是一件有可能的事，并非你想象的那样困难。在不久前，你可能都无法想象饭后没有糖果或汽水是什么样的，但是现在你已经习惯吃小柑橘或喝无糖冰茶了。而且，你觉得这样很舒服。

减重阶段的目的就是让你进入状态，并且改掉一些习惯，从而使你真正走上减重之路。通常来说，一个人改掉的习惯越多，减重就越多。**减重阶段**并没有刻意强调细节，比如你每天应该摄入多少能量。通过改掉一些和饮食、运动相关的旧习惯，你不需要太注重细节就能减重。希望这能使你强大和自信。

从**减重阶段**过渡到**持续阶段**，强调的是保持正轨并且使你在改掉习惯的基础上更进一步。记住，随着时间推移，量变可以产生质变。

当你每次做选择时——可能是在曲奇和苹果之间，步行和睡觉之间——**持续阶段**就是来持续引导你如何做选择，从而实现目标的。因为如你所见，过渡时期就是一个转折点，意味着你要学会新的方式来照顾自己，以全新的心态和无限的可能来实现它。

从短期到终身

减重中一个重要的目标是精神重建，这样一来你就不需要被束缚在以往饮食、运动方面的旧思考方式中了。你现在的任务就是开始以长远的方式来思考问题。本书的名字叫《**饮食生活全书**》，**饮食**这个词就代表了一种可持续的进食模式，而不是大众普遍认为的那种忽始忽止的节食模式。

这种新型的饮食、运动模式是你在生活中可以一直坚持下去的。因为它基于总体原则，并且有多种执行方式可与之相处，你不会觉得疲倦和受到打击。

你那些坚持的习惯到目前为止如何？是的，有些习惯看起来比其他的更具挑战性。随着时间推移，你可能无法很完美地坚持所有的习惯，但要尽可能地多坚持，并为之努力。

前 5 个习惯——**养成 5 个新习惯**——是你可以为一生保持的生活习惯。尽可能地保持这些习惯。每天，吃一顿健康的早餐、大量的水果蔬菜、全谷物食物和健康脂肪，并且每天预留时间做运动。

中间 5 个习惯——**改掉 5 个旧习惯**——是为了限制摄入不必要的能量。通常很多人会问这些准则在**减重阶段**结束后是否需要继续坚持？当然要尽可能地坚持。但是偶尔你可以放松一下。

＋ 摄入糖分。你可以多吃一块甜品或者喝一杯酒吗？可以。但你要判断这种行为是经常还是偶尔的。比如，你可以在生日当天吃一块蛋糕吗？可以；你可以每天都吃蛋糕或者甜品吗？不行。注意并控制糖分的摄入量。

＋ 外出就餐。不可以，但不是说你再也不能外出就餐了，而是要尽可能地在家里吃饭，因为你在家自己做饭的时候会吃得更健康。

＋ 吃零食。你如果可以做到清掉家里所有的加工零食，并且在厨房内填满水果和蔬菜，就不需再三思考是拿起多汁的桃子还是糖脆豌豆来满足自己的欲望。如果在朋友家参加"超级碗聚会"呢？你可以吃一些（但不是全部！）零食，记住，你只是偶尔为之，并且第二天要回归正常状态。

＋ 屏幕。最好改掉在电视、电脑、手机屏幕前饮食的习惯。你可以边看电影边吃无黄油爆米花，但只能偶尔为之。如果一边运动一边看电视很适合你，那就保持这个习惯。

最后5个习惯——追加5个好习惯。这其中有些习惯你应该保持一生——比如吃"真正的"、未加工的食物和更频繁的运动。你最好继续保持，记录运动情况的习惯，直到你自己掌握了全局——你了解自己的弱点及其诱因。

记住，当不知为何你的体重又开始增重时，你可以随时重新开启你的食物记录和运动记录。

新的旅程

在以下的章节里，你将沉浸在**持续阶段**。你可以学到一些特殊的方法和策略，它们能帮助你在探索长期健康体重的旅途上走得更远。你将会设立目标并且决定你的能量摄入限制。你将会学到食物加工是怎样的，以及如何看一眼食物的外表你就知道它含有多少能量了。你还会得到更多的帮

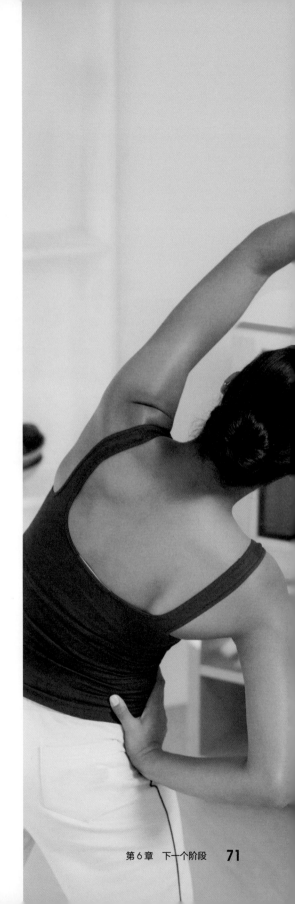

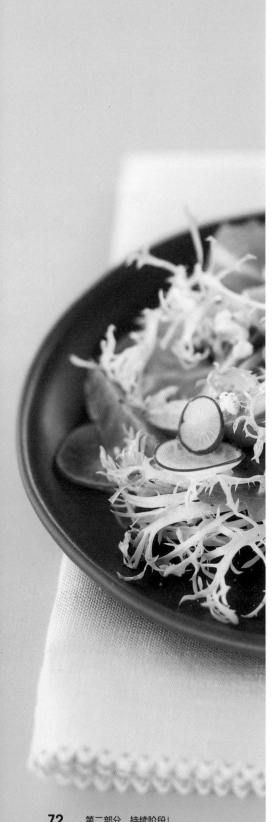

助和建议，包括购物、设计菜单、克服常见困难和保持动力。

想想在这段旅途中，你一直在不停地做出改变。很快，你就会发现你愿意吃一些你以前会去考虑的食物，当时你不喜欢它们，或者你觉得自己不喜欢它们。有了正确的态度，你就会喜欢新食物，并且还有更好的美味食物在等着你。

如果你保持开放和好奇，随着你的前进，这段旅程会变得越来越好。举个简单的例子，你午餐是一份简单的沙拉，里面有生菜、番茄、黄瓜、全熟蛋，还有简单的油和醋。但此时你意识到用小菠菜也能做一份好的沙拉。如果你加一些烤葵花子或者煮熟的藜麦呢？再来些红洋葱或烤甜菜，这样看起来不是很搭吗？很快，你将创造更多沙拉，可能只受限于你现有的食材和你的想象力吧。你还可以挑战使用时令蔬菜和水果，看看你能做出什么沙拉。

是的，改变是具有挑战性的，但

千万别低估你自己。看看你在**减重阶段**的计划完成了多少！即使你在一开始只前进了一小步，只要你在减重这条路上不继前行，你就会愈发享受这段旅程。

这真的很简单吗？不，否则每个人就都能做到了。这有可能实现吗？当然了，而且你已经在路上了。当你在前进路上遇到绊脚石时，无需惊讶，因为别人也会遇到。这本书可以帮助你鉴别绊脚石，这些方法会教你成为问题的最佳解决者。行动指南里展示了各种你可能遇到的问题，以及解决的方法。第 20 章会帮助你解决问题以及如何重回正轨。

这是你的生活

虽然你在这本书中得到了很多指导，但你要记住这是你自己的旅程和计划，不是你父母的，不是你朋友的，也不是你邻居的。这是你为你自己铺筑一条健康生活的路。

做你自己的计划。设计最适合你的方法。拥有针对饮食方式和生活方式的个人计划，有助于你更好地长期坚持。这种个人计划好过持续寻找难以捉摸的新减重方法。但这不意味着你不可以向别人——家人、朋友、专业人员寻求帮助（详见第 12 章）。

当你学到健康饮食和积极活动的基本概念时，确保这样执行适合你的日常计划、日常生活中每件事的优先程度和整体人生观。减重是一个复杂的过程。事实上成千上百的因素会影响体重和运动情况。你的任务就是决定你要干些什么来使你的计划更具有可行性。你不要觉得在你这一路上不能再做出改变，如果某种方法行不通，那就换另一种方法。

另外，要保持简单。不要太在意细节，比如你的三餐食物中精确的数值，或者游泳究竟燃烧了多少能量。你可能听过"别让完美成为美好的敌人"。有时候，太注重细节可能会使你更难达到目标。

任何时候当你需要打起精神时，

或者不自觉又重拾旧习惯时，你大可以再次进行为期 2 周的**减重阶段**。任何时候当你需要重回正轨时，考虑把**减重**当成重置你个人状态的方法。

最后，当你觉得管理自己的饮食和日常运动越发得心应手时，就是时候让本书闲置了。本书的目的是让你达到完全的自我控制，并且掌握一些维持健康生活的基本技能。当新的饮食和运动方式成为了习惯，你将会在做选择时自动默认选择更健康的做法。你可以独立思考，你知道你要做些什么！

在真实生活中持续！

我们每个人都是不同的。这也是为什么**持续阶段**对每个人来说都不是一样的。这里有些不同的问题，比如饮食是如何发挥作用的，这些取决于你的生活环境和个人偏好。

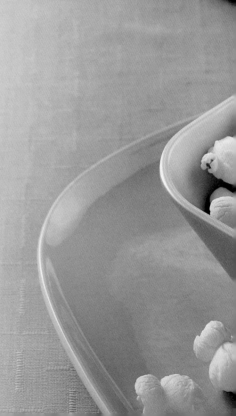

谢拉，44 岁

个人信息： 已婚，有 3 个在上学的孩子，自由职业，平面设计师

生活方式： 忙碌的职业母亲，没有很多时间准备三餐，喜欢和家人一起享受空闲时光

目标： 想减重，让自己变得更有活力、更自信。

6:00	起床，遛狗，煮咖啡，叫醒家人
6:15	吃早餐：1 盘切好的水果、全麦吐司抹杏仁黄油、橙汁
7:00	带孩子步行至公交车站，遛狗 30 分钟
7:35	做 15 分钟的伸展运动，准备开始一天的工作
8:30	在自家办公室工作，休息时做伸展活动
10:30	酸奶和 1 杯茶作为上午的小吃
12:30	准备午餐：番茄、罗勒、金枪鱼、盐、胡椒粉、少许橄榄油和酸橙汁做的沙拉，新鲜浆果，柠檬水
13:30	停车，步行去见客户
15:30	等待孩子放学，准备新鲜蔬菜和鹰嘴豆泥
16:00	和孩子一起做作业、散步
17:00	准备晚餐：炒虾和蔬菜，糙米饭；与家人一起吃晚餐
18:15	一边看电视一边和孩子做瑜伽，回复邮件
20:00	给孩子准备第二天带去学校的午餐
21:00	和丈夫看电视放松，吃爆米花
22:00	睡前阅读，准备休息
22:30	关灯

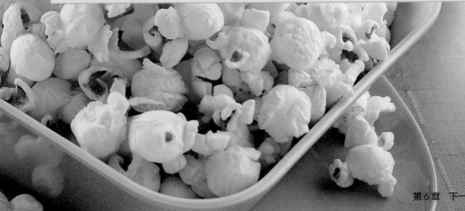

史蒂文，30 岁

个人信息：单身，制药公司的法律顾问

生活方式：工作时间长，不吃早餐，喜欢做饭和
去美味餐馆

目标：想减重，使自己体形变得更好、更有活力

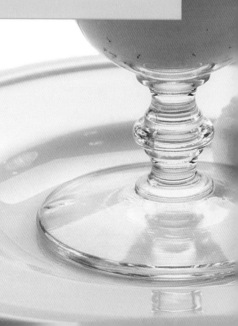

6:30	起床，做少量伸展运动和核心运动；准备开启一天
7:00	准备将奶昔、新鲜水果作为早餐
7:30	开车上班；将车停得稍微远一点儿，多走几步路到办公室；在路上买咖啡和报纸
10:30	休息时在办公室内走动；喝咖啡，吃烤坚果
12:30	和公司客户吃午餐：烤鱼配沙拉和苏打水
15:00	吃爆米花
17:30	下班，去健身房；做些个人运动，和朋友在当地俱乐部打壁球
18:30	回家，开车时播放电子读物
19:30	准备晚餐，搭配胡萝卜和樱桃干的菰米饭，烤鸡胸肉，用大蒜和柠檬汁调味的芝麻菜
20:30	看喜欢的电视节目
21:30	上网、读书或者和朋友闲聊
22:30	准备休息
23:00	关灯

马克斯，60 岁；珍，62 岁

个人信息： 马克斯是轮班工作者，珍已退休，外孙经常来拜访他们
生活方式： 时间比较自由，时间表可变，二人有不同的食物偏好
目标： 想保持健康，可以去旅游，和外孙保持联系；珍想减重

7:30	二人起床；马克斯的早餐是燕麦片、香蕉和咖啡，珍的早餐是酸奶、水果和茶；二人准备开启一天
10:00	在附近公园散步
11:00	购物，闲逛
12:00	外出吃午餐，珍吃沙拉，马克斯吃俱乐部三明治和卷心菜
13:15	马克斯上班，带上健康的冷藏菜肴当晚餐；珍在家附近闲逛
15:00	珍喝咖啡，吃新鲜葡萄
16:00	珍一边骑踏步机一边看下午电视节目
17:00	珍加热昨晚的剩菜：鸡肉肠、肉丸、菜花和土豆泥
18:00	珍和女儿、外孙视频聊天
18:45	珍步行去教堂参加每周聚会
21:00	马克斯下班回家，珍也从教堂回家；二人放松，看电视，在他们的健康记录表上写下每日步数；马克斯做治疗师建议的腰部运动；两人各吃一片果冻夹心面包
23:00	准备休息，珍播放舒缓的音乐
23:30	关灯

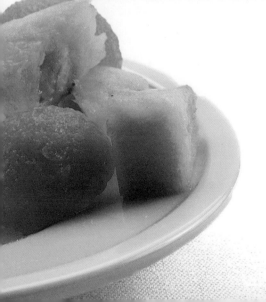

第 7 章

了解你的目标

　　你的理想体重是多少？大概率比你现在的体重低，否则你现在不会看这本书。你可能在心中已经有了一个确切的数字，但在你正式确定体重目标之前，我们先来讲讲如何确立个人目标以及如何帮助你成功实现目标。

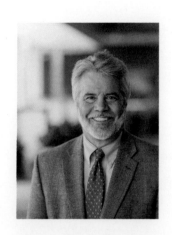

菲利普·哈根，医学博士，
从事预防医学研究

对那些尝试减重的人来说，设立目标意味着成功和失败之间的区别。目标可以激励你，使你保持专注。它们把你的想法变成行动，并助你达到目的。

但是设立目标并非说说那么简单。你不可能仅仅写下它而什么都不做，然后期待它们可以自己实现。

你的减重目标能否实现，是和其可行性息息相关的。很多人谈到减重时，都会产生一些不切实际的期望。他们往往把自己的目标设定得太远、太快、太不现实。

在你确定你的目标之前，花点时间思考一下你目前的自身情况。你想要减重，但原因是什么呢？为什么减重对你很重要？你在为什么努力奋斗呢？

一旦你有了答案（或者一些好的假设），那可以实行你的计划了。把那些很大的目标都分解为可实现的小目标。下文的信息会告诉你应该怎么做。

许多人在这个过程中更好的了解了自己，他们有正确的态度和良好的计划取得了成就，并为此感到惊讶！

设立远大的目标

没有远大的抱负，你的人生理想不会轻易实现。但也要认识到，实现人生理想更离不开艰苦的努力。

运动员想要成为冠军，是通过努力训练让自己成为一个冠军的。这也是另一个方法——他们有远大的目标，做了充分的准备，执行他们的计划，然后实现他们的目标。

因此，你大可以有远大的目标——内心期望要符合现实——你要知道你需要制订合理的计划来努力达到减重目标。

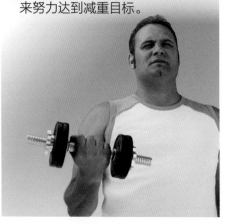

实现并且保持健康的体重是一生的事，偶尔有些时候这些任务可能让你不堪重负。减重是一项大工程，可能是你目前最大的任务之一。

无论做哪件大事，如果你只在意结果（这可能没有尽头！），那过程就会显得令人气馁。要实现你最终的梦想，关键是你要明白如何将它分解成为很多小的、可实现的、具有可行性的目标，这些小目标，最终构成了你的最终结果。

目标是做出任何重大改变的关键。它们帮助你规划你的改变之路，将渴望和梦想变成实际的、有意义的里程碑。

这个章节提供了一个实用的指南来帮助你建立和实现你的目标。在这个章节我们将会讨论你的个人目标。在下一章，我们将会介绍金字塔目标。这些都是基于 Mayo Clinic 健康体重金字塔的饮食指南（详见第34页），为帮助你实现个人目标而设计的。

个人目标

你的个人目标是专门为你自己设定的。当你开始新项目的前几周，你的心中可能早已有了自己的一些小目标。减重可能是清单里的第一个目标，但你还是需要设定好目标，比如让体形变得更好看、采用更健康的饮食方式，或者让自己感觉更舒服。

如果你还没有准备好，那就在纸上写下你的目标。在纸的下半部分，写明这些目标为什么对你而言很重要。是什么驱使你做出这么大的改变？你想让自己的身材更好看，或者穿更小码的衣服吗？你期望少吃一些控制血压和血脂的药吗？你可能有不止一个驱动因素。

问问自己，每个目标对你来说有多重要。通常，这个目标越重要，你就越有斗志完成它。实际地查看你的每个目标，可以帮助你优化和确认努力方向。

现在自问，你究竟有多少信心可以完成写下的这些目标？用 1~10 分来评价，如果你的信心低于 7 分，那你可能要将你的目标高度调低些，这样你才能有信心完成它们。如果你的目标不止一个，那么你要思考一次性完成这么多目标会不会令你觉得分心或者疲惫。

分析你的目标，可能会让你去优化甚至改变它们。也许你减掉 50 磅（约 22.7 千克）这个目标会被即将到来的同学聚会所影响，但你现在意识到了，你想要的是变得更健康、自我感觉更好。

通常，个人目标大多都是围绕着体重、运动、健康饮食和自我感觉这些方面的。

体重目标

当你准备设定一个确切的减重目标时，只要你的目标体重是安全（健康）且切合实际的，那就没有错误答案。（在第 147 页看一看你的体重质量指数表，可以作为达到健康体重的参考。）

什么是切实可行的目标？这取决于你的体重，你减掉现在体重的 10% 可能是个不错的开始。如果你现在 180 磅（约 82 千克），那就是减掉 18 磅（约 8.2 千克）；如果你现在 250 磅（约 113 千克），那就是减掉 25 磅（约 11.3 千克），以此类推。

你不一定要立刻就达到你的长期体重目标，长期减重目标目前看来可能不切合实际。如果你把它分解为数个小的短期目标对你来说可能更简单。短期目标依然取决于你的体重，减掉现在体重的 5% 可能是个不错的开始。如果你现在 180 磅，那就减掉 9 磅（约 4.1 千克）；如果你现在 250 磅，那就减掉 12.5 磅（约 5.7 千克）。医生会帮助你基于你的健康状况设立切实的目标。

运动目标

就好像决定减重多少没有错误答案一样，你要进行的运动量也没有唯一的答案。然而，尝试一周内很多天都进行至少 30 分钟的体力活动可以是一个贯穿始终的目标。记住，任何一种或者全部运动都可以帮助你，只要它们是健康安全的。

你现在大概已经知道，动起来是你长期减重计划的一项主要内容。规律运动可以增加并强壮你的肌肉，肌肉会消耗更多的能量，这样会让你瘦得更持久。

你在**减重阶段**里进行了什么体力活动，你觉得这项体力活动对你有用吗？现在是时候把目标提高一些了吗？还是你有点儿不自量力？挑战自己是好事，但你想要成功，就要做好准备，并确保你设立的目标是可以合理实现的。

健康饮食目标

也许你其中一个小目标就是吃优质食物。这里有很多方法可以提供给你，让你提高自己的饮食质量。

想想你的问题区域——你跌倒的地方在哪？你可以做些什么改变来解决这些问题？

表现力和结局目标

这里有两种类型的目标可以助力你的减重。你的成功需要设定这两种目标:

+ **结局目标。**结局目标聚焦于最终结果:"我想要将体重减到 145 磅(约 65.8 千克)"或者"我想要减重 30 磅(约 13.6 千克)"。

+ **表现力目标。**表现力目标聚焦于过程或行动:"我要每天步行 30 分钟"或者"我要每天吃 4 份蔬菜"。

表现力目标常常是可以帮助你实现远大目标的一小步。设定一个没有表现力目标的结局目标就好比在没有训练过的情况下跑一场马拉松——你没有成功(而且这会成为你惨痛的经历)。

当结局目标和表现力目标结合在一起时,结局目标就容易实现多了,表现力目标可以提供必要的步骤来帮助你获得理想的结局。设定小的每日表现力目标不仅能让这个过程更可行,还可以给你更多的空间让你做个性化的目标调整。如果你可以做到这一点,那么你的所有努力都会变得更容易管理、更令人享受和更具有可持续性。

对于减重,你不必设定一个远大的结局目标。有些人觉得比起设定一个更大的结局目标,只关注吃得好和运动得多(结合表现力目标)的这个过程是更有效的。还有人发现追寻特定的体重目标可以帮助他们保持正轨、充满活力。

记住,有时实现一系列合适的短期目标比追寻一个既远大又不切合实际的结局目标要好得多。

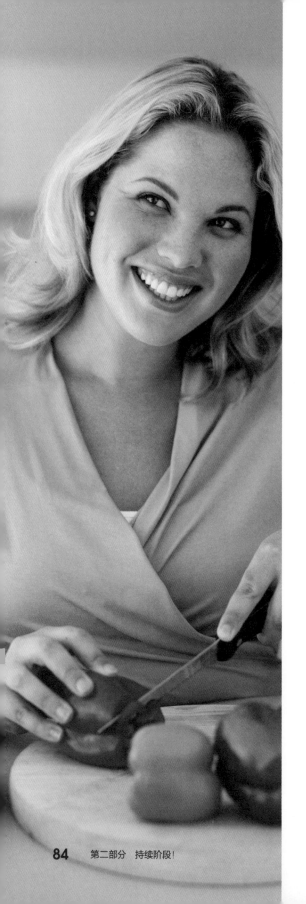

也许你的目标是少吃一些红肉和多吃海鲜，在你饿的时候吃点水果而非糖果、薯片，或者三餐都吃点蔬菜。食物清单是永无止境的。

在为期 2 周的减重阶段中，我们要求你做一些特定的饮食改变。其中哪些改变是你想继续坚持并且提高强度的？哪些改变是你花了更多的时间和耐心才做到的？你设立目标时，要把这些因素考虑进来。

自我感觉良好的目标

能量充沛、运动轻盈以及自我感觉良好的目标，而且你可以轻松实现。你可以通过实现其他目标来达到这些让你自我感觉良好的目标。在你自己的饮食和运动上做努力，不仅可以让你达到健康的体重目标，还能使自己感觉更好。

设立 SMART（明智的）目标

当你在思考并准备写下你的个人目标时，想想你将如何实现这些目标。如果你设定的表现力目标足够 SMART（明智的），那你就很容易成功。

S——明确的。 准确阐述你想要实现什么，怎么样来实现，以及想什么时候实现。举个例子，与其说"我想要运动多一点儿"，不如说"我想每天在午餐后步行 15 分钟"。

M——可衡量的。 如果你不衡量的话，你要怎么知道你是否已经实现目标了呢？如果你的目标是午餐后步行 15 分钟，你只要戴上手表就可以衡量你是否走了那么久。或者试一下运动记录设备，比如运动手环，来记录你每天行走的步数。第 11 章介绍了如何衡量并记录目标实现进度。

记录 ▶

A——可达成的。 设定一个切合实际的目标，以便你有充足的时间和资源来实现。如果有的话就很容易开始。与其尝试太多，最终却失败和放弃，不如每周达成一个小目标，然后增加你下周的目标。

R——有意义的。 设定对你来说很重要或者有意义的目标，它不需要是巨大的和崇高的才有意义。

T——限定时间的。 你需要按时地完成你的目标。像之前说的一样，去追踪你的进度，不仅可以让你保持动力，还可以确保你在一定的时间内完成你的目标。

一旦你设定了目标，把它们放在显眼的地方，不要把它们锁在抽屉里或者藏在你的日记本里。如果看不见，心里怎么会想着这件事呢？

经常查看你的目标并监测进度。你设定的这些目标是太简单、太难还是难度刚好呢？不要怕在过程中调整目标。专注，亦要灵活。

第 8 章

设定目标

如果你不喜欢计算能量，那么你很幸运——因为你不必这么做！在本章中，你将学习如何保持每天的能量水平在一个足够接近合理的范围内，这样在减重过程中，你就不必计算你吃的食物的具体能量。

现在来谈谈细节——如何将你的目标变成现实的日常细节。在前两周，我们提出了一些基本概念帮助你减重——基本上就是多吃一些食物、少吃另一些食物。

在**持续阶段**，我们提供了一个更具体的计划——每天应该消耗多少能量的具体数字，以及应该吃哪些食物，使你摄入的能量控制在限制范围内。我们通过设置健康体重金字塔目标来实现。选择这些目标中的食物的依据是 Mayo Clinic 健康体重金字塔，这是你健康饮食的基本指南。

设置健康体重金字塔目标有两个目的。首先，它们可以帮助你减轻体重，从而达到减重目标。其次，它们会帮助你建立一个可以享受一生的健康饮食计划，使你维持你的减重效果。

基本上，这些目标教你如何健康饮食。经过足够长的时间，它们就形成了习惯。

设定每日能量目标

要开始制订饮食计划，首先要确定你每日的能量目标。要减轻体重，你摄入的能量需低于你消耗的能量。为此，设定每日能量目标是非常有帮助的。

在**持续阶段**，你的目标是每周减重 1~2 磅（0.45~0.9 千克），这意味着每天比平时少摄入 500~1000 千卡。如果你每天比平时少摄入 500 千卡，而你的活动水平保持不变，那 1 周应减掉大约 1 磅（约 0.45 千克）的体重，那是因为 3500 千卡约等于 1 磅的体脂肪。

你可以按照以下追踪流程来确定你的目标：记录 1 周内每天消耗的千卡数，取 1 周数字的平均值，然后减去 500~1000 千卡。但这样做工作量很大，也不是必要的。我们可以通过下一页的表格来简化处理，该表格是按照每周减少 1~2 磅体重所需的平均每日摄入量来设计的。

健康减重的每日能量目标

体重（磅）	起始能量目标（千克）			
女性	**1200**	**1400**	**1600**	**1800**
250 以下	√			
251～300		√		
301 以上			√	
男性	**1200**	**1400**	**1600**	**1800**
250 以下		√		
251～300			√	
301 以上				√

（注：1 磅 ≈ 0.454 千克）

在上面的表格中，找到你对应的体重以及该体重的起始能量目标。这是一个不错的起点。

你可以根据自己的目的和想要减重的速度来调整目标。如果你感到特别饥饿或减重太快，可以考虑设定下一个能量等级目标。如果你成功降低了一个能量等级，也要注意不要低于列出的最低级别。通常不建议女性每天摄入的能量低于 1200 千卡，不建议男性每天摄入的能量低于 1400 千卡，因为你可能无法获得足够的营养素。

确定每日食物份数目标

现在你知道一天应该消耗多少能量了。不过，你吃的不是能量，而是食物。同样，你可以进行一些非常详细的记录和分析，记录你吃的食物的能量，但这可能带来很大的工作量。简单起见，本计划着重于 Mayo Clinic 健康体重金字塔中食物种类的份数而不是能量。

根据每日能量目标，查看下一页的表格以确定你每天该吃多少份金字塔食物种类中的食物。记录份数比计算能量要容易得多，并且可以对摄入量进行相当接近实际的估算。表格里

每日能量目标建议份数

食物种类	每日能量目标（千卡）				
	1200	1400	1600	1800	2000
V 蔬菜	4 份及更多	4 份及更多	5 份及更多	5 份及更多	5 份及更多
F 水果	3 份及更多	4 份及更多	5 份及更多	5 份及更多	5 份及更多
C 碳水化合物	4 份	5 份	6 份	7 份	8 份
PD 蛋白质 / 乳制品	3 份	4 份	5 份	6 份	7 份
Ft 脂肪	3 份	3 份	3 份	4 份	5 份

还提供有关吃哪种食物的指南，确保饮食均衡。

请注意表格中所列碳水化合物、蛋白质 / 乳制品和脂肪的份数为上限，尽量不要超过上限。你也许不会做得那么完美，但是你越严格地遵循和实现这些目标，你成功减重的可能性就越大。

蔬菜和水果则略有不同。这些食物种类的份数是下限。我们希望你至少吃够表格列出的份数，如果你愿意可以多吃一些。

当你看到每天至少要吃四份蔬菜和三份水果时，请不要惊慌，在接下来的内容中你会看到，你所认为的一份可能并没有那么多。而且，我们会在执行计划的整个过程中为你提供许多建议，以帮助你实现目标。

大多数人不习惯吃这么多份的蔬菜和水果。然而，研究表明多吃蔬菜和水果是体重管理的关键因素。

一餐还是一份

当你看到一些要吃的食物的份数时，你的第一反应可能是："我吃不了这么多！"。等等，你可能把一餐和一份混淆了。

Mayo Clinic 健康体重金字塔把

一份确定数量的食物,用杯、盎司和汤匙等作为常用量度单位。不要将一餐食物与一份食物混淆。一餐就是你在一顿饭中盘子上放的食物的量,它可能包含几份的食物。

如今,越来越多的人超重或肥胖的原因之一就是增加了一餐的量,尤其是在外出吃饭时。你可能已经习惯了在一餐中吃大量的食物,这远远超出了你的能量需求!

要减轻体重并保持下去,你需要学习如何估算份数,以便控制一餐的量。在本书中,我们提供了许多工具和小技巧来帮助你。

份数的大小一目了然

你接下来的任务是分辨不同的食物,并迅速估算出一份有多少。听起来可能很困难,但实际上并不难,因为我们为你提供了计算一份食物大小的方法。

下一页是一个视觉提示图表,帮助你衡量 Mayo Clinic 健康体重金字塔中,各食品类别的一份是多少。

请牢记这些视觉提示,你可以根据自己的分量推荐指导自己的饮食。例如,你晚餐吃的 1 份鸡胸肉应该大约是 1 副扑克牌的大小,半份烤土豆大约是 1 个冰球的大小,放在土豆上的黄油大约是 1 个骰子大小,和鸡肉搭配的胡萝卜大约是 1 个棒球大小,还有 1 份菠萝丁大约是 1 个网球的大小。

这些视觉提示可以帮助你确定足够接近实际 1 份的量。你可以在第 254 ~ 281 页找到各种食物具体的分量。

"一份"的快速判断指南

蔬菜	能量（千卡）	视觉大小
1 杯西蓝花	25	1 个棒球
两杯生绿叶菜	25	2 个棒球

水果	能量（千卡）	视觉大小
半杯切好的水果	60	1 个网球
1 个小苹果或 1 个中等大小的橘子	60	1 个网球

碳水化合物	能量（千卡）	视觉大小
半杯意大利面或干谷物	70	1 个冰球
半个面包圈	70	1 个冰球
1 片全谷物面包	70	1 个冰球
半个中等大小的烤土豆	70	1 个冰球

蛋白质 / 乳制品	能量（千卡）	视觉大小
3 盎司（约 84 克）的鱼肉	110	1 副扑克牌
2~2.5 盎司（56~70 克）肉	110	2/3 副扑克牌
1.5~2 盎司（42~56 克）的硬奶酪	110	1/3 副扑克牌

脂肪	能量（千卡）	视觉大小
1.5 茶匙花生酱	45	2 个骰子
1 茶匙黄油或人造黄油	45	1 个骰子

注：这些视觉提示可以帮助你使用从第 **254** 页开始的食物清单。

理解一份食物的含义

估计一餐中食物的份数是控制能量摄入的好方法。不幸的是，你的眼睛可能骗人。大多数人无意间习惯于低估他们吃的食物的份数。这意味着他们摄入的能量比他们自己认为的要多，于是他们很困惑为什么体重又增加了。这里有一个练习，可以帮助你更好地理解份数的概念。

将干谷物倒入碗中，倒你认为的1/2 杯那么多。不要使用测量设备，单纯依靠你自己估量。

然后将谷物从碗中倒入量杯中。你估计的量和 1/2 杯差了多少？如果你高估了，不要感到沮丧，大多数人认为的1/2 杯都要比它实际的多。再次尝试这个练习，看看这次是否可以更精确。一份干谷物的量通常相当于半杯。

你下次煮意大利面时可以尝试相同的练习。煮熟意大利面后把水倒掉，将你认为的一份意大利面放在盘子上，然后将其放入量杯。一份煮熟的意大利面大约是半杯。你估量的怎样？

用你最喜欢经常吃的食物进行这项练习。练习得越多，你对金字塔饮食中一份的量控制得就越好。

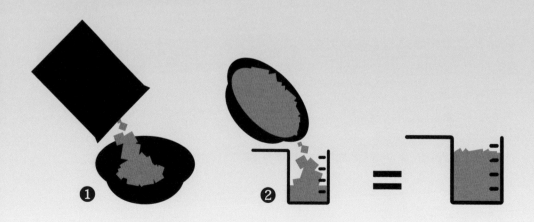

控制一餐的分量

对某些人来说，一开始的时候少吃一点儿（蔬菜和水果除外）可能是一个挑战。适应一段时间后，大多数人已经习惯了新的分量，并且发现吃少点儿也很满足。以下技巧可以帮助你控制所吃的一餐的分量。

吃慢点儿。如果你吃得太快，大脑还没来得及收到你已经吃饱的信号，你就已经吃多了。

+ **把食物盛起来。**不要直接从做食物的容器中用餐，看着盘子或碗中的食物可以帮你更好地确定分量。

+ **专注于你的食物。**吃饭时看电视、读书或工作会分散你的注意力，在不知不觉中你会吃得更多，所以吃东西的时候要专注。

+ **拿少量的食物。**拿取食物的时候要拿得略微少一些。使用较小的盘子或碗可以让少的食物看起来更多。

+ **不要勉强自己把盘里的食物吃光。**感到吃饱时立即停止进餐。你不想浪费的那点儿食物会增加不必要的能量。更好的方法是，开始就拿小分量的食物，这样你就不会浪费了。

第9章

制订自己的饮食计划

　　把厨房秤和计算器放到一边吧，Mayo Clinic 饮食
可以帮助你用最少的仪器达到减轻体重的效果。了解
几个关键概念后，你就可以开始了！

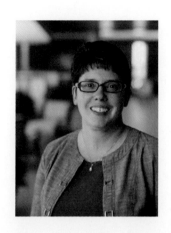

丽莎·M. 迪克斯，注册营养师，Mayo Clinic 健康生活计划教练

你已经做了准备，现在是时候把你的计划付诸实践了——按照 Mayo Clinic 健康体重金字塔指南和 Mayo Clinic 健康饮食餐桌进食吧。

膳食计划是成功的饮食项目的重要组成部分，但是计划和准备膳食令很多人畏惧，他们担心这会花太多的时间，更何况他们的时间本来就不够用。他们还可能会担心这需要高超的烹饪技巧，而他们不擅长烹饪。

健康的饮食不一定是复杂或耗时的，但你需要遵循一些基本的规则。

+ 事先想好这一周你大概要吃什么，这样你手边才有合适的食材来准备你的饭菜。

+ 制订饮食计划时，脑海中要有目标食物分量。想象一下 Mayo Clinic 健康体重金字塔指南底部的蔬菜和水果，你每天怎么能吃更多种食物呢？

+ 不要忘记控制一餐的量。知道哪些食物你可以多吃，哪些食物必须限制。

+ 时间紧张时，就计划用剩菜或健康的预包装食品来做饭。

在接下来的几页中，我们会给你一些关于饮食计划和控制食物分量的有用建议。

想要减重的人都明确地表达出一个共同的问题：没有时间。"我很忙，请不要让我制订复杂的饮食计划。我没有时间去量取每一盎司食材或计算每一千卡能量。"

健康的饮食并不复杂。但是你需要遵循 Mayo Clinic 健康体重金字塔指南，知道自己可以吃什么食物，你可以吃多少，这样餐盘里食物的量就合理了。

为了帮助你做到这一点，你将在这一章中学习如何计划每天的膳食，以及如何估计食物分量的大小。在接下来的几页中有一些图示可以训练你的大脑，让你一眼就能估算出你的餐盘里金字塔食物分量，以及某种食物应该位于金字塔的哪一层。

如果你遵守金字塔中对食物分量的要求，控制一餐的量，你就不需要担心计算能量的问题了，因为你自然而然地摄入的能量非常合理。

按照 Mayo Clinic 健康体重金字塔指南和 Mayo Clinic 健康饮食餐桌进餐

遵循 Mayo Clinic 健康体重金字塔指南的饮食建议其实很简单。翻到 98 页看看"金字塔"，它的形状告诉你该吃什么和吃多少。重点关注底部的蔬菜和水果，这些食物的能量密度较低（单位重量食物的能量）。这意味着你可以多吃这些食物，因为它们的能量很低。

这就是为什么我们建议你吃更多的蔬菜和水果，而不是其他食物，因为其单位体积所含能量是最低的。（在第 14 章和第 15 章，你会学习到更多关于能量密度的内容，这是 Mayo Clinic 健康体重金字塔指南和 Mayo Clinic 健康饮食餐桌的重要原则。）

在金字塔越上层的食物能量密度就越高。为了减重或控制体重，你需要少吃这些食物。这就是为什么全谷物、瘦肉、乳制品、健康脂肪和糖果类的食物，对于你每天应该吃多少是有限制的。

那么，这一切是如何运作的呢？首先，回顾第 88 页的表格，确定你的起始能量目标是多少。然后翻到第 89 页，看看你每天应该吃多少种食物。把这些数字写在一张纸上，以便随时翻看。

例如，你每天的能量目标是 1200 千卡，你可以不限量地吃蔬菜和水果，但是每天至少要吃 4 份蔬菜和 3 份水果。另外，你要吃 4 份碳水化合物，3 份蛋白质 / 乳制品，以及 3 份富含脂肪的食物。

与蔬菜和水果不同，其他食物种类的推荐量是上限，即食用量不能超过这个量。当然，没有人是完美的，有时你略微超过上限，但是你越接近你的目标分量，你就越有可能实现你的减重目标。

Mayo Clinic 健康饮食餐桌（第 99 页）可以帮助你想象你的盘子里是什么样的，它大致显示了每顿饭的分量应该如何分配。例如，在晚餐时你可能会吃一种含有两份生菜或其他绿

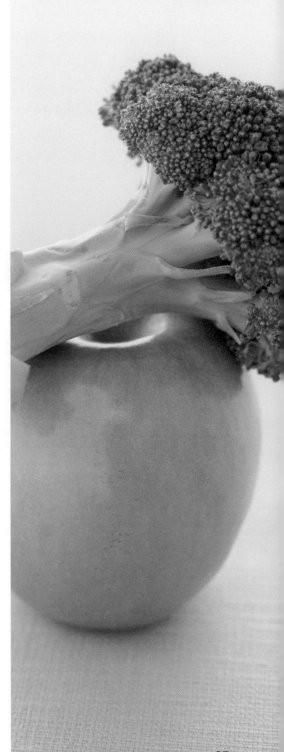

色蔬菜的沙拉，在你的餐盘里，有两份西蓝花（1份西蓝花是半杯），这就是4份蔬菜。这是1天的推荐分量。请记住，你每餐的食物配比应该是不同的，比如早餐和午餐看起来是不同的。使用下页的图片，在你的脑海中创建一个图像，记住从各食物种类中分别可以吃多少。

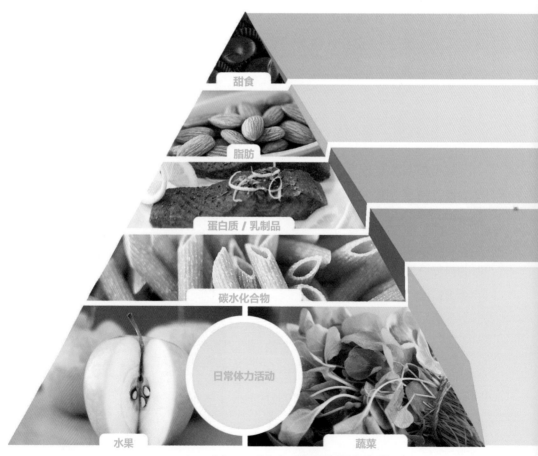

甜食

脂肪

蛋白质 / 乳制品

碳水化合物

日常体力活动

水果

蔬菜

Mayo Clinic 健康体重金字塔

规划你的三餐

现在你知道了大概该吃多少，接下来就要决定吃什么来达到你的目标分量。本书中提供的几种方法可以帮助你做到这一点。

菜单指南

在后面有一章叫作"菜单指南"（见第298～327页），它包含了四周（28天）的食物——早餐、午餐、晚餐和点心。你可以从第一天开始，按照每

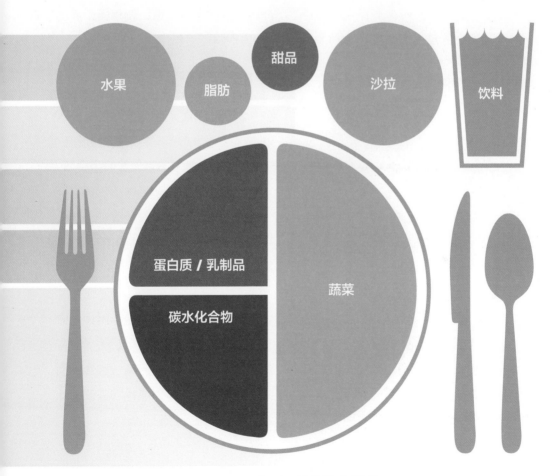

Mayo Clinic 健康饮食餐桌

天的菜单来做。只要你这样做了，你就能按照推荐分量摄入各种食物。

注意，这些菜单是为那些每天摄入大约 1200 千卡的人设计的。如果你的每日能量目标更高，你需要调整一些食物的份数来达到你的每日目标。

例如，你的每日能量目标是 1400 千卡，你需要多摄入 1 份碳水化合物，多摄入 1 份蛋白质/乳制品，如 89 页表格所示。

在第一天，这可能意味着晚餐吃 1 个完整的烤土豆而不是半个，午餐有双倍的烟熏火鸡，或者用 1 杯脱脂牛奶代替无能量的饮料。

份数表格

你如果想自由选择食物，就为自己设计一份日常菜单吧。翻到本书的"食物估算金字塔一览"（见第 254 页），这一章列出了每个食物种类包含的各种食物，并告诉你多少量为 1 份。你可以利用这些列表来设计你的菜单。

比如早餐你吃 1 碗麦片粥、1 片吐司和一些水果，按照碳水化合物的含量看来，你会发现 3/4 杯麦片粥相当于 1 份碳水化合物。在麦片粥中加入 1 杯脱脂牛奶，就相当于添加了 1 份乳制品。对照碳水化合物列表，你会发现 1 片面包也等于 1 份碳水化合物。再加 1 根香蕉，就相当于添加了 1 份水果。

你的早餐应包含 2 份碳水化合物，1 份蛋白质/乳制品以及 1 份水果。这意味着在一天剩下的时间里你还要吃 2 份碳水化合物、2 份蛋白质/乳制品和 3 份脂肪。另外，你要吃至少 2 份水果和至少 4 份蔬菜。（记住，蔬菜和水果的分量目标是下限，而不是最多。）

在你计划好早餐之后，再计划你的午餐和晚餐，别忘了还有一份零食。如果你吃了太多的某一种食物而另一种却吃得不够，那就回去调整计划，直到你吃到合适的份数。

一开始，计划饮食可能很耗费时间，因为这是个新的过程。一段时间后，你就会掌握它的窍门，而且你会更快地知道如何挑选食物来达到正确的份数。

两种方法结合

将菜单指南与自己设计的菜单结合起来。用菜单指南来计划你的饮食，但是如果某天的菜单上有你不喜欢的食物，那就用喜欢的食物替代它。你可以使用"食物估算金字塔一览"中列表部分，用相同分量的食物作为取代，以帮助制定这一餐。

随着时间的推移，所有的一切行为都将成为自然而然的行动，你不需要再刻意查看菜单指南或经常检查食物表格。你会知道吃什么食物，每种食物多少分量会让你接近你的能量目标值。

让过程更简单

这里有一些额外的建议，供你在制订饮食计划时参考。

有助于你的工具

有很多工具可以帮助你计划和追踪你的日常饮食。你可以使用《饮食生活日志》，它是为配合这本书而设计的。它提供了饮食计划建议和表格来记录你的食物份数，以确保你达到你的日常目标。

你也可以在 Mayo Clinic 饮食网站（diet.mayoclinic.org）上注册一个帐户，或者在你的手机或平板电脑上使用 Mayo Clinic 的应用程序。

如果你对这些都不感兴趣，可以准备一支铅笔和一张纸，也可以是专门为这个减重目标设计的笔记本。或者，如果你找到了其他你喜欢的应用程序或追踪的方法，而且对你很有效，那就用它。重要的是找到最适合的、能满足你需求的工具。

＋ 按周做计划。 设计一个星期的菜单比一天一天的安排菜单更有效。不要纠结于确切的食物量。如果你今天没有完成目标，可以明天弥补。平衡1周内的饮食即可。使用《饮食生活日志》中的菜单计划表来帮助你制订计划。

＋ 优先考虑自己的喜好。 一定要吃你喜欢的食物。减重可能需要你少吃一些你喜欢的食物，但不要牺牲自己的享受。那意味着没有严格的限制，没有极度的饥饿，也没有不切实际的期望。还可以创造一些新的爱好——有很多美妙的食物和食谱供你探索！

＋ 建立常规。 按你的每周计划的节奏来决定，哪天晚上要花更多的时间准备晚餐，哪天晚上要吃方便食品（当然必须是健康食品）。使用慢炖锅可以节省时间。在周末准备下一周要吃的部分菜肴，然后这部分放入冰箱冷冻保存。

你可以根据你上一顿吃的食物来安排一个常规的"意大利面之夜"或"剩菜之夜"。可以尝试每隔几周重复使用同样的菜单。

＋ 应季菜单。 选择可以获得的最新鲜的食物——晚春的芦笋、豌豆和樱桃，夏末的番茄、玉米和桃。你在当地的农贸市场可以买到最新鲜的农产品。

＋ 别忘了方便食品。 在没有时间准备饭菜的情况下，可以用一些比较方便的食物，比如喜欢的速冻菜肴。对吃的食物要有选择性。建议阅读营养标签，不要只根据能量来选择，要去寻找那些"真正的食物"（而非加工食品）、低饱和脂肪酸和钠含量低的食物。

＋ 保持灵活性。 你吃的每一种食物不一定都是最好的营养来源，偶尔吃高脂肪、高能量的食物是可以的，重要的是，大多数时候你选择的食物是能促进健康，并且最有可能帮助你减重的。

估计一餐中的食物分量

你会从之前的章节中了解到，一餐和一份不是一回事。减重的关键是了解两者之间的区别。一餐是你一顿饭在盘子里放了多少食物。一份就是含一定能的一份食物。

大多数人都低估了一餐里面有多少份食物，他们可能认为是一个盘子里的食物就是一份，但实际上是两份或两份以上。举个例子，你可能认为一盘 8 盎司（约 224 克）的牛排是一份，但实际上在 Mayo Clinic 饮食标准中，它是 4 份。

坚持一段时间练习，你才能做到只需要看一眼就知道的金字塔分量。你需要记住第 106 ~ 111 页的图片，因为它们能帮助你选择正确的食物量来达到分量目标。第 104 ~ 105 页的图片也可以帮助你估计一份的食物。

如果这看起来不好理解，不要担心，你有一天会明白！拿起一个苹果，浏览接下来的几页和书的最后一部分吧。

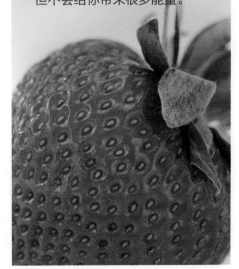

饿了就要吃饭

Mayo Clinic 饮食的一个基本原则就是"如果你饿了，那就吃饭吧！"。让自己挨饿可能会适得其反，还可能导致你以后暴饮暴食。而且，不吃也会让你不开心。

因为 Mayo Clinic 饮食允许你无限制地食用蔬菜和水果，所以你一旦饿了就要多吃蔬菜和水果。这些食物会让你吃饱，但不会给你带来很多能量。

特殊的饮食

如果你是一个素食者或无麸质饮食者，那么你是幸运的。Mayo Clinic 饮食是以植物性食物（蔬菜和水果）为主的饮食，重点是吃大量的蔬菜和水果，植物性食物天然不含麸质。你仍然可以遵循健康体重金字塔的其余部分，只需要做的是在遵循健康体重金字塔原则的基础上进行一些小的调整。

✛ 素食者。如果你遵循素食、纯素食或其他植物性饮食法，你可能想知道从哪里获得蛋白质。如果你吃鸡蛋和乳制品，它们都是很好的来源，你可以不需要吃大量的肉来满足你的蛋白质需求。如果你每天食用多种植物性食物，也可以从植物性食物中获得足够的蛋白质。优质植物蛋白来源包括豆制品、人造肉、豆类、坚果、种子和全谷物食物。

✛ 无麸质饮食者。对那些遵循无麸质饮食的人来说，首先要考虑的是含有麸质的谷物，如小麦、大麦和黑麦，这些需要特别小心。是的，Mayo Clinic 饮食建议人们食用全谷物食物，但它也淡化了许多精制谷物食品的重要性，这些食品通常是由小麦制成的。

如果你需要避免麸质，有很多方法可以让你在不吃小麦、大麦或黑麦的情况下获得碳水化合物。你需要重点关注不含麸质的全谷物食物，如糙米、藜麦、苋菜籽、亚麻籽和荞麦。

其他天然无麸质的碳水化合物来源还有玉米、土豆和南瓜。

以实物来目测各类食物的分量
更详细的表格参见第 91 页

1 份蔬菜 =
1 个棒球大小

1 份水果 =
1 个网球大小

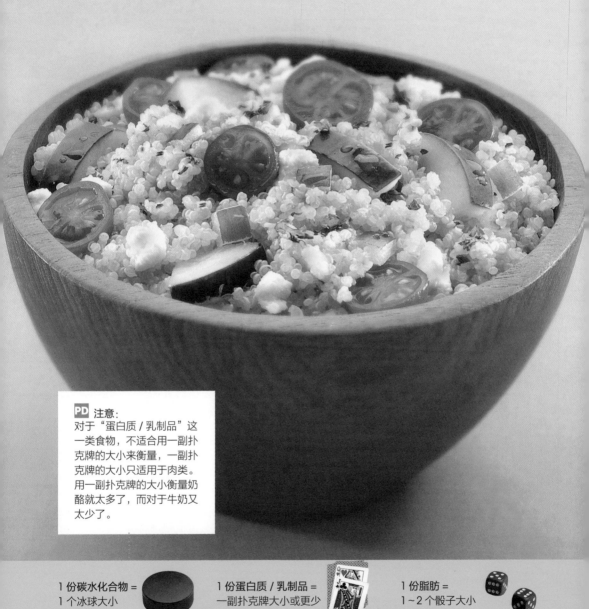

PD 注意:
对于"蛋白质／乳制品"这一类食物，不适合用一副扑克牌的大小来衡量，一副扑克牌的大小只适用于肉类。用一副扑克牌的大小衡量奶酪就太多了，而对于牛奶又太少了。

1 份碳水化合物 =
1 个冰球大小

1 份蛋白质／乳制品 =
一副扑克牌大小或更少

1 份脂肪 =
1～2 个骰子大小

分量的估计
早餐

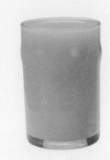

F 果汁

通常喝
8 盎司（240 毫升）

练习控制一餐的量

　　早餐要么能量过多（鸡蛋、培根和炸薯饼），要么几乎没有营养（咖啡或苏打水）。早餐应该提供基本的营养素和能量，它既不应该是随意的，也不应该是无节制的。

　　难点在于如何控制早餐的量，吃得太少会使你失去早餐的重要益处，吃得太多只会减少你可以在一天接下来的时候吃的食物份数。

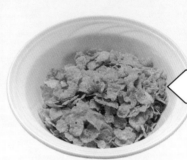

C 玉米片

通常吃
1½ 杯

代表性的早餐分量

种类	食物种类	份数
F 橙汁	水果	2
C 玉米片	碳水化合物	3
PD 炒鸡蛋	蛋白质 / 乳制品	3
C 煎饼	碳水化合物	1½

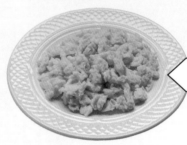

PD 炒鸡蛋

通常吃
3 个鸡蛋

提示

需要记住的规则
如果你控制了一餐的量，能量会随之得到控制。

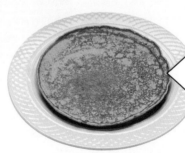

C 煎饼

代表性的
6 寸（约 20 厘米）大

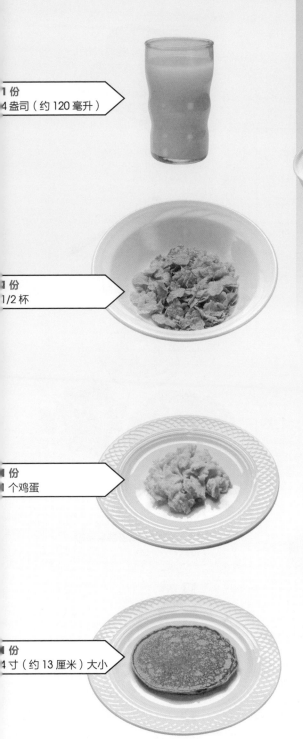

1 份
4 盎司（约 120 毫升）

1 份
1/2 杯

1 份
1 个鸡蛋

1 份
4 寸（约 13 厘米）大小

 需要注意的细节
低脂原味酸奶的营养标签提示其容器是两份的容量，所以喝掉一半就摄入了一份蛋白质／乳制品。

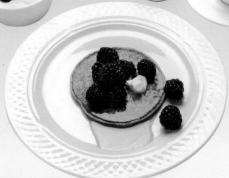

营养标签

每份 1 杯（98 克）
每盒 2 份

每份含有	
110 千卡	
每日需要量占比	能量
总脂肪量 2.5 克	

❓小测验

这份早餐包括用无反式脂肪酸人造黄油的煎饼、糖浆拌浆果、低脂酸奶、果汁和咖啡，试着辨别其中食物的种类。核对食物种类，并标明份数。

✓	食物种类	份数
☐	**V** 蔬菜	
☐	**F** 水果	
☐	**C** 碳水化合物	
☐	**PD** 蛋白质／乳制品	
☐	**Ft** 脂肪	
☐	**S** 甜品	

你在本页的右侧可以找到答案。

小测验答案：2 份水果分别是果汁和浆果，1 份碳水化合物来自煎饼，1 份蛋白质／乳制品来自酸奶，1 份脂肪来自含无反式脂肪酸的人造黄油，1 份甜品来自糖浆（75 千卡）。咖啡不算作任何一种食物类别的份数。

分量的估计
午餐

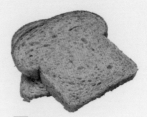

C 面包
1 片 =1 份碳水化合物

拆解一个三明治

　　如果你能组装它，你应该可以把它拆解，对吧？估计分量的方法是在脑海里"拆解"这顿饭，也就是还原食物制作的过程，直到你能辨别出不同的原料。试着做一个简单的，比如三明治。

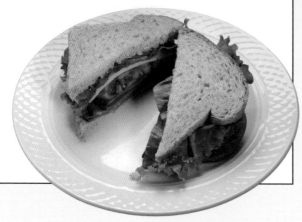

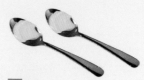

Ft 酱
2 茶匙蛋黄酱 =1 份脂肪

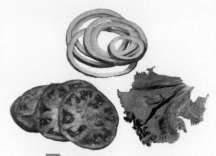

V 蔬菜
番茄片、洋葱片及生菜 =
1 份蔬菜

将三明治拆解后各种食物的份数：

V 蔬菜		1 份
F 水果		0 份
C 碳水化合物		2 份
PD 蛋白质 / 乳制品		2 份
Ft 脂肪		1 份
S 甜品		0 份

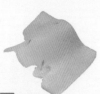

PD 奶酪
2 盎司（约 56 克）
低脂肪乳酪 =
1 份蛋白质 / 乳制品

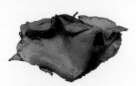

PD 肉
2 盎司烤牛肉 =
1 份蛋白质 / 乳制品

Ft　**降低脂肪含量！**
在三明治中用芥末酱代替
蛋黄酱可以降低其脂肪含量。

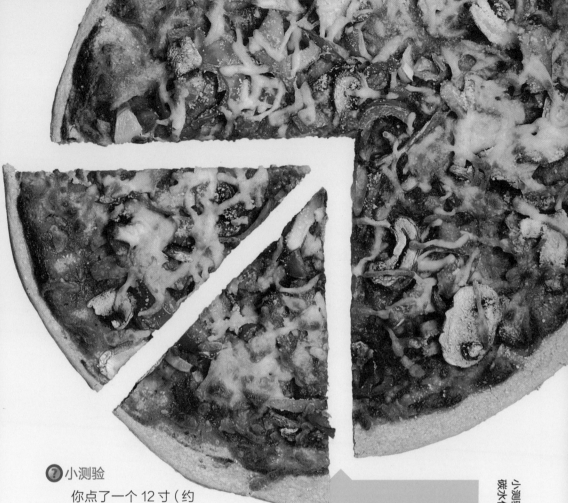

❓ 小测验

你点了一个 12 寸（约 40 厘米）的素食比萨。你认为两片比萨含有各食物种类多少份呢？

✓	食物种类	份数
☐	**V** 蔬菜	
☐	**F** 水果	
☐	**C** 碳水化合物	
☐	**PD** 蛋白质 / 乳制品	
☐	**Ft** 脂肪	
☐	**S** 甜品	

你在本页的右侧可以找到答案。

上图中的比萨可拆解为：

+ 薄的全麦饼底
+ 番茄酱
+ 洋葱、青椒和蘑菇
+ 低脂奶酪
+ 做饼底用到的油脂

小测验答案：2 份蔬菜来自比萨上的蔬菜和番茄酱，2 份碳水化合物和 2 份脂肪分别来自比萨饼底和奶酪。

分量的估计
晚餐

解读食物大杂烩

    一道将多种配料混合在一起的菜，比如炒制的菜肴，对你的饮食记录来说可能是一个特殊的挑战，很难弄清眼前这道具备不同颜色、形状、质地和味道的美味中有多少种食物。

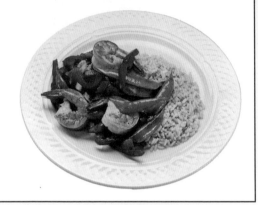

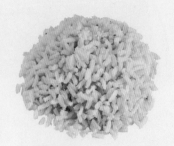

C 谷类
1/3 杯糙米 =
1 份碳水化合物

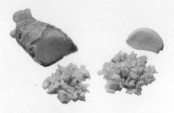

V 调味品
姜末和蒜末 =
远不到 1 份蔬菜的量

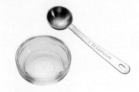

Ft 油
1 汤匙橄榄油 =1 份脂肪

这是爆炒虾仁中各种食物的份数：

V 蔬菜		2 份
F 水果		0 份
C 碳水化合物		1 份
PD 蛋白质 / 乳制品		1 份
Ft 脂肪		1 份
S 甜品		0 份

PD 肉
4 盎司（约 112 克）
虾（约 6 个大的）=
1 份蛋白质 / 乳制品

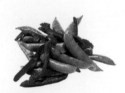

V 蔬菜
1 个中等大小的青椒 =
1 份蔬菜
1/4 杯荷兰豆 =
1 份蔬菜

    一般来说，炒菜需要大约 1 汤匙食用油，相当于 3 份油。然而，大多数炒菜都是一人份左右的。

1 份蔬菜 =
1 个棒球大小

1 份碳水化合物 =
1 个冰球大小

1 份蛋白质 / 乳制品 =
3 盎司（约 84 克）鱼肉大约
一副扑克牌大小

❓ 小测验

你能估计出这顿晚餐中各种食物的份数是多少吗？这顿晚餐包括烤鲑鱼、加了橄榄油和蒜的炒瑞士甜菜，以及加了帕尔玛乳酪的全麦意大利面。

✓	食物种类	份数
☐	**V** 蔬菜	
☐	**F** 水果	
☐	**C** 碳水化合物	
☐	**PD** 蛋白质 / 乳制品	
☐	**Ft** 脂肪	
☐	**S** 甜品	

你在本页的右侧可以找到答案。

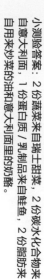

注意你的餐盘

在你的餐盘上按照正确份数摆放各种食物有利于控制一餐的量。一般来说，蔬菜占盘子的 1/2，碳水化合物占 1/4，剩下的 1/4 是蛋白质或乳制品。再加一份水果沙拉，就是相当健康的一顿饭。

小测验答案：2 份蔬菜来自瑞士甜菜，2 份碳水化合物来自意大利面，1 份蛋白质 / 乳制品来自鲑鱼，2 份脂肪来自用来炒菜的油和意大利面里的奶酪。

第10章

扩展你的活动计划

在减重过程中，如果你只是减少能量摄入，而不增加活动量，你就会失去肌肉。肌肉减少使减重变得更加困难，因为肌肉组织即使在休息时也会燃烧能量。最快速和最持久的减重方法是改变能量等式的两个部分——减少摄入量（饮食）和增加消耗量（体育活动）。这一章将告诉你如何通过燃烧更多的能量来促进减重。

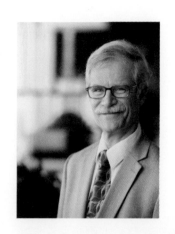

沃伦·G. 汤普森，预防医学系医学博士

我们的祖先吃得比我们多，但他们的体重却比我们的轻，为什么？因为他们总是在活动。汽车、电视和其他现代家用电器以及我们工作性质的变化——从农场中的体力劳动到坐在电脑前工作的转变，这些因素导致了能量消耗的急剧下降。

不运动减重也是可能的，但你可能已经体会过——减去的体重又反弹了，甚至比以前更重。为了减重，你必须多运动。

研究发现，那些减重超过30磅（约14千克）并保持5年的人每天会运动1小时。这些运动量看起来很多，但是可以做到的，这就是我们的祖先比较瘦的原因。研究还发现，每天运动是一件很难坚持的事。一项针对女性减重动力的研究发现，两年后，只有25%的女性仍然每天运动1小时，而且只有这些人维持着健康的体重。

体育活动计划的主要组成部分是：

+ 缩短你久坐的时间
+ 变得更健康
+ 坚持下去

本章的其余部分将帮助你实施减重关键策略，这份计划将带给你丰厚的回报！

缩短你久坐的时间

我们的祖先几乎没有正式的运动计划，他们在田间和工厂里劳动，或者做饭、打扫卫生和园艺工作，这些都使他们精力充沛。尽管他们比现代人摄入更多的能量，但他们的体重更轻，因为他们很少坐着。

与 50 年前相比，现在的人运动量减少了。很多人每天都要在办公桌前坐着工作几个小时，导致每天消耗的能量平均减少了 130 千卡。我们在家里，也不怎么活动，晚上的电视节目太诱人了，以至于我们会一直坐在电视机前。购物网站、网上银行、社交网站等便利设施使我们几乎不需要离开舒适的椅子。

所有这些加起来让我们每天平均有一半的时间是坐着的，这会对我们造成伤害。久坐会增加患糖尿病、心脏病和癌症等健康问题的风险，更不用说体重增加和肥胖了。每天坐几个小时不休息对脊椎来说也可能是"杀手"，会导致腰痛。

虽然有规律的运动对减重很重要，但不幸的是，它似乎并不能克服久坐对健康的长期影响。例如，每天坐 8 小时或更长时间的人即使每天运动 1 小时，患心脏病的风险也不会降低。

更多地在工作中活动

你不需要对整个工作日进行大的改变来增加运动量，你只需要更加积极主动地增加运动量。如果你的工作需要长时间坐着，那么在你重新坐下之前，不妨每隔一段时间散步一会儿，或者伸展一下身体。

另一种策略是在工作时加入小的动作。你经常打电话吗？那就在说话的时候走路。你经常查阅邮件吗？那当你阅读的时候站起来，或者当你在点击"发送"的过程中伸展身体。

改变你的办公室设置也可以增加你的活动量。如果你把椅子换成瑜伽球，以激活你的核心肌肉群，并消耗更多能量。如果你有跑步机办公桌或工作站，试着每天至少花一部分时间在那里工作。

增加你的日常活动

要利用一切机会站起来走动，这里有一些简单的方法供你参考。更多燃烧能量的方法见第 19 章。

在家里

+ 自己洗车。

+ 使用手动工具而不是电动工具。

+ 捡落叶而不是使用吸树叶机。

+ 用吸尘器清洁地毯，用布擦家具的灰尘。

+ 做家务时随着音乐跳舞。

+ 打电话时走动。

+ 早餐前或饭后散步。

+ 看电视的时候做拉伸运动，或使用跑步机、室内自行车等健身器材。

+ 跑步机上边慢走边看书。

+ 去商场，而不是网上购物。

在工作中

+ 开车上班时，把车停得离目的地远一些；坐公交或地铁时，提前几站下车。

+ 走楼梯，而不是电梯，至少走几层再乘坐电梯。

+ 午休时间慢走一会。

+ 起来去找同事面对面交谈，而不是发邮件。

+ 做伸展运动或简单的体操。

+ 打电话时在办公室里走动。

+ 在跑步机上边慢走边工作。

+ 在站立式书桌前工作，或使用瑜伽球代替椅子。

外出走动

+ 把车停在离你的目的地有点儿距离的地方，走过去。

+ 骑自行车或步行去商店。

+ 加入当地的活动中心。

+ 看体育赛事时绕着操场、溜冰场或球场走几圈。

旅行时

+ 当你等待航班时在候机楼走一走（不要使用自动人行道！）。

+ 在酒店的房间里做仰卧起坐、俯卧撑和伸展运动。

+ 早点儿起床，在附近散步。

在家里做更多活动

在漫长的一天结束的时候，我们大多数人都期待着休息一下，无论是看电视、上网还是玩电脑游戏。不过，和其他事情一样，适度是关键。在找到躺椅之前，做点儿什么让自己动起来。在周围散散步、清理车库，或打扫房子。如果你能让全家人一起玩撕名牌游戏或扔沙包游戏，那就更好了。

当你在家里或车库里做杂务时，放一些活泼的音乐能让你的脚步更有活力。当你享受休息时间时，可以考虑进行一些体育活动。做伸展运动，在跑步机上慢走，在看电影或者看电视时在动感单车上骑 1 小时，或者在播放广告时起身走动。

还在寻找其他的方式来活动吗？请参考第 115 页的策略，看看哪些对你有用？

变得更健康

体力活动包括任何可以燃烧能量的活动——不管是园艺、散步还是工作间隙的伸展运动。运动是一个规律的、重复性的、能提高身体素质的体育活动，如游泳、骑自行车、快步走和举重。

在一定限度内消耗能量的活动都是有益的。你不必成为一个极限运动员，而可以从具有创造性的、愉快的"多动少坐"中受益。

活动得越多，燃烧的能量就越多，你就越健康。例如，每小时步行 4 英里（约 6.4 千米）将消耗大约 350 千卡能量，而 30 分钟跑 4 英里将消耗大约 500 千卡能量（具体数字因年龄、性别、体质和体重而异）。

但是如果你不喜欢跑步，或者你的体力做不到怎么办？考虑到你的日程安排和健康状况，你必须考虑什么对你来说是切实可行的。你还需要平衡运动的强度和趣味性，如果你不喜欢正在做的事情，你可能不会坚持下去。保持这种状态是长期控制体重的关键。

许多人陷入的另一个陷阱是"太过头了"——在他们的健康水平上做得太多太快了。他们无法保持如此剧烈的运动，很快就放弃了。记住，在你能跑之前，必须先学会走！

如果你从一个相对较低的健康水平开始，逐渐增加运动，让你的整体健康状况在几个月内得到改善。最好是慢慢开始，循序渐进增加运动量、提高运动强度。另一个不要太快做太多运动的原因是避免受伤。

从步行开始

那么从哪种运动开始呢？一个简单的步行计划可能是使你增加更多体力活动的最佳选择。尤其当你在生活中不是特别爱活动的人，以慢速、短时间的步行开始，然后逐渐增加步行频率、持续时间并提高步行速度。

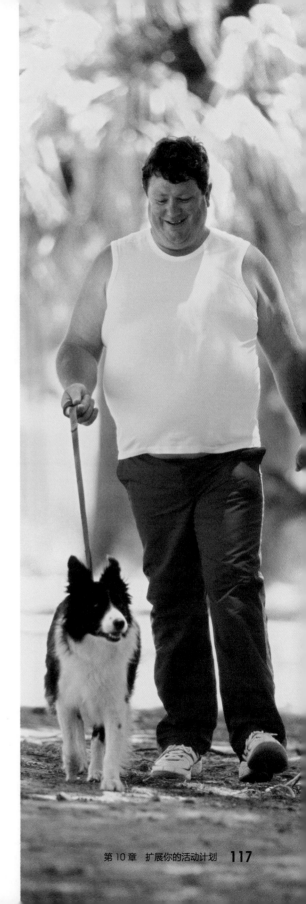

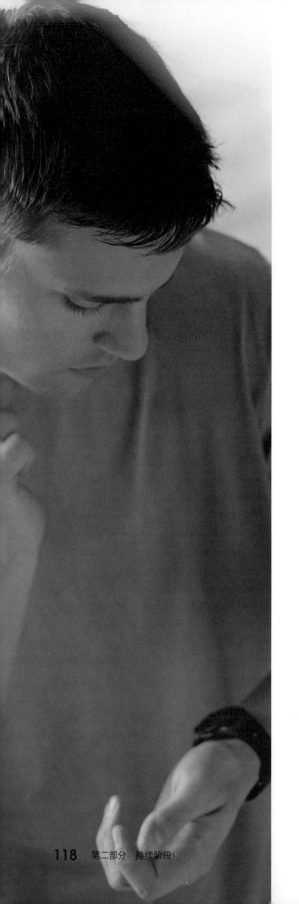

你可以从每天步行 30 分钟开始，每周步行 3~4 天，减少在工作地点和家里的久坐时间。逐渐增加你每周步行的天数，直到你每天都能做到。几周后，当你感到更有力量时，你可能会在某天甚至每周大多数日子里想要步行 45 分钟。你也可以保持每天步行 30 分钟，但尽量走快一点儿。如果你觉得有点无聊，可以考虑在你的周计划中增加另一项活动，交替进行。可以考虑去上水上有氧运动课或骑自行车。

在运动前给自己一点时间热身，以低速开始。之后以轻松的散步或温和的拉伸运动来结束活动。建议热身和结束活动至少各做 5 分钟。

也可以将活动分散到各个时间进行，你不必把一天的运动都安排在一个时间段内。每天 3 次、每次 10 分钟的健身活动几乎和 1 次 30 分钟的健身活动收益相同。

坚持下去

健身房通常在年初就满员了。不幸的是，到了 2 月份，很多人就已经退出健身的队伍了。开始并坚持一项运动计划是很有挑战性的，使用以下技巧来帮助你坚持下去！

✦ **做你喜欢的运动。** 如果你想要一个你会坚持下去的运动计划，这个计划应该都是你喜欢的活动。许多形式的活动都可以提高你的健康水平，但关键是选择那些能激励你并具备趣味性的。如果你不喜欢跑步，就不要进行马拉松训练！

✦ **选择的运动时间并坚持下去。** 安排固定的运动时间，无论是进行为期整个下午的运动，还是进行短暂的休息，都要把这个固定的时间记在你的日历或日记中（注意要用钢笔，而不是铅笔）记录 ▶，并用便签或闹钟提醒自己。不要试图在"业余时间"做运动，如果你不把它作为优先事项，运动就会被其他事情挤到一边。

✦ **现实点儿。** 不习惯早起的人是无法靠闹钟在凌晨 4 点半起来运动的。不要强迫自己做对你无益的计划，它不会持久。

✦ **找到一个运动伙伴。** 知道有人在公园或健身房等着你，是一种强大的激励，可以让你保持责任感。和朋友、同事或家人一起运动可以给你的运动带来新的动力。另外，有人陪着也很好。如果你想从健身专家那里获得动力，那就找个私人教练或报个健身班。

✦ **告诉你的家人自己的运动计划。** 你可能需要家人帮助你省出时间来运动，在你感到懒散的时候支持你。理想情况下——如果你的家人和你一起是最好的，对全家人的健康都有帮助。可以计划全家出游，包括远足、游泳或滑雪。

✦ **逐渐增加你的运动。** 研究结果表明，要想减重，你必须每周至少进行 300 分钟的中等强度运动。也就是一周 5 天，每天 1 小时的锻炼。

你应该去看医生吗？

如果你是中年或老年人，或者明显超重，或近几年来一直存在不适，那么，在增加运动水平之前请先向医生咨询。医生可以帮助你选择安全、有益的活动。

如果出现以下任何情况，请在开始运动前向医生咨询。

✛ 你患有心脏病，应该在医疗监督下进行运动。

✛ 有在 55 岁之前患心脏病的家族史。

✛ 你患有需要医疗照护的健康问题。

✛ 你抽烟。

✛ 轻度劳累后，你呼吸困难或感到胸部疼痛。

✛ 你经常头晕，或有严重的肌肉、韧带或肌腱问题。

✛ 你被告知要减少任何形式的体力活动。

✛ 你正在服用胰岛素等药物，如果你要运动，可能需要在医生的指导下对运动计划进行调整。

✛ **倾听你的身体**。运动不应该引起不适或疼痛。如果你感到疼痛、呼吸短促、头晕或恶心，就休息一下——你可能把自己逼得太紧了。在你感觉不舒服的日子里，休息 1～2 天，然后尽快重新开始。

✛ **为清除障碍制订计划**。我们都会遇到阻碍我们运动的因素——缺乏时间、疲劳或没有兴趣。首先弄清楚你的主要障碍是什么，然后制定一些简单的策略来克服它们。当你遇到某个障碍时，应有一个自动实施的计划，这是克服它的最成功的方法。

例如，你可能意识到下班后上网会占用很多时间，而没有做到在一天结束后直接回家、去健身房或去散步。你想要避免头脑中为讨论"在一天结束时该做什么"而争论不休，但这无法避免。欲了解更多信息，请参阅第 232～253 页的"减重障碍行动指南"。

+ 追踪你所做的活动。 追踪你的活动是保持它的最好方法之一。研究结果表明，监控自己活动的人更有可能坚持运动计划。在下一章中，我们将讨论追踪活动进度的不同方法。

记录 ▶

+ 解决问题。 设定目标是很有帮助的。当你达到运动目标时，要祝贺自己并继续前进。即使你没有达到目标，也不要放弃。如果目标不切实可行，那就设定一个现实的目标。

更多关于运动和消耗能量的信息，请参考第 19 章。

感到疼痛？

运动后，出现轻微的肌肉酸痛是很常见的，尤其是当你尝试一种新的活动时。这种不适 1~2 天内就会自行消失，轻微的活动或拉伸可能会有所帮助。

运动时的疼痛则是另一种信号——它可能是即将受伤的警告。这些伤害大多是由于尝试做得太多、太快造成的。如果你在运动时感到突然的、尖锐的、灼烧或刺激性疼痛，停下你正在做的事情。几天后疼痛会自行消失，如果情况没有好转，你可能需要去看医生。

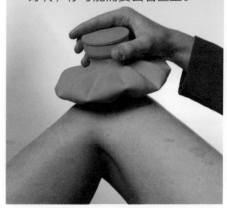

第 11 章

追踪计划的进展

  在**持续阶段**的前几周，你可能还在试图寻找如何让减重成为你生活中的习惯。接下来，你将会继续设立目标、做更好的选择，以及寻找更好的方法来减重。有时候如果你觉得很难去追踪这些情况，没关系，其他人也和你一样。这个章节将会帮助你如何追踪计划的进展。

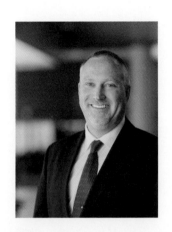

瑞安·伊斯特
Mayo Clinic 健康生活项目
参与者

你可能听过这句话："如果你不知道自己去过哪里，就不知道你将去往哪里。"记录你的饮食和日常活动很重要，这样做能帮助你确定你今天在哪里，这样你就可以到达你明天想要到达的地方。

想象一下，当你开始一段新的旅程，前往一个神秘的地方。知道起点和终点在哪，将对你很有帮助，你也可以做更好的路线规划。追踪进展可以帮助你定位健康程度和身体的起始点。一旦你知道起始点在哪，你就可以开始绘制符合实际的"路线图"来到达将来的目的地。

很多人把追踪计划的进展看作自己没有达成的事情的证明，这并非正确的心态。相反，你应该把追踪进展当成强调那些**已经**被完成的目标。

研究结果显示，持续追踪计划进展的人，往往比那些没有追踪的人更容易达到自己的健康目标。至于你使用什么工具来记录，并不重要。追踪可以采取任何你想要的形式，让你在提高饮食结构和运动习惯的过程中坚定自己的决心。

追踪进展是你的减重工具箱里的一个非常有用的工具，记得使用它！

过去这几周，你很努力地提升自己的饮食质量，并且变得更积极、活泼。你可能想知道你是否真的有必要写下关于饮食和运动的所有记录。答案是肯定的，至少要坚持一段时间。在这个章节里我们会解释原因。

为什么要追踪

人们常常低估自己摄入的能量并高估了运动量，特别是在你减重计划的早期，当你还在摸索如何按照 Mayo Clinic 健康体重金字塔来饮食时，你很容易对自己的摄入量和运动量有错误的评估。

正确地记录饮食和运动量，你才有可能达到你的饮食和运动目标，以及你的短期和长期减重目标。为什么追踪对你有帮助，这里介绍了几个原因。

✤ **反馈**。提供你正确的初始信息，追踪进展可以为你提供你在饮食和运动方面的客观的反馈，这样你才能清楚你的计划究竟完成得如何。

✤ **自我警示**。追踪进展可以使你更坚定，可以帮助你专注于摄入了多少能量以及运动消耗了多少能量。

✤ **负责任**。看看你白纸黑字记录的饮食和运动行为，可以帮助你变得更诚实并且对自己更负责。

✤ **反思**。追踪进展就像一面镜子，它可以反映出你并不知情的饮食和运动模式。当意识到有不合适的模式存在时，就要立即纠正它。

✤ **目标设立**。拥有一个能提示你目前位置和所需目标的比对的客观记录，可以帮助你更好地达成目标。它可以帮助你建立一些小的、容易实现的目标，使你更愿意为之努力并逐渐实现最终目标。

✤ **动力**。当你看到每日和每周计划中的目标都完成时，你就更可能激励自己为之努力，最终达到成功。

如何追踪

如何记录饮食和运动并没有谁对谁错的说法，重要的是你要选择对你有帮助的方法。一个简易的监测系统比一个复杂的监测系统更能使人受益。它也应该是你需要的时候随手可得的。

常见的追踪工具如下。

+ Mayo Clinic《饮食生活日志》。 这是一本设计与本书配套使用的工作簿。它有一些页面供你记录每日饮食、每日运动，以及你参加的活动和持续时间。这本"低技术含量"的日志对很多人来说是非常有用的。

+ 软件。 很多智能手机的软件都可以辅助记录饮食量和监测运动量。一些软件还可以把你的手机当成计步器和计速器。

+ 可穿戴设备。 一个可随身携带的健身记录器可以记录你想记录的东西，比如你的步数、步行距离和能量

从零开始

如果你提前阅读了本书，就会知道开始记录你的日常饮食和运动的日子越早越好。了解你的生活习惯——无论好或不好——当你过渡到**持续阶段**时，可以帮助你设定切合实际的目标。

设定切合实际的目标——你可以真正实现的目标——你的信心就会增强，并且你会更愿意坚持你的减重计划。

使用本章中的小技巧来持续记录。 记录

消耗。找一个续航能力强、防水并且有提醒运动时间功能的设备，可以帮你按计划运动。

+ 网络日志。 互联网上有丰富的免费或付费资源供你选择。Mayo Clinic 饮食在线项目就是这样的一个

选择。无论你选择什么，都要找一个可以帮你记录食物和运动的简单、直接的追踪系统。

✦ 计算机文档日志。 对一些人来说，简单的电子表格或文字处理文档是最好的记录食物和运动的日志。这些日志的模板都可以在网上找到，你也可以创建自己模板的日志系统来满足你自己的特定需求。

✦ 纸质日志。 许多人发现没有传统的纸笔的替代品。你可以使用一个基本的笔记本，符合你需求的，或在网上找到日志模板，打印出来并装订好。

别害怕尝试。如果一个追踪系统因过于烦琐，或者不够详细，就尝试另一个，直到找到一个适合自己的。

追踪技巧

记录饮食和运动是种很好的方式，可以监测你是否达到了第 7 章和第 8 章中讨论的目标。为了从你的努力中得到最大的回报，你应该做到如下这些事。

✦ 试验。 不要把你的记录看作是孤注一掷的事。相反，要把它们看作是试验——你在测试什么是有用的，什么是无用的。

✦ 别担心。 即使有一天你忘记记录饮食和运动也不必担心，尽你所能预估并回到正轨即可。只是尽量不要让你的健忘成为一种常态。

✦ 提醒你自己。 如果你总是忘记把事情记下来，那就设置一个闹钟来提醒自己。你也可以选择用电子邮件或者手机上的闹铃来提醒自己。

✦ 保持简单。 你的追踪系统不必具备很详细的说明。重要的是，你记录的信息可以帮助你确定是否达到了你的目标。

✦ 马上行动。 你最好在进餐和运动后立即记录这些信息，这样做的记录更准确。 记录 ▶

开始追踪

追踪没有通用的模式，归根结底取决于是什么对你最有用。在**持续阶段**的前几周，你可能会发现详细记录每日饮食和运动是最有用的。

随着时间的推移，另一个选择是只追踪与你本周关注的目标相关的习惯。因此，你如果每天摄入足够多的水果和蔬菜，但想减少甜食的摄入，你可能会选择只追踪你的每日甜品摄入量。不管怎样，都记住要诚实。你记录得越准确，它们就越有用。

保持每天记录饮食的习惯

在减重过程中，那些追踪饮食的人往往减得更多。因此，虽然记录日常饮食需要付出一定努力，但这都是值得的。

试试这些技巧。

+ 记录具体的食物摄入量。除了记录你吃的东西，还要写下具体的食物摄入量，比如 1 杯水果或 4 盎司（约 112 克）三文鱼。有的时候，你可能需要自己估算食物的量。

+ 记录份数。将你餐中的食物转换为 Mayo Clinic 健康体重金字塔规定的食物份数。这样你就能知道你是否达到了计划中的日常饮食份数。在一餐中，你可能需要把主菜和配菜分成不同的食物种类。例如，全麦面包上的素食三明治可能包含 2 份蔬菜和 2 份碳水化合物。

+ 注意时间。当你记录你的饮食时，也要记录时间。这将帮助你意识到每日饮食习惯的趋势。

+ 别忘了记录零食和饮料。把进入你嘴里的所有东西都记录下来，包括一把薯片、一块巧克力或一杯咖啡。这也适用于你在准备饭菜时吃的或喝的东西。

+ 记录额外的配料。确保要追踪食品中的配料，如黄油、肉汁、番茄酱、奶酪或沙拉酱，也要记录下来。

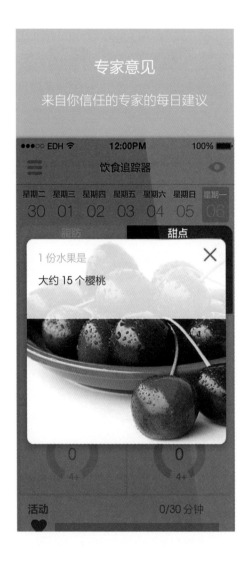

＋ 记录其他细节。对一些人来说，记录更多的细节是有益的。可以的话，在吃东西之前记录你在 1～10 的等级范围内的饥饿程度。你也可以注意你的情绪——压力、轻松、快乐或愤怒。有些人甚至会记录他们在哪里吃的饭，和谁一起吃的。

以上这种追踪方式被称为饮食日志，而不是单纯地进行食物记录。更多的细节可以为你提供更广泛的见解。你可能会发现压力是饮食的导火索：当你在厨房闲逛时你会吃得更多，或者你即使不饿也总会在下午来点儿零食。

记录每日运动

追踪你的日常运动同样重要。研究结果表明，跟踪运动的人更容易保持运动，他们运动得更多，减重也更多。这里有一些方法有助于追踪你的运动量。 记录 ▶

＋ 追踪各种活动。除了散步和有氧运动等有计划的运动外，记录那些

Mayo Clinic 饮食应用程序可以帮助你追踪饮食和运动量，规划你的饮食并了解一份食物的量。

使你身体动起来的活动，这包括扔沙包等娱乐活动，打扫房子、洗车和给花园除草等家务。

+ **记录运动时长和距离。** 记录你做每项活动的时长，或者记录你步行、骑自行车或慢跑的距离。对于强度很低的活动，如果持续时间不到5分钟，就不必写下来了。然而，如果你正在做一些更困难的事情，如仰卧起坐、俯卧撑或上楼梯，即使是几分钟也是值得记录的。

+ **注意运动强度。** 衡量运动强度的一种方法是注意你的感受，注意你是否呼吸困难或者肌肉疲劳。你也可以尝试通过测量你的脉搏或使用心率监测器来测量你的心率。一般来说，你的心率越高，运动强度水平就越高。

+ **不要过度运动。** 运动记录的内容并非越多越好，其中可以有空白。如果你对自己用力过猛，你就很可能有受伤或倦怠的风险，而且你可能不会想继续下去了。

从能量到份数

有时，你有了食物的能量信息，但很难对它进行分解，以确定不同的食物种类。在这种情况下，将能量转换为该食品最接近的食物种类的份数。

例如，如果你有一个含有多种成分的格兰诺拉燕麦棒，能量为 150 千卡，那么就记录它为两份碳水化合物。1 份碳水化合物含有 70 千卡，所以150 千卡相当于大约两份。

+ **记录其他细节。** 如果你喜欢写作，不要觉得这个想法很令人生畏，记录 1~2 件你在运动中或之后经历的一些好事，或者你可以分析一下如何运动得更好等。

定期记录你的体重

定期称体重并记录结果。 `记录` ▶
你踏上体重秤的频率取决于个人偏
好。有些人喜欢每天称体重，有些人
喜欢每隔几天或每周称重一次。只要
你坚持做，体重和健康状况就可以
得到改善。

不要因为体重上的小起小落而陷
入烦恼。体液水平是可以迅速发生波
动和变化的，当这种情况发生时，你
的体重也会每天改变。但这种体重波
动并不能反映身体脂肪的真实变化，
因为脂肪比体重变化发生得更慢。你
需要关注的是体重的变化趋势。

你也可以每隔几周测量和记录你
的腰围。你的腰围可以告诉你是否在
减重目标上取得了进展。

评估你的进展

坚持日常记录的好处是，你可以
看到自己哪方面在变得强大，在哪方
面可以做得更好。当你检查你的记录
时，记住如下这些建议。

＋ 为成功而努力。 当你达成一个
目标时，花点时间庆祝一下。然后通
过适度提升你的目标难度来不断取得
成功。

＋ 制定策略。 还记得本章前面的建
议"把新的目标看作是试验"吗？如
果你没有达成每周的目标，不要气馁，
你要专注于解决问题。是什么阻碍你
达到目标？这是你能改变的吗？翻到
"减重障碍行动指南"（第 232～253
页），来了解如何克服常见的阻碍。

＋ 寻找关键点。 检查你的每周记
录，寻找你可能没意识到的问题。你
每周末的饮食习惯比一周其他时间的
更糟吗？你在一天的某些特定时间会
吃更多的零食吗？意识到这些情况有
助于你制定新的策略。

从追踪过渡到监测

记录饮食和运动的时长取决于你
自己。如果几周后，你觉得日常的记
录任务变得更繁重而不是更有帮助
了，就可以停下了。此外，如果保持
每日记录能够激励你，那么只要你愿

意，就坚持下去吧。你可能发现自己已经准备好在几周后停止记录每日饮食了，也可能你想坚持把运动情况详细记录几个月。

你的最终目标是养成新的、更健康的习惯，这样你就可以实现目标，而无需再追踪它们。

在刚停止追踪时，可以循序渐进地进行，通过每周一天记录饮食和运动做到这一点是一个好方法。

如果你还在正轨上，你可以把它减少到每两周或每月记录一次。这种监控有助于你保持自我意识、对自己负责和对任何新的挑战保持警惕。如果你在某一个特定的目标上失衡，你可以更频繁地记录，直到你回到正轨。

第12章

寻求他人的支持

　　研究结果表明，他人的支持对改变任何生活方式（如减重）而言都非常重要。那些得到朋友、家人、同事、健康行业专业人员支持的人，实行减重计划以及其他有利于健康的计划时，更容易成功。

如果你像很多人一样，可能不想把你正在努力减重这件事告诉朋友、家人和同事。事实上，你可能对这件事感到非常不好意思，这是可以理解的。决定减重这件事是高度个人化的，也并非每个人都愿意分享个人信息。

也许你曾经因为超重被人取笑，或者有人基于你的体重对你做出评判。也许人们会质疑你减重的决心，怀疑你减重的计划，甚至对你的努力不屑一顾。那你为什么要告诉别人呢？

以前的负面经历可能是可怕的，但这并不意味着你要单枪匹马实行减重计划。研究结果表明，如果你得到他人的支持，就更有可能成功。本章提供了关于如何建立一个减重团队的建议，他人可以帮助你振作起来，在情感上陪伴你，并提供实用的策略和建议，在你前往健康的这一路上来帮助你。

增加你的胜算

接受他人的支持和指导对达到并维持健康的体重来说是至关重要的。通常，人们认为超重是个人的失败导致的，必须个人独立承担和解决。但是，就像在我们生活的其他许多方面一样，正确的支持可以提高人的动力，提升减重成功的概率。

当你努力改变生活方式、改善体重时，你有很多方法可以获得支持和指导，你可以进行一次诚实的自我评估，帮助确定什么是适合你的。

这里有一些问题需要自问，来决定什么样的支持是最有帮助的。

+ 你喜欢私教课还是和他人一起上课？
+ 你觉得上述哪种课让你更有动力？
+ 团体比赛会激励你，还是会困扰你？

✦ 在面对面教学和线上课程中，你更可能参与其中的哪个？

✦ 哪个会让你更有可能运动，和朋友一起运动，还是你报名集体运动班？

✦ 你是否有一个朋友或家庭成员，他们也在寻找类似的生活方式改变？

获得他人的支持可以有许多好处。第一，它让你意识到你的目标是值得你去努力和得到别人帮助的。第二，它给你一个框架，让你学会对自己负责，也对别人负责。第三，它为你提供了支持网络。

减重不是一次性可以做出的决定——它需要每天，或每小时的反复确认。有时你需要一些额外力量的介入。在纠结要不要吃奶油酥的时候，你的朋友可以让你远离这个甜点盒子，当然，每周五带着一盒甜甜圈的同事可能不是盟友。

此外，其他人的一起陪伴可以使你的减重旅程更愉快、更有趣。

寻求帮助

如果你有不愉快的经历，寻求帮助让你感到不舒服，甚至让你厌恶它，那么你就要克服它，因为一个支持团队可以让你获得更多的回报。当你在减重路上遇到不可避免的"颠簸"时，尤其如此。

研究和临床经验表明，那些试图减重的人都经历了成功和失败的起起落落以及这当中的一切。拥有一个支持者团队，可以帮助你在困难和有挑战性的阶段步入正轨。

团队的主要成员可以是你最亲近的人，比如你的配偶或好朋友。其他成员可能来自你生活中意想不到的角落——一个正在努力变得更积极的同事，或者也在试图变得更健康的远房亲戚。

情感支持与实际性支持

当你在考虑谁将是最佳人选来帮助你时，还要考虑你需要的是不同类型的支持。

有用的支持往往分为两类：情感支持和实际性支持。你在想要放弃减重时，他人鼓励你，让你坚持下去，他（她）提供的就是情感支持；如果他人在你每天晚饭后陪你散步，他（她）提供的就是实际性支持。

你需要这两种类型的支持，但你会发现，大部分人只会给予你其中一种，要么是情感支持，要么是实际性支持。都没关系。你正在建立一个支持团队，和任何团队一样，每个成员都有不同的角色要扮演。

建立支持你的团队

一个支持小团队可以为你提供多样化的鼓励，还可以缓解你生活中的压力。那么，你该如何向你身边重要的人、家人、朋友和同事寻求帮助呢？尝试下面这些方法。

+ 头脑风暴。列出你能想到的可能成为你支持来源的每一个人。列出家人、朋友、同事、邻居以及其他和你有联系的任何人，不要遗漏任何人。

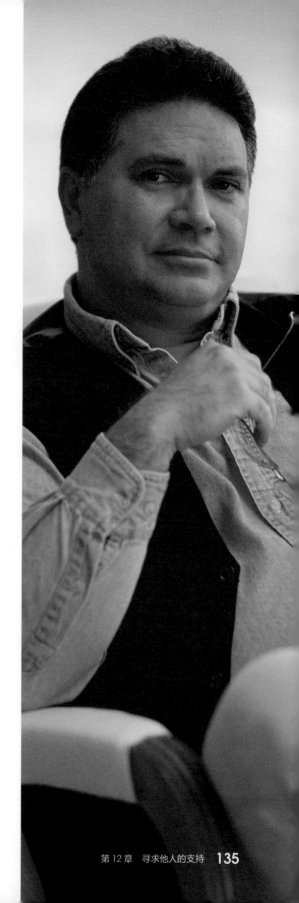

+ 分类。 确定谁能更好地提供情感支持，谁更适合给你实际性支持。当涉及到厨房中水果和蔬菜的储存时，你的配偶可能是最优的选择。当你需要鼓励时，你的好朋友可能是最好的选择。

+ 代表。 你一旦确定了可能的支持者，就要想想他们每个人能帮助你的具体方面。一个养狗的邻居可以每周六上午和你一起高兴地散步，你那个喜欢上网的妹妹可能会抓住机会给你发送在网上找到的低能量食谱。

+ 询问。 你希望谁成为你的团队成员，就联系他们。询问他们是否愿意支持你减重，当然，你要尊重他们的决定。

+ 表示感激。 在你的减重旅程中，你一定要感谢那些致力于帮助你的人。例如，对他们说"非常感谢你听我倾诉"或"谢谢你陪我走了这么久"，这些话意味着很多。我们中的大多数人都没有尽可能多地去表达感激之情。

把你的家人也带上

当你努力减重时，你可能会发现你的家人就在你身边。他们因此吃得更健康，并和你一起散步、骑自行车。这种支持是非常有帮助的。

但是如果那些你最亲近的人不支持呢？无论是不想与你一起改变生活方式的伙伴，或者坚持让你吃她做的拿手甜品的母亲，还是那些讨厌厨房里突然没有食物的孩子，妥善处理这些关系都可以帮助你获得长期的成功。

和你的家人谈谈，以便获得家庭的帮助。

他人如何为你提供支持

当朋友和家人询问他们能做些什么时，你可能不知道如何回应。接受帮助可能不是你过去经历过的事。下页表格中有一些他人可以为你提供的支持例子。

情感支持	实际性支持
每周检查，看看你做得怎么样	让不健康的食物远离视线或家中
经历了糟糕的一天，有不带偏见的肩膀可以依靠	帮助购物、准备食材和做饭
提供积极的反馈和鼓励	鼓励你吃水果、蔬菜和其他健康食品
当你分心或只是想说话的时候，愿意和你聊天	在散步、运动或其他喜欢的活动中，成为你可靠的伙伴

提供安慰。当你减重、改善体形时，伴侣或其他同伴感到威胁是很常见的。提醒你所爱的人，虽然你可能正在改变你的生活方式，但你对他（她）的感情并没有改变。

表达你自己的想法。向他们表达你需要他们帮助的想法。让他们知道什么是有用的，什么是没用的。和他们讨论如何能最好地支持你。

寻求妥协。你的家人可能会因为你在家里做的所有改变感到不知所措，尤其是他们直接受到影响的情况下。例如，你现在正在使用更健康的食材烹饪，把以前不吃的食物带回家，上健身课。这些都是对他们的改变。寻找可以妥协的地方，这样你们才能互相让步。与其把家里所有的零食都扔掉，或许你可以同意避开那些最吸引你的零食，或者让家人把零食放在看不见的地方。

找到共同爱好。列一张你们都喜欢，并且想一起做的娱乐活动的清单，然后安排时间去做。每个人都将受益于这些活动和有更多的亲密时间。去海滩、散步、远足或骑自行车等。

和家人保持沟通。继续谈论你的担忧，并给你的家人一个机会做同样的事情。保持开放的心态，当遇到困难或挫折时一起解决问题。如前文所述，当家人支持你时，你要表达感激之情。

伸出援手。你如果正在为家庭

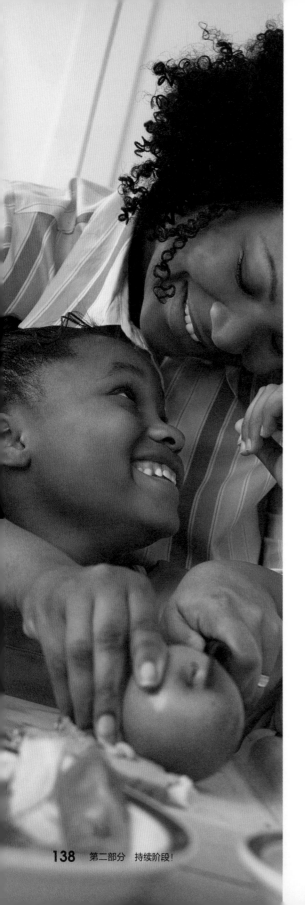

矛盾而挣扎，可以打电话给你的减重伙伴或寻求支持者团队的帮助，这些人可以帮助你抵挡诱惑或消极信息。

其他类型的支持

说到减重，有 4 个主要的支持来源。每个人都有重要的角色要扮演。

+ 你的配偶或其他重要的人
+ 你的家人和朋友
+ 卫生保健人员
+ 支持团队

我们说过，要向你重要的家庭成员和朋友寻求帮助。同样重要的还有其他两种类型的支持——从卫生保健人员和支持团队那里获得的支持。扩展你的支持网络以涵盖这两个领域，这样可以增加你减重的成功率。

卫生保健人员的支持

若有人能为你提供卫生保健技术支持，你将受益良多。想想在你的减重之旅中，你会很自然地向谁求助来解答你的疑问？以及谁曾经帮助过你？很可能是你的初级保健医生、护士、心理医生、营养师等卫生保健人员。

即使你每年只见这个人几次，来自卫生保健人员的支持仍然是非常有帮助的。他们的专业建议可以提高你的信心，并帮助你维持减重计划。

卫生保健人员还可以随时让你了解到自身健康状况的积极变化。例如，得知自己的胆固醇水平下降了，会让你更有动力！

支持者团队

与在同一"旅程"中的其他人分享故事和想法可能是非常有帮助的。那些人和你做着同样的事，没有什么比和知道你正在经历的事情的人交谈更有帮助的了。

支持者团队可以是支持网络的重要组成部分。但更重要的是，它必须是正向的、积极的一群人。网上有很多支持小组和聊天室，有一些并不能提供合适的信息，或者他们可能试图推广对你来说不安全或不合适的项目。

寻找一个由卫生保健专业人员领导的团队——能够提供良好医疗建议的人，以及每周定期开会的团队。你怎么才能找到这样一个群体？你可以尝试以下方案。

✦ 询问你的医生。他（她）可能知道当地诊所或社区中心举行的减重小组。

✦ 致电社区医院。许多医院都会为那些试图减重的人定期举办会议和信息交流活动。

✦ 问问你的工作单位。有些工作单位会赞助由专业人士领导的体重管理小组。你们单位可能就是其中之一。

✦ 在健身中心询问。一些健身中心每周为会员提供健康和营养课程。

如果没条件参加专业减重小组，你可以考虑组建一支线上支持小组。

找一个健身的伙伴

保持动力和达到减重目标的一个好方法之一是与一个可靠的健身伙伴合作。你在感到懒惰和缺乏动力时知道另一个人也指望着和你一起参加一项活动，会让你进入状态。健身伙伴也可以在你运动的时候和你聊天，让运动的体验更愉快。当你在思考谁可能是一个好的健身伙伴时，要考虑以下因素。

责任心。寻找一个有动力且保持积极的人。你想要一个伙伴，当你在沙发上偷懒时，她（他）会提醒你和她（他）一起运动。

目标。你们应该有相似的目标和兴趣，这有助于你们决定运动类型和在该运动上所花的时间。

友谊。这个人将是你会花很多时间在一起的人。你的健身伙伴不必是你最好的朋友，或者是亲密的朋友或家庭成员。他（她）只需要是愿意和你一起花时间运动的人。

舒适。你的健身伙伴应该让你感到

轻松，而不是危机感。如果你们的健身水平不完全相同，没关系。事实上，和一个比你更苗条的人健身更能激励你。但是如果你认为你会以消极的心态把自己和这个人进行比较，那么他（她）可能不是你的合适人选。

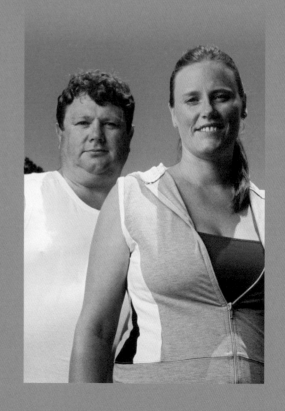

参与者可以包括一些试图进行体重管理的同事。你可以创建一个电子邮件分发列表，每个人都可以参与问题的回答和食谱的分享，并对有糟糕经历的成员给予安慰。

成为你自己的头号支持者

当忙于创建和维持支持网络时，你很容易忘记那个最重要的支持者——就是你自己。相信自己，把你对别人的同情和善良用在自己身上。

不要在事情进展不顺利的时候为难自己。每个人时不时都可能有糟糕的经历，关键是从这些错误中吸取教训，而不是深陷其中。提醒自己你只是一个普通人，你可以从错误中吸取教训，今天失败了没关系，明天你会做得更好。

保持积极的心态也很重要。如果你发现自己被困在消极的想法中，那你就用积极的想法来取代它们。将"我永远不会成功"这个信念转变为"我永远不会放弃"。

第二部分

减重必备常识

减重和**持续**是 **Mayo Clinic 饮食**的主要部分。第三部分将为你提供重要的支持信息。

食物估算
金字塔

行动指南

减重食谱

第13章

你的健康体重是多少

　　你的体重应该是多少？这个问题并不简单，也没有固定的答案。健康体重应该是因人而异的，它取决于许多因素（个人目标只是其中之一）。当然，计算健康体重时，健康应占主要因素。本章将帮助你合理地权衡各种因素。

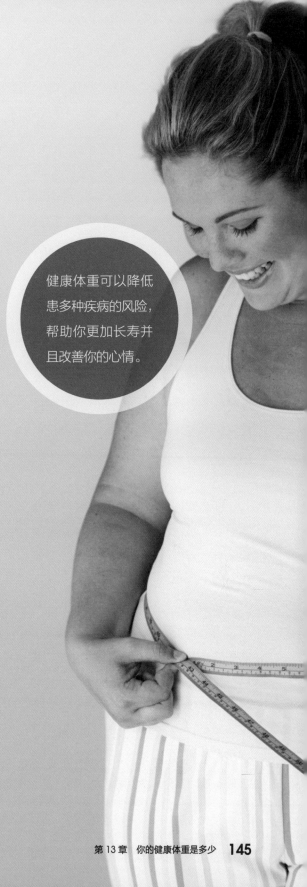

你可能已经知道自己为什么**想要**减重，但是你真的需要减重吗？

"喂，看看我的体形！难道不是很明显吗？"这可能是你的回答。

也许看起来需要减重，但有时其实并不需要。

外表的确影响你对体重是否健康的判断，它能够影响你的自我认知，关乎心理健康，因此体形是一个有效的考虑因素——只要你能正确看待它。

但是，暂时先把你照镜子（或穿泳装）的样子放在一边，考虑另一个关键因素——你的整体健康状况。

对健康有益的体重——我们称之为**健康体重**。保持健康体重可以降低患多种疾病的风险、帮助延长寿命并提高生活质量。此外，这还能改善你对自己外表的看法。

健康体重可以降低患多种疾病的风险，帮助你更加长寿并且改善你的心情。

什么是健康体重

简而言之，健康体重意味着你的体脂率与总体重相匹配，它可以让你感觉精力充沛、降低患病风险、防止过早衰老（如因身体压力过大导致的关节磨损），并能提高你的生活质量。

体重秤上显示的数字只是你的总体重——包括骨骼、肌肉和体液等的重量——而不是体内的脂肪含量，体重秤也不会反映脂肪的分布。在判断健康风险时，这些因素都比单独的体重更重要。

那么如何知道自己是否拥有健康体重呢？虽然没有"好看"体重的客观标准，但对于健康体重的确定是有标准的。

进行体脂分析可以确定体脂率。这需要专业人士使用可信度高的方法进行评估，例如在水下称重或使用双能 X 线吸收测定法，这两种方法都比较昂贵且相当复杂。而生物电阻抗分析的应用范围更广，但其准确性有限。

确定体重是否健康，使用美国国立卫生研究院（NIH）提出的以下 3 种判断方法。

+ 你的身体质量指数（BMI）
+ 你的腰围
+ 你的病史

身体质量指数（BMI）

BMI 是一个用于衡量体重状态的指数（见下一页）。它同时考虑了你的体重和身高，尽管 BMI 不能区分脂肪和肌肉，但它比总体重更能反映体内脂肪的含量。

虽然对大多数人来说，BMI 数值往往与体脂率相关，但它们并不完全匹配。有些人的 BMI 可能很高，但体脂较少。例如，一名运动员身高 6 英尺 3 英寸（约 191 厘米），体重 230 磅（约 103 千克），他的 BMI 为 29——远高于健康体重的范围。但他并没有超重，因为体育训练已经把他的大部分体重变成了肌肉。

出于同样的原因，有些人的 BMI

你的 BMI 是多少?

要确定你的 BMI，请在左栏中找到你的身高，再沿着这一行找到最接近你的体重的数字，该列顶部的数字即为你大致的 BMI。或者使用以下计算方法：

① 将你的身高（英寸）乘以你的身高（英寸）。

② 将你的体重（以磅为单位）除以第一步的结果。

③ 乘以703。[例如，一个270磅（约123千克）重、68英寸（约173厘米）高的人，BMI 约为41。]

BMI	正常		超重					肥胖				
	19	24	25	26	27	28	29	30	35	40	45	50
身高						体重（以磅计）						
4'10"	91	115	119	124	129	134	138	143	167	191	215	239
4'11"	94	119	124	128	133	138	143	148	173	198	222	247
5'0"	97	123	128	133	138	143	148	153	179	204	230	255
5'1"	100	127	132	137	143	148	153	158	185	211	238	264
5'2"	104	131	136	142	147	153	158	164	191	218	246	273
5'3"	107	135	141	146	152	158	163	169	197	225	254	282
5'4"	110	140	145	151	157	163	169	174	204	232	262	291
5'5"	114	144	150	156	162	168	174	180	210	240	270	300
5'6"	118	148	155	161	167	173	179	186	216	247	278	309
5'7"	121	153	159	166	172	178	185	191	223	255	287	319
5'8"	125	158	164	171	177	184	190	197	230	262	295	328
5'9"	128	162	169	176	182	189	196	203	236	270	304	338
5'10"	132	167	174	181	188	195	202	209	243	278	313	348
5'11"	136	172	179	186	193	200	208	215	250	286	322	358
6'0"	140	177	184	191	199	206	213	221	258	294	331	368
6'1"	144	182	189	197	204	212	219	227	265	302	340	378
6'2"	148	186	194	202	210	218	225	233	272	311	350	389
6'3"	152	192	200	208	216	224	232	240	279	319	359	399
6'4"	156	197	205	213	221	230	238	246	287	328	369	410

* BMI 在 23 及以上的亚洲人可能有更高的健康问题风险。
注：1 英寸 ≈ 2.54 厘米，1 磅 ≈ 0.454 千克

虽然在"健康"范围内，但其体脂率却很高。然而对大多数人来说，BMI提供了一个比较准确的能反映健康风险的数值。

测量腰围

许多与超重相关的疾病，如高血压、血脂异常、冠状动脉疾病、脑卒中、糖尿病和某些癌症，都与体内脂肪分布有关。

根据脂肪分布，可以描述人的体形为苹果形或梨形。如果你的大部分脂肪都在腰部或上半身，那么就是苹果形身材。如果你的大部分脂肪都在臀部、大腿或下半身，那么就是梨形身材。

一般来说，从健康方面来考虑，梨形身材比苹果形身材要好。如果你是苹果形身材，那么说明你的腹部器官内部和周围有较多脂肪，这会增加你患病的风险。如果你是梨形身材，你的患病风险就没有那么高。

判断你的腰部是否有太多脂肪的方法是测量腰围。请找到两块髋骨上的最高点，在这些点上用卷尺绕一圈。男性腰围超过 40 英寸（约 102 厘米）或女性腰围超过 35 英寸（约 89 厘米）表明是苹果形身材，提示健康风险较高。

下一页的表格可以用于确定腰围状况如何。

虽然 40 英寸和 35 英寸是男性和女性两种身材腰围的临界值，但这两个数字没有什么特别的意义。你只要知道腰围越大健康风险就越高，这就足够了。

病史

BMI 和腰围并不能全面反映体重状况。完整的病史评估也很重要。在与医生讨论你的体重时，请考虑如下情况。

＋你是否有肥胖症、心血管疾病、糖尿病、高血压或睡眠呼吸暂停的家族史？这可能意味着患病风险增大。

你的健康处于风险中吗？

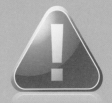

如果你的 BMI 低于 18.5，请向医生咨询，你可能面临与低体重相关的健康风险。BMI 处于 18.5～24.9 被认为是健康范围，但是对亚洲人来说，BMI 为 23 及以上可能有较高的健康风险。如果你的 BMI 为 25 或更高，请参阅下表。

与体重相关的疾病风险

如果 你的 BMI 是▼	而且 你的腰围是▼ 女性：35 英寸或更小 男性：40 英寸或更小	女性：超过 35 英寸 男性：超过 40 英寸
超重 25～29.9	较高风险	高风险
肥胖 30～34.9	高风险	非常高风险
肥胖 35～39.9	非常高风险	非常高风险
极端肥胖 40 或以上	极高风险	极高风险

资料来源：2013 AHA/ACC/TOS guideline for the management of overweight and obesity in adults: A report of the American College of Cardiology/American Heart Association Task Force on Practice Guidelines and The Obesity Society; *Circulation*, 2014;129(suppl 2): S102.

+ **从高中到现在，你的体重是否增加了很多？** 即使是 BMI 正常的人，如果自成年后体重增加超过 10 磅（4.5 千克），他们患与体重相关疾病的风险也会增大。

+ **你是否有健康疾病，例如高血压或 2 型糖尿病，减重会使病情有所改善吗？**

+ **你是否抽烟或很少进行体力活动？** 这些因素会增大超重所带来的风险。

BMI 和腰围是你当前体重状况的直观反映，而病史有助于揭示超重或患与体重相关疾病的风险。

你的健康体重是多少

如果你的 BMI 在正常范围内，如果你的腹部没有太多脂肪，如果你没有任何病史，那么减轻体重对健康可能没什么好处（但你仍然可以通过健康饮食和体育运动来改善健康状况）。

如果你的 BMI 在 25～30，或你的腰围超过临界值，并且具有一个或多个病史，你就会从减轻体重中受益。在开始减重之前，请向医生咨询。如果 BMI 为 30 或更高，就属于肥胖。减重可以改善你的健康状况，并减小你患体重相关疾病的风险。

现在，如果分析表明你的体重很健康，但你仍然对自己的外表不满意，那么你就需要认真考虑一下了。如果你处于 BMI 正常范围的中间及以上，那么减掉几磅的体重没有太多风险。如果你处于 BMI 正常范围内偏低的部分，减重可能使你成为低体重人群（BMI 低于 18.5），那么减重可能会给你的健康带来风险。

为什么我会超重

关于超重的原因，一个简单的答案是，他们摄入的能量多于通过体育活动燃烧的能量。这是一个基本的数学方程，在这个方程里，许多因素都可以发挥作用。

✛ 生活方式因素。 吃高能量食物、吃大量食物、工作时久坐不动、不运动和使用省力的设备都会增加体重。

✛ 遗传因素。 有研究证据表明，肥胖在一些家庭中存在遗传现象，但基因所起的作用尚不清楚。科学家认为，肥胖更有可能是基因和环境之间相互作用的结果。这意味着虽然你可能具有肥胖的遗传倾向，但这不是必然的。你的体重取决于身体和社会因素的综合影响。

✛ 心理因素。 人们有时会为了解决问题或宣泄无聊、悲伤和沮丧等情绪而暴饮暴食。如果患有暴食症这种精神疾病，也会导致肥胖。

＋ 其他因素。 以下因素可能会导致体重增加，但它们本身通常不足以导致肥胖。

▶ **年龄** —— 随着年龄的增长，人体内的肌肉量越来越少，新陈代谢逐渐降低。此外，随着年龄的增长，人们的活动量也会随之减少。这两者都会减少能量的消耗。

▶ **戒烟** —— 许多吸烟者在戒烟后会出现体重增加的现象，但戒烟的好处远大于体重增加可能带来的健康风险。

▶ **怀孕** —— 怀孕的女性体重会增加，并且可能会在产后保持在较高的体重水平。

▶ **药物和疾病** —— 皮质类固醇、三环类抗抑郁药、抗惊厥药、胰岛素和其他激素可能会导致体重增加，因此可以选择一些替代药物。较罕见的情况下，肥胖可以追溯到内分泌失调导致的疾病，如甲状腺功能低下或库欣综合征。此外，有些药物会影响运动，使体重增加的可能性变大。

第14章
能量和体重

　　碳水化合物、脂肪、蛋白质……天啊，听起来非常复杂！但最重要的是，体重与能量有关——进食时摄入的能量和通过体育活动消耗的能量是否达到平衡。在本章中，将深入探讨它们的关系。

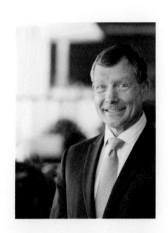

迈克尔·D.詹森，医学博士，
内分泌科医生

　　女性每天消耗 1700~2200 千卡能量，而男性则每天消耗 2000~2600 千卡能量。大部分人每天消耗的能量都在这个范围内。

　　在每天消耗的能量中，30%~60% 来自脂肪。燃烧脂肪产生能量就好像从身体"脂肪银行"账户中取钱花。一位女性体重 220 磅（约 100 千克），相当于她在脂肪银行账户里大约存有 50 万美元（1 磅脂肪等于 3500 千卡，也就是脂肪银行账户里的一笔钱）。每个人每分钟都从他们的"脂肪银行"账户中取出一定的脂肪。由于男性消耗能量的速度更快，因此，他们在"脂肪银行"中的"存款"往往更少。

　　需要注意的是，脂肪不会很快就消失！以大多数人消耗能量的速度，脂肪是不可能迅速减少的。然而，这并不意味着减少脂肪是不可能的或不应该尝试的，这只意味着减脂需要时间。

　　你可以使用运动监测器（如计步器）非常准确地估计每天消耗的能量。你如果通过健康饮食或者增加活动量来燃烧更多脂肪，体脂率就会降低到标准水平。

所有生物都需要能量来维持生长发育和身体功能正常运行，简而言之，维持生存。身体对能量有需求，而食物就是用来满足这种能量需求的。

体重取决于饮食摄入的能量和活动消耗的能量的数值，这个等式是控制体重的基本原理。

食物能量以千卡（或大卡）为单位，我们很容易找到食物成分表和它们所含的能量。活动消耗的能量也以千卡为单位，各种活动消耗的能量值都不相同。当你尝试达到或保持健康体重时，这些知识有助于评估你的能量平衡情况。

在日记中记录摄入和消耗的能量有助于减重。 记录 ▶ 乍一看似乎有很大的工作量，但这并不需要永远做下去。通过练习，你可以很好地把控能量的摄入和消耗，从而不再需要对其进行记录。

膳食能量来源

食物含有多种宏量营养素，提供维持身体功能所需的能量。这些宏量营养素包括碳水化合物、脂肪和蛋白质。微量营养素如维生素和矿物质，不提供能量，但可以调节身体的生理功能。食物也是水、膳食纤维和其他必需物质的来源。

碳水化合物

碳水化合物可以是简单的，也可以是复合的。简单碳水化合物是水果、蜂蜜、牛奶和乳制品中的糖，还包括在食品加工过程中添加的糖。简单碳水化合物可以被迅速吸收以获取能量。

复合碳水化合物也称为淀粉，主要存在于全谷物、意大利面、豆类、土豆等根茎类蔬菜中，需要消化过程才能转化为单糖。这些食物也含有多种维生素和矿物质以及膳食纤维。

在加工过程中，食物中的复合碳水化合物会被精制，这将导致许多营养素流失。

脂肪

许多食物都含有脂肪，它以不同的形式出现，烹饪用油就是脂肪。肉类、乳制品、鱼类等动物性食品和牛油果、坚果、橄榄等植物性食品都含有脂肪。

脂肪是能量的重要来源。人体在消化、吸收脂肪时，也会吸收某些类型的脂溶性维生素。

蛋白质

蛋白质可以构建和修复身体组织，生产身体所需物质，将营养素输送到细胞并帮助调节人体功能。蛋白质也能给人体提供能量。蛋白质由氨基酸组成，氨基酸分为两类：身体可以产生的（非必需氨基酸）和只能从食物中获得的（必需氨基酸）。

什么是能量？

千卡（大卡）可用于衡量任何类型的能量，但人们最常将这个单位用于营养学。1卡是将1克水的温度升高1℃所需的能量。

卡是一个很小的计量单位，所以食物能量以千卡（1000卡）为单位。营养标签上的数字仍然标记为卡，这是因为在营养学中，卡和千卡被视为同义词。

维生素

许多食物都含有维生素，例如维生素A、B族维生素、维生素C、维生素D、维生素E和维生素K。维生素帮助身体内碳水化合物、脂肪和蛋白质的代谢，有助于血细胞、激素、遗传物质和神经递质的生成。

加工会使食物失去某些营养素，食品生产商会添加（强化）营养素以弥补加工过程中流失的营养素。含有天然维生素的食品通常比维生素强化食品更受欢迎。

矿物质

钙、镁和磷等矿物质对人体骨骼和牙齿的健康很重要。通常，我们称钠、钾和氯为电解质，它们有助于调节体内的水和化学平衡。身体需要量较少的矿物质，如铁、碘、锌、铜、氟、硒和锰，通常称为微量元素。

水

人们很容易忽视水，但它是一种至关重要的营养成分。许多食物，尤其是水果，都含有大量水分。水在人体几乎所有的功能中都发挥着作用。它调节体温，并作为载体在人体内运送养料和氧气，将代谢废物和毒素排出人体，还有助于关节发挥缓冲作用，保护器官和组织。

膳食纤维

膳食纤维是植物性食物中人体无法吸收的部分。膳食纤维主要分为可溶性和不可溶性，二者通常同时存在于高膳食纤维食物中。

富含可溶性膳食纤维的食物包括柑橘类水果、苹果、梨、李子、西梅、豆类（干豆和豌豆）、燕麦片和燕麦麸以及大麦。可溶性膳食纤维有助于降低人的胆固醇水平，减缓血糖水平的升高，并促进排便。

不溶性膳食纤维存在于许多蔬菜、麦麸、全麦面包、意大利面和全谷物中。不可溶性膳食纤维同样可以促进排便，促进胃肠道蠕动并有助于预防便秘。

能量来自哪里

碳水化合物、脂肪和蛋白质是提供能量的营养素，这意味着它们是身体的主要能量来源。每种营养素提供的能量各不相同。

+ 碳水化合物是被人体最先利用的食物来源的营养素。在消化过程中，它们被释放进入血液并转化为血糖（葡萄糖）。人体有需求时，葡萄糖会立即被吸收到细胞中以提供能量。

如果人体没有即时需求，葡萄糖可以储存在肝脏和肌肉中。当这些储存部位被占满时，多余的葡萄糖会转化为脂肪酸并储存在脂肪组织中以备后用。

+ 脂肪是含能量最高的营养素，碳水化合物、脂肪和蛋白质重量相同的情况下，脂肪提供的能量最多。脂肪消化后分解成脂肪酸，提供能量或发挥其他作用。

如果脂肪酸过多，少量会储存在肝脏和肌肉中，大部分则储存在脂肪组织中。储存在脂肪组织中的脂肪量通常远多于其他组织。

+ 蛋白质有许多功能，包括为人体提供能量。如果摄入能量太少、蛋白质摄入过多或长时间进行体力活

能量的食物来源

1 克脂肪提供的能量比 1 克碳水化合物和 1 克蛋白质的总和还多。令人惊讶的是，酒精也有很高的能量。

营养素	千卡（每克）
脂肪	9
酒精	7
碳水化合物	4
蛋白质	4

（译者注：准确来说，酒精不属于营养素，但其确实可以产生能量）

动，蛋白质就会提供能量。当摄入蛋白质过多时，多余的能量会转化为脂肪并储存起来。

维生素、矿物质、水和膳食纤维不含能量，然而它们对健康仍然至关重要。当饮食中缺少它们时，患严重疾病的风险会增大。

你的能量账户

你身体的能量需求可以被看作是一个银行账户。这个账户每日都在进行大量的交易，包括存款和取款。

账户中的存款就是食物提供的能量，三种宏量营养素为你提供大部分能量：碳水化合物、脂肪和蛋白质。你进食就是在能量账户中存款。

取款可以通过以下三种方式进行，每种方式都会消耗能量。

+ 基础代谢。即使你处于完全休息的状态，身体也在利用能量来进行基本生理活动，例如呼吸、血液循环以及细胞生长和修复。这种休息时的能量消耗称为基础代谢（BMR），是能量消耗最大的方式——通常占总能量消耗的 1/2 ~ 2/3。

+ 食物热效应。你的身体用来消化、吸收、运输和储存摄入食物的能量被称为食物热效应，这种方式消耗的能量约占总能量消耗量的 10%。

+ 身体活动。穿衣、刷牙等日常活动也会消耗能量。这种方式消耗的能量约占总能量消耗量的 30% ~ 35%。

基础代谢和食物热效应消耗的能量相对稳定，不易改变。因此，增加能量消耗最好的方法是增加身体活动量。

能量账户的影响因素

如果每个人的身体状态和功能都相同，那么很容易就能确定各种活动的标准能量需求。但是现实生活中还存在其他因素影响能量账户。

影响基础代谢率和整体能量需求的因素有年龄、体重、体脂率和性别。

+ 年龄。儿童和青少年处于骨骼、肌肉和组织生长发育的过程中，每千克体重比成人需要更多的能量。事实上，婴儿需要的能量是最多的，因为他们的生长和发育速度最快。

不足为奇的是，激素水平和体脂率随着年龄变化，人体的基础代谢率也会发生变化。在进入中年后，基础代谢率和能量需求开始下降，每 10 年降低 1%~2%。

+ 体重和体脂率。 体重大小决定着所需能量的多少。此外，肌肉比脂肪要消耗更多的能量，因此肌肉越多，脂肪越少，基础代谢率就越高。

基于这个原则，定期进行体育运动可以增加肌肉量，从而提高基础代谢率，消耗更多能量。

+ 性别。 年龄和体重相同的情况下，男性通常比女性拥有更少的脂肪和更多的肌肉。这就是男性通常比女性具有更高的基础代谢率和整体能量需求的原因。

平衡能量摄入和消耗

体重是能量摄入和消耗的客观反映，体重的每日波动表示能量的每日变化。

空能量

空能量是一个与糖和酒精有关的术语。糖和酒精提供能量，但很少提供其他必需营养素。

少量饮酒——65 岁及以下的男性每天最多喝两份，所有女性和 65 岁以上的男性每天最多喝一份——能降低心脏病发病率。

但是过量饮酒会增加体重、升高血压、损害肝脏，并增大患某些癌症的风险。

一份相当于：

+ 一瓶 12 盎司（约 360 毫升）普通啤酒（约 150 千卡）

+ 一杯 5 盎司（约 150 毫升）的葡萄酒（大约 100 千卡）

+ 一杯 1.5 盎司（约 45 毫升）80° 烈酒（大约 100 千卡，混合酒的能量可能更高）

如果你消耗的能量与你摄入的能量大致相同，你的体重将保持不变。如果你消耗的能量多于摄入的能量，你的体重就会减轻。

这里有几个神奇的数字。请记住，3500 千卡相当于 1 磅（0.45 千克）脂肪。要增重 1 磅，你需要摄入比消耗多 3500 千卡能量；而要减掉 1 磅，你需要消耗比摄入多 3500 千卡能量。

有趣的是，能量需求每天都在变化，每日进食情况也各不相同。因此，摄入和消耗的能量之间的平衡在不断改变。

追踪这些变化需要用一些传统方法——统计所有能量摄入来源（你吃的和喝的所有东西）和所有形式的能量消耗（身体活动）。记录能量摄入和消耗情况有助于减重（这也是 Mayo Clinic 饮食的一部分），但大多数人不想这样做。

从长远来看，最好从整体角度上考虑控制体重——要减重，你需要摄入更少的能量，并通过体育活动消耗更多的能量。

想要做到这一点，最好的方法就是付诸实践——多吃水果、蔬菜和全谷物，少吃脂肪，多运动。最终，这些会成为习惯，你非常轻松就可以做到。这就是本书的目标——帮助你遵循更健康的生活方式。

在减重的初始阶段，减少能量的摄入比增加身体活动更重要。但随着减重的进行，体育运动对实现目标越来越关键。

保持健康体重

那么，为了保持健康体重，你是否以后只能吃胡萝卜和芹菜，并完全戒掉巧克力呢？

答案是否定的。在能量平衡方面，只要摄入的总能量低于消耗的总能量，你就可以在减重过程中享受自己喜欢的食物。但是对食物的选择会影响健康状况。

如果你的大部分饮食都是饱和脂肪含量高的食物，可能会增大患心血管疾病和其他疾病的风险。精制碳水化合物含量高而膳食纤维含量低的食物可能引发糖尿病和心血管疾病。此外，如果饮食中缺少蔬菜和水果，你就会缺乏维生素、矿物质、植物化学物质和抗氧化剂，而这些都是对人体健康有益的营养成分。

了解能量密度

在下一章中，你将学习能量密度的概念。能量密度指单位量（体积）食物所含的能量。

体积相同的情况下，能量密度高的食物每一口都含有大量能量，能量密度低的食物每一口的能量则少得多。

选择能量密度低的食物，更易产生饱腹感，并且摄入的能量更少。第162~163页提供了直观的对比图，第162页的食物是能量密度高的食物，而第163页的食物是能量密度低的食物。

减重背后的科学原理

你每天的饮食、活动、体重都与热力学第一定律相关。这条定律规定能量总量一定是守恒的——既不会凭空产生也不会消失，只是转移或转化为了其他形式。

摄入的能量可以转化为身体活动的能量，也可以储存在体内，但它们不会奇迹般地消失。无论来自何处，你体内所有多余的能量都会变成脂肪。除非你使用这些能量，否则这些脂肪将留在你的体内。为了使用多余的能量，你可以减少能量摄入使身体必须利用储备的脂肪，也可以增加体育活动来消耗能量。

理论上能量平衡方程很简单，而在实践应用中可能比较复杂。但是当你掌握了能量平衡的概念后，会更容易找到控制体重的方法。最关键的是，你可以在享受食物和保持长期健康的同时达到理想体重。

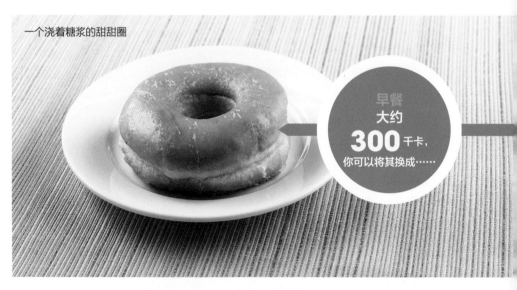

一个浇着糖浆的甜甜圈

早餐
大约
300 千卡，
你可以将其换成……

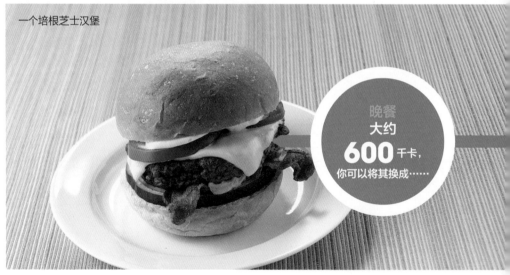

一个培根芝士汉堡

晚餐
大约
600 千卡，
你可以将其换成……

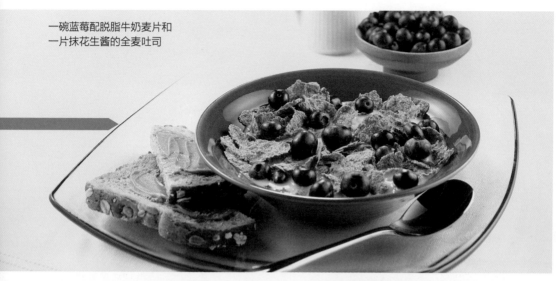

一碗蓝莓配脱脂牛奶麦片和
一片抹花生酱的全麦吐司

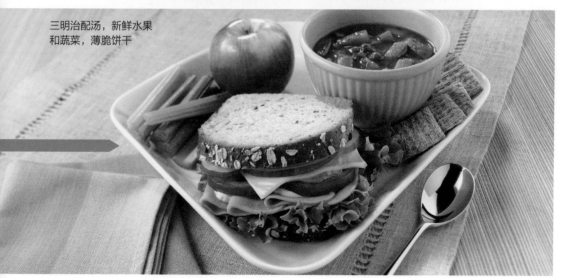

三明治配汤，新鲜水果
和蔬菜，薄脆饼干

第 15 章

Mayo Clinic 健康体重金字塔

上一章的主题是食物的能量，本章的主题则是食物的**体积**，二者结合起来就是一定体积的食物所含的能量——食物的能量密度，这是 Mayo Clinic 健康体重金字塔的基础。能量密度的概念是重要的减重工具。

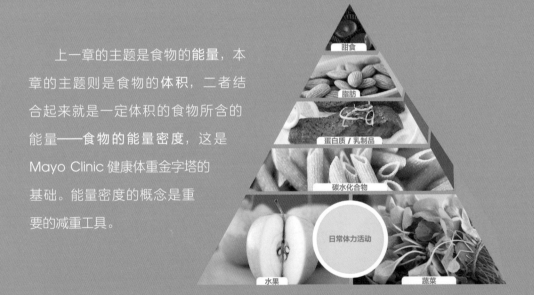

决定你吃多少的因素通常不是能量。你不会对自己说："我吃了 500 千卡，所以我吃完了。"实际生活中，直到感觉饱了，你才会放下碗筷。

如果你吃的食物重量和体积都很大，但能量不高，那么你可以在获得饱腹感的同时可以达到减轻或保持体重的目的。Mayo Clinic 健康体重金字塔旨在帮助你做到这一点。哪怕为了减重，你也不能总是饥肠辘辘。

除了减重，健康显然也很重要，这就是为什么 Mayo Clinic 健康体重金字塔强调在 6 大食物种类中选择有益健康的食物。

蔬菜和水果是金字塔的基础。你可以几乎无限量食用蔬菜和水果（而非水果干或果汁），因为它们对体重和健康都有好处。全麦碳水化合物比精制面粉（如精白面粉）更健康，应该适量食用。蛋白质、乳制品和有益心脏健康的不饱和脂肪酸也是健康饮食的一部分，但你需要限制摄入量。不过偶尔多吃点也是可以的。

能量密度

所有食物在给定的量（体积）中都包含一定的能量，其数值因食物种类而异。

有些食物即使量很小但能量很高，它们被认为是能量密度高的食物。这些食物包括大多数高脂肪食物、酒精、快餐、汽水、糖果和其他许多加工食品。有些食物即使量很大但能量并不高，如蔬菜和水果，能量密度很低。

让我们举几个例子。一块普通的糖果棒可能含有 270 千卡的能量，这就是能量密度高的食物。相比之下，一杯生蔬菜仅含约 25 千卡能量，体积大但能量低，这就是能量密度低的食物。11 杯生蔬菜的能量才与 1 块糖果棒的能量一样多。

这个概念有助于减重的地方在于，能量密度低的食物通常会让你在摄入较少能量的情况下产生饱腹感，而能量密度高的食物则不太可能让你在这种情况下产生饱腹感——如果你真的吃饱了，那就说明你已经摄入很多能量了。

减少能量的摄入而仍有饱腹感似乎是一种减重噱头，但这个概念是有科学依据的。研究结果表明，饱腹感很大程度上取决于胃中食物的体积和重量，而非取决于摄入的能量。

几项研究的参与者改用能量密度低食物的饮食法后，体重明显减轻。更重要的是，他们能够一直坚持下去，并随着时间的推移保持体重。通过选择能量密度低的食物，你可以在获得饱腹感的同时摄入更少的能量——并减轻体重。这就是 Mayo Clinic 健康体重金字塔的核心。

现在让我们更详细地了解金字塔的各个部分。

蔬菜和水果

蔬菜和水果有许多共同的特点：它们都有多种口味、质地和颜色，不仅能满足我们的感官需求，还能提供许多对健康有益的营养素。

大多数蔬菜和水果的能量密度较低，因为它们富含水和膳食纤维，这两种营养素不提供能量。你可以通过吃更多的蔬菜和水果代替高能量的食物来改善饮食。

蔬菜

蔬菜包括根茎类蔬菜，如胡萝卜、萝卜、甜菜和卷心菜，以及叶菜，如生菜和菠菜。其他植物性食物，如番茄、柿子椒和黄瓜等也包括在这一类中，尽管从本质上讲它们属于水果。

在金字塔中，一份蔬菜含有大约 25 千卡的能量，不含胆固醇和脂肪，低钠，含有大量膳食纤维，还富含钾和镁等人体必需的矿物质和一些有益的植物化学物质。

新鲜蔬菜是最好的选择，但冷冻蔬菜也不错。大多数罐装蔬菜的钠含量都很高，因为钠在罐装过程中有防腐作用。如果你选择罐装蔬菜，寻找食品标签上注明未添加盐的产品，或在使用前将其冲洗干净。

水果

水果一般包括种子和包裹种子的果肉两部分。在北美，常见的水果有苹果、橙子、桃、李子、芒果和木瓜。

与蔬菜类似，水果也是膳食纤维、维生素、矿物质和植物化学物质的重要来源。一份水果含有大约 60 千卡的能量，几乎不含脂肪。水果有助于控制体重并减小患体重相关疾病的风险。

新鲜水果是最好的选择，但不加糖的冷冻水果和与原果汁或水一起罐装的水果也很好。果汁和果干（如葡萄干和杏干）经过加工后能量更高——它们的能量密度更高，所以要少吃。

碳水化合物

各种各样的碳水化合物是身体的主要能量来源。一份碳水化合物的能量大约是 70 千卡。大多数富含碳水化合物的食物是植物性的，如面包、

能量密度较低，体积较大

以下三个重要的营养素使蔬菜和水果的能量密度更低，而饱腹感更强。

+ **水**——大多数水果和蔬菜都含有大量的水分，因此体积和重量较大，但不提供能量。例如，一颗小葡萄柚含有 90% 的水分，却只有 64 千卡；而胡萝卜的 88% 是水分，1 杯（超过两份）只有 52 千卡的能量。

88%
水分，
能量为 **52 千卡**

+ **脂肪**——脂肪会提高能量密度，大多数水果和蔬菜不含脂肪。一茶匙黄油与两杯西蓝花所含的能量几乎相同！

+ **膳食纤维**——膳食纤维是植物性食物中无法被人体吸收的部分。我们每日大量食用的蔬菜、水果和全谷物等食物含有大量膳食纤维，可以增强饱腹感。膳食纤维也需要更长的时间来消化，延长了饱腹感的时间。

无麸质碳水化合物

如果你患有麸质相关疾病，如乳糜泻或非乳糜泻麸质过敏，请避免食用含麸质的食物，这对日常饮食至关重要。你可能想知道如果不能吃麸质的话，是否可以遵循这个饮食计划。

答案是肯定的，可以。有许多不含麸质的谷物可以提供营养成分和膳食纤维。你可以用不含麸质的谷物代替那些含有麸质的谷物——小麦、大麦和黑麦——这不会影响你的健康饮食。

与其他富含碳水化合物的食物一样，关键是要限制摄入量并选择健康的食物。食用由无麸质全谷物制成的加工程度最低的食品，如荞麦、藜麦、糙米和野生稻。避免食用加工食品，如无麸质饼干、薯片和普通饼干。

许多人拒绝食用含麸质的食物，因为他们认为无麸质食物更健康，但事实并非如此。如果你没有乳糜泻或对麸质不敏感，吃含麸质的全谷物更健康。

麦片和意大利面等谷物制品，以及某些含淀粉的蔬菜如土豆和玉米。你应该吃哪一种呢？

想想所有含碳水化合物的食物。一端是全麦、燕麦和糙米，中间是白面、白米、土豆和意大利面，另一端是高度加工的食品——饼干、糖果和饮料。

这些范围内的食物包含所有三种碳水化合物：膳食纤维、淀粉和糖。不难指出哪些是健康的——全谷物，哪些是不健康的——高度加工的食品。中间的食物则很难定义，因为米饭、意大利面和面包的营养成分都可以根据它们的加工和储存方式而变化。

考虑一下白面包和全麦（全谷物）面包，二者的原料都是营养丰富的全谷物。然而，在加工过程中，谷物的麸皮和胚芽被去除，带走了大量维生素和几乎所有的膳食纤维。

选择碳水化合物时的关键词是**完整**。一般来说，食物加工程度越低，对身体越好。

想吃零食时，一个橙子是很方便的选择。但是你由于患有糖尿病就要限制水果摄入量，因为水果含有碳水化合物。你担心那个橙子会对血糖产生不利影响。

那么该怎么办呢？

这取决于你。如果你超重，严格遵循本书中的饮食和运动指南，就能减掉多余的体重。如果你正在减重，吃水果可能不会对血糖造成负面影响。

你可以遵循 Mayo Clinic 健康体重金字塔的饮食指南，不限量地摄入水果和蔬菜。但是仍然需要监测你的血糖，以了解饮食对血糖的影响。

Mayo Clinic 健康体重金字塔适合绝大多数人，包括大多数患有糖尿病和高甘油三酯血症等健康问题的人。但是与任何有效的饮食计划一样，这不是一刀切的方法。饮食结构需要根据具体情况进行调整。例如，与三顿主餐相比，少食多餐可能更好。

Mayo Clinic 健康体重金字塔具有足够的灵活性，因此，请与医生或注册营养师共同讨论，找出最适合的将金字塔应用于日常饮食的方式。

蛋白质 / 乳制品

蛋白质对人的生命至关重要。你的皮肤、骨骼、肌肉和其他所有组织都由蛋白质组成，蛋白质也存在于你的血液中。

蛋白质通常与动物性食物有关，如红肉，但也存在于植物性食物中。

富含蛋白质但脂肪（尤其是饱和脂肪酸）含量较低的食物包括豆类、鱼类、去皮禽肉和瘦肉。全脂乳制品是蛋白质和钙的良好来源，但它们的饱和脂肪酸含量很高。低脂或脱脂牛奶、酸奶和奶酪与全脂牛奶具有相同的蛋白质含量，但脂肪和能量更低。它们由于富含水分，能量密度也很低。

许多肉类如鸡肉、火鸡肉、牛肉、羊肉和猪肉，饱和脂肪酸和胆固醇含量过高，不太建议日常健康饮食中食用，应该尽量选择瘦肉。另外，日常吃的一些低脂乳制品、海鲜和许多植物性食物，也能给人体提供蛋白质。

豆类——即黄豆、扁豆和豌豆等——是极好的蛋白质来源，不含胆固醇、脂肪含量极低，非常适合补充或替代肉类。与肉类不同，豆类有助于降低"不好"的胆固醇（LDL）水平，它们所含的矿物质也有助于控制血压。

除大豆外，豆类中的蛋白质是"不完整的"，这意味着它缺乏由肉类提供的必需氨基酸，而这些在其他植物性食物中很丰富，所以吃肉较少的人可以很容易地从其他食物中获取身体需要的所有蛋白质。

鱼类和贝类不仅是良好的蛋白质来源，其中某些种类还能提供Omega-3脂肪酸，有助于降低甘油三酯水平。甘油三酯是血液中的脂肪颗粒，可能会增大你患心脏病的风险。Omega-3脂肪酸有助于预防心律失常、改善免疫功能以及调节血压。

研究结果表明，大多数人应该每周至少吃两份鱼。富含脂肪的鱼类，如鲑鱼、湖鳟、鲱鱼、沙丁鱼和金枪鱼含有较多的Omega-3脂肪酸，因此最有益。但其他许多类型的海鲜都含有少量的Omega-3脂肪酸。

一份蛋白质/乳制品提供110千卡的能量。

脂肪

脂肪对身体细胞的生命和功能至关重要。除了提供能量储备外，脂肪还在免疫功能中发挥重要作用，它帮助维持细胞结构，并在许多其他身体过程的调节中发挥作用。简而言之，你的饮食中需要一定量的脂肪。

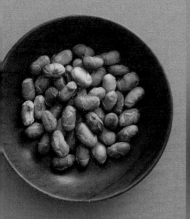

最好的选择
大豆

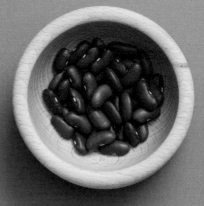

最好的选择
其他豆类（如豌豆）

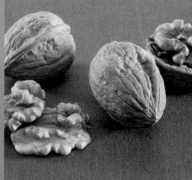

最好的选择
坚果 / 种子

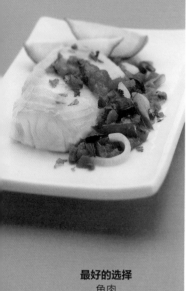

最好的选择
鱼肉

蛋白质谱

　　并非所有的蛋白质都是一样的。对你来说，有些食物含的蛋白质比其他蛋白质更健康。改变蛋白质来源是件好事，但一定要多吃健康的蛋白质，少吃不健康的蛋白质。不健康的蛋白质含有大量饱和脂肪，而红肉和加工肉类与较高的癌症风险有关。

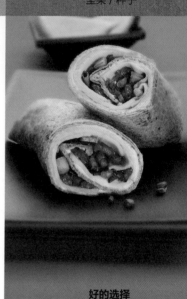

好的选择
鸡肉 / 火鸡肉

最不健康的
猪肉

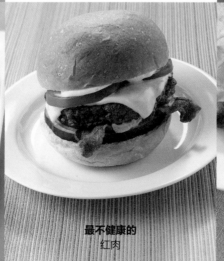

最不健康的
红肉

最不健康的
加工肉制品

并非所有脂肪都是一样的。研究结果表明，用菜籽油和橄榄油代替饮食中大部分动物脂肪（包括固体起酥油和人造黄油）的人，可能有较低的胆固醇水平和患心血管疾病的风险。

关键的一点是：金字塔关于脂肪的推荐，针对的是一天膳食中**添加的**脂肪的量，而不是食物（如肉类）本身含有的脂肪的量。添加的脂肪的来源包括沙拉酱、食用油、黄油和高脂植物性食物，如牛油果、橄榄、种子和坚果。

大多数高脂植物性食物对身体有好处。例如，坚果含有单不饱和脂肪酸，这是一种有助于减少心血管中的有害沉积物的脂肪。坚果同时也是蛋白质的良好来源，可以提供许多重要的营养素。虽然坚果有益于人体，但它们的能量含量很高。因此，所有类型的脂肪都还是应该谨慎食用。

那么，肉类、海鲜和许多乳制品的脂肪呢？它们也受到金字塔指南对各种食物种类的限制。

甜食

甜食包括含糖饮料、糖果、甜点等。同时不要忘记可能添加到谷物、水果和饮料中的糖。

甜食往往含有大量的糖和脂肪，所以它们是高能量密度食物，也是能量的主要来源，营养价值较低。但你不必完全放弃甜食，只是要注意选择和限制食用量。

金字塔建议将甜食提供的能量限制在每天 75 千卡以内。实际来看，可以一个多星期享受一次甜品。在可能的情况下选择更健康的甜点，如少量黑巧克力或冷冻低脂酸奶。

体力活动

Mayo Clinic 健康体重金字塔不仅仅提供与食物有关的建议，金字塔还建议每天进行 30 ~ 60 分钟的中等强度的体育运动。

有关如何实现这一点的更多信息，请参见第 10 章和第 19 章。

酒精属于哪一类食物?

酒精是一种能量密度相当大的能量来源——每克约含 7 千卡能量（仅次于脂肪）——但没有营养价值。出于这个原因，它被分在 Mayo Clinic 健康体重金字塔的甜食种类里。

不必在**持续阶段**戒酒，可以把饮酒当作一种享受，但要限制摄入量（即在 1 周的时间里，平均每天摄入 75 千卡热量）。

→有关酒精的更多信息，请参见第 159 页。

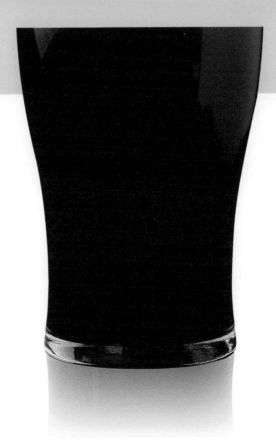

第 16 章
让用餐更方便

在家吃饭时，你通常摄入的能量更少。但是自己做饭可能需要花更多时间，往往时间总是不够用。因此，为了吃到味美健康、简单实用的大餐，你需要制订一个良好的计划。本章可以给你一些可供参考的建议。

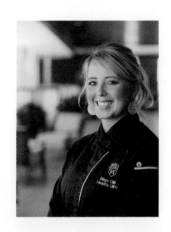

珍妮弗·A. 韦珀
Mayo Clinic 健康生活项目
厨师长

对健康烹饪来说最重要的是要有计划，包括未来一周的饮食清单。如果没有计划，那么制作菜肴会变得更加困难和耗时，这会使你的烹饪和饮食体验不那么愉快。

让做饭轻而易举的另一个关键是，最大限度地利用你在厨房中的时间和精力。每当你准备食物时，提前考虑，按一周来准备。准备越充分，花在烹饪上的时间就越少。这样在忙碌的日子或紧张的夜晚，你只需要将饭菜按计划做好，因为你已完成一切的准备工作。

在本章中，我们将讨论一些简单的策略，以减少做饭消耗的时间、增加乐趣。例如，如果你要切些蔬菜放在今天的汤里，不如多切一些用于明天的意面、沙拉或本周晚些时候的烤蔬菜。如果你在晚餐时选择烤鸡胸肉，而且计划在本周晚些时候吃鸡肉卷，那就可以同时多烤一些鸡胸肉，待它冷却后放入冰箱备用。

如果这看起来过于烦琐，放轻松，慢慢来。如果你很少自己做饭，那么从每周做一两顿饭开始到逐渐习惯，你很快就会对做饭更有信心。请记住，享受烹饪，不要害怕尝试！

去超市购物

制作健康膳食的秘诀始于超市。因为你不能吃（或准备）你没有的食物！

就像你想把阻碍减重大计的食物拒之门外一样，你希望家里常备那些有助于减重的食物，并且数量要充足！以下是一些去超市购物的基本策略，可确保你手头有正确的食物。

1. 提前计划

决定你要购买多少顿晚餐所需的食材，然后考虑早餐、午餐和加餐的需要。列出金字塔指南建议的必需食物清单，如新鲜水果和蔬菜、全谷物和低脂乳制品。可以参考下一页的食物清单。

按照计划，从一周的膳食中归纳出核心食材。如果你在某天晚上要为卷饼买辣椒和洋葱，那不如也为另一晚要做的比萨多买一些，这样有助于节省购物时间。

2. 列出清单

清单使购物更有效率，也能避免冲动购物。但不要让清单影响你寻找或尝试新的健康食物。列清单应以本周的膳食计划为指导，同时确保其中包括健康方便的零食。

3. 遵守计划

在超市里，避免购买加工零食和含糖饮料，坚持购买列在清单上的食物——新鲜农产品、低脂乳制品、肉类和海鲜。

记住，新鲜食品通常比即食食品更好，因为你可以控制添加成分。健康的燕麦片、豆类、全谷物以及罐装水果和蔬菜等也是很好的选择。

4. 不要在饥饿时购物

饥饿时购物，容易购买高脂肪、高能量的零食，因此，进餐后再购物是正确的选择。如果你发现自己购物时饥肠辘辘，那就喝点儿水或吃点儿水果。

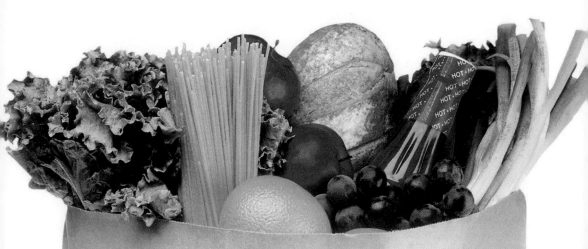

储备这些食物

如果你有充足的食材，健康的膳食可以在几分钟内完成。整理购物清单时，请确保清单上有以下项目。

水果和蔬菜

+ 新鲜蔬菜
+ 预切新鲜蔬菜
+ 冷冻蔬菜（无酱汁）
+ 袋装沙拉
+ 新鲜水果
+ 罐装水果（浸泡在同种水果榨的果汁或水中）
+ 冷冻水果
+ 无脂番茄酱

全谷类

+ 全谷物早餐麦片
+ 大米（糙米、野米、混合米）
+ 燕麦片

+ 全谷物面包
+ 全谷物带馅面包
+ 其他全谷物面食

蛋白质

+ 低脂大豆泥
+ 罐装黑豆或芸豆
+ 低钠金枪鱼
+ 其他含有 Omega-3 脂肪酸的鱼类
+ 去皮家禽肉
+ 豆腐
+ 天然花生酱

乳制品

+ 低脂或脱脂酸奶
+ 低脂或脱脂奶酪
+ 低脂奶油奶酪
+ 脱脂或含 1% 脂肪的牛奶

不含乳制品的食物

+ 椰奶或豆浆
+ 大豆、大米或杏仁奶
+ 无乳奶酪

如何看营养成分标签

营养成分

❶ 每包装 8 份
每份的量   **2/3 杯（55g）**

❷ **每份能量**
千卡   **230**

	% 每日需要量 *
总脂肪 8g	**10%**
饱和脂肪酸 1g	**5%**
反式脂肪酸 0g	
胆固醇 0mg	**0%**
钠 160mg	**7%**
总碳水化合物 37g	**13%**
膳食纤维 4g	**14%**
总糖分 12g	
含 10g 添加糖	**20%**
蛋白质 3g	
维生素 D 2mcg	10%
钙 260mg	20%
铁 8mg	45%
钾 235mg	6%

❸

* % 每日需要量（DV）能告诉你一份食物中的营养成分对每日饮食的贡献；一般的营养建议是每天摄入 2000 千卡能量。

❹ 配料：强化面粉（小麦粉、葡萄糖酸钙、还原铁、抗坏血酸、视黄酸），全麦面粉、有机蔗糖、部分氢化棉籽油、糖浆、膨松剂（碳酸氢钠）、海盐、人造香料

* 每日需要量（DV）可以告诉你一份食物中的营养素对日常饮食的贡献程度。一般营养指南建议每天摄入 2000 千卡能量。例如，膳食纤维的推荐每日摄入量是 28 克，那么 4 克是每日摄入量的 14%。

资料来源：美国食品和药品监督管理局，2016 年。

❶ 查看份数

    一个包装中有多少份？一份可能比你想象的要小。

❷ 查看每份的能量

    40 千卡为低能量；

    100 千卡为中等能量；

    400 千卡及更多为高能量。

❸ 查看占每日需要量的百分比 *

    5% 及更小为低含量。选择饱和脂肪酸、反式脂肪酸、胆固醇和钠含量低的食物为佳。20% 及更大为高含量。维生素、矿物质和膳食纤维含量高的食物为佳。

》限制摄入量的营养素用橙色表示

》应足量摄入的营养素用绿色表示

❹ 查看配料成分

    配料成分是按含量排序的，食品所含的成分越多在营养成分表中排名越靠前。确保糖不是排在配料表中的第一位。糖有许多名字，如高果糖玉米糖浆、大麦麦芽糖浆和脱水甘蔗汁等。

5. 查看营养成分标签

查看营养成分标签上的分量、能量、脂肪、胆固醇和钠（见上一页）。记住，即使是低脂肪和无脂肪的食物也含有很多能量。仔细比较相似的食品，做出最健康的选择。

节省时间的策略

在家准备饭菜不必花很多时间，提前做好计划就可以在繁忙的日程中节省时间。

制订计划

写下你一周的用餐计划并将其贴在冰箱上。这样可以帮助你安排时间、牢记任务并保持动力。

合并准备工作

如果你要切西蓝花用来炒菜，可以顺便把接下来几天要用的所有蔬菜切好，存放在透明的密封容器中，这样在需要时能轻松找到它们。肉类或其他富含蛋白质的食物也是如此，在为做一顿晚餐准备蛋白质食物时，也可以准备好接下来的几餐要用的食物（见第 181 页）。

另一种节省时间的策略是每周留出两次，包括至少周末的一天，来准备大部分食材。每次提前准备 3 ~ 4 天的原料。提前处理食材能够节省不少耗费在厨房中的时间。

使用相同的食材

在两顿饭中使用相同的食材能够节省时间。假设你今晚做炒胡萝卜、青豆和西葫芦搭配糙米饭，那为什么不在另一个晚上要做的汤饭中也使用这些食材呢？这样一次性可以准备两顿饭的食材。

两顿饭都使用了同样的原料，但风味和口感不同。想想其他可以用相同原料做的不同饭菜，将它们一起放在每周菜单上。

多做一些，冷冻保存

如果你要在晚餐时制作耗时的菜

肴，可以多准备一些冷冻保存，之后加热食用。这这种做法适用于一些酱汁和砂锅菜。

这种做法也是单人份食物的不错选择，如裹面包糠的鸡胸肉和皮塔比萨饼坯。多做一些，连同烤盘一起放入冰箱里，待它们彻底冷冻之后，用保鲜膜包裹冷冻保存。想吃的时候拿出加热即可。为了获得最佳风味和口感，在冷冻状态下放入烤箱，在425~450 ℉（218~232 ℃）的高温下烘烤。

明智地使用冰箱

从长远来看，冷冻食物可以为你节省大量时间——但如果你冻完就把它们忘了则另当别论。计划好要冷冻的任何食物。如果你冷冻保存足够几周吃的鸡胸肉，那么要记得每周食用。

冷冻食品应该在 3 个月内食用完毕。标明日期等信息，并保留一份冰箱内食物的清单。定期检查冰箱，处理掉那些无法识别或在冰箱中放置时间过长的食物。

建立进餐习惯

固定进餐时间和习惯。你可能养成下班回家就打开烤箱的习惯；或许当你辅导年幼的孩子做作业时，年长一点的孩子就可以用提前准备好的食材做饭。让家人参与进来，其乐融融。一家人一起做饭不仅能加深感情，还能培养全家的健康生活习惯。

使用剩菜制作第二天的午餐

有意识地使用剩菜。一次性准备两顿饭能够节省时间，剩菜也可以变成一顿丰盛的午餐。你想要更多的变化，尽情地使用晚餐的剩菜。从晚餐中取一块未食用的玉米饼做成午餐卷，再切一块吃剩的烤鸡胸肉做三明治或鸡肉沙拉。

健康的烹饪方法

健康烹饪并不意味着必须成为厨师或花大价钱购买专门的炊具。你只需使用标准的烹饪方法，以健康的方式准备食物就可以了。你还可以使用

厨房里的小窍门

批量准备食物可以节省烹饪时间。以下是一些小技巧。

蛋白质食物

一次性准备做两顿饭的鸡肉、鱼肉或家畜瘦肉。晚餐使用一半，剩余的一半放在一个保鲜盒里，可在冰箱里冷藏 3~4 天。任何肉类重新加热时，内部温度应该达到 165 ℉（74 ℃）。

糙米

糙米味道好，营养丰富，且饱腹感强，但需要大约 50 分钟才能煮熟。为了节省时间可以多做一些。煮熟后将其铺在烤盘上冷却，然后分成半杯左右的小份（或你喜欢的其他分量），放入密封袋冷冻保存。加热糙米饭时，在碗中或大量杯中加水，将米饭浸泡在热水中加热，然后沥干。

意大利面

如果你要在晚餐时做意大利面，可以为以后多做一些。多余的意大利面能在冰箱中冷冻保存 1~2 个星期。如果你今晚做番茄酱意大利面，另一个晚上就可以用多余的意大利面和少许芝麻油、酱油、一些炒菜做捞面。

为了确定意大利面的用量，首先取出一盒里的所有面条（标有 8 人份的量），将其分成 16 等份，然后将每一份分别放入保鲜袋保存。根据 Mayo Clinic 健康体重金字塔的要求，一袋就是一份。

土豆

如果打算一连几天都用土豆做菜，请一次性把土豆切完，然后将它们存放于装有冷水的容器中，放入冰箱冷藏保存。使用前将其沥干，然后像往常一样调味和烹饪即可。

其他原料代替脂肪、糖和盐，来改善你熟悉的食谱（见第185页）。

使用这些方法

以下这些方法可以最好地保留食物的风味和营养，而不会添加过多的脂肪或盐。

✦ 烘焙。 除了面包和甜点，你还可以烘焙大小均匀的海鲜、家禽肉、瘦肉、蔬菜和水果。将食物放入平底锅或盘子（有盖或无盖皆可）并烘烤。如果你以前经常吃油炸食物，那么烘焙是一个不错的替代选择。

✦ 烧烤。 烧烤是将比较薄的食材直接加热，并烤出脂肪。户外烧烤时将较小的食物（如切好的蔬菜）放入长柄烧烤篮或锡箔纸上，防止其从烤架上滑落。室内烧烤时，将食物放在加热元件下方的烤架上。

✦ 烘烤。 烘烤是利用烤箱的高温干热来烹饪放在烤盘上的食物，就像烘焙一样，如果你想避开油炸食物，

烘烤就是一个不错的选择。对于家禽肉、海鲜和家畜肉类，在烤盘内放置一个架子，以便脂肪滴落。烤蔬菜也是健康又美味的选择，在加入蔬菜之前，用少量油搅拌它们或在烤盘上预先刷油。

✦ 嫩煎。 嫩煎是在浅平底锅中烹制小块或薄片食物。质量好的不粘锅，比如硬质阳极氧化锅，烹饪食物时就可以不用太多油。烹饪前将锅用大火加热几分钟，加入食物大约每30秒翻一次。根据食谱，使用低钠肉汤、喷雾食用油、水或酒代替油或黄油。对煎、烧和炒来说，硬质阳极氧化炊具是最好的，因为可以减少油的使用量。

✦ 煎。 在高温下快速灼烧食物表面，可以锁住味道并为肉类和其他蛋白质食物增添酥脆的口感。平底锅中放少许油，高温加热，把食物放进去煎至表面金黄。这种方法适用于所有类型肉类（如家禽肉和瘦牛肉）以及海鲜。一些植物性蛋白质的（如豆腐和豆豉）也可以煎制。

＋炒。炒类似于嫩煎，但烹饪速度更快。最适用于大小均匀的小块食物，在炒锅或大的不粘煎锅中快速连续翻炒，这种方法只需要少量的油或喷少量喷雾食用油。

＋蒸。蒸是最简单的烹饪技术之一，即在沸水上方放多孔篮或竹篮，利用热力使食物变熟。蒸适用于各种蔬菜、海鲜和家禽肉。如果使用添加了香料或美味的汤汁，蒸出的食物也会更具风味。

调味的新方法

你可以用各种香料和低脂调味品（如醋、柑橘汁、低钠腌料或酱汁）代替盐或黄油来增强食物的风味，不要害怕创新。

你可以在烤鸡胸肉上涂抹新鲜的莎莎酱，你还可以使用低脂腌料或香料——月桂叶、辣椒粉、芥末粉、大蒜、姜、鲜辣椒、孜然粉、鼠尾草、墨角兰、洋葱、牛至叶、胡椒粉或百里香粉，让肉类更味美。第 186 页有增强食物风味的简易调料食谱。

在烹饪海鲜、鸡肉和家畜肉以及做沙拉时，菜籽油和橄榄油是最健康的选择。如果想换个口味，可以尝试在菜肴中加入少量薄荷油。椰子油以及由坚果和种子制成的油（如核桃油和芝麻油）可以增添额外的风味，可以在平底锅里少量添加，或者在沙拉和煮熟的菜肴上滴一些。

另一种为食物增添调味汁、腌料、新鲜蔬菜和料理风味的方法是加入一点醋，如香醋、葡萄酒醋或米醋。

为了突出烘焙食品的风味，可以使用更多的香草、肉桂粉或肉豆蔻粉，而非添加更多的糖。

学会搭配食材

做饭时很容易陷入老套。人们往往倾向于一遍又一遍地做同样的事情，但通常的问题是，人们不知道如何搭配食材！

无需购买大量食材来搭配你的三餐，这里有一些小技巧能帮助你对食材进行组合，摆脱旧习惯的束缚。

混搭的正餐

食材搭配没有正确或错误之说。敢于尝试，让味蕾带路，你可能就会发现新的最爱！

第 187 页的表格给出了为肉类和海鲜搭配酱汁的建议，再加上一些富含碳水化合物的食物和蔬菜，就是一顿健康的正餐。以下是一些入门食谱。

+ 第一日晚餐。烤鸡胸肉，涂抹少量的烧烤酱，配烤土豆和烤芦笋。

+ 第二日晚餐。将切碎的火鸡胸肉做成肉丸，煮熟后浇上番茄酱，放在全麦意大利面和烤球芽甘蓝或烤西葫芦片上。

+ 第三日晚餐。炒虾仁，淋上照烧酱。将它们与炒辣椒、胡萝卜和西蓝花一起配糙米饭食用。

+ 第四日晚餐。玉米牛肉卷。把牛瘦肉碎放在全麦玉米饼里，再放入生菜、番茄、洋葱和辣椒，卷起来食用。

+ 第五日晚餐。煎或烤金枪鱼，淋甜芒果酱，配烤红薯条、蒸胡萝卜和青豆。

混搭的沙拉

沙拉是在饮食中加入更多蔬菜和水果的好方法。你可能会认为沙拉只是一盘生菜和番茄，上面放着面包和调料。但其实有很多方法可以制作健康又美味的沙拉。

不要害怕尝试。看一下第 187 页的表格，制作一份营养美味的沙拉，请从每一列中挑选一种或多种食材。

例如，选择芝麻菜和生菜，撒上黑豆、番茄、黄瓜、橙甜椒、葵花子仁和磨碎的帕尔玛干酪，再淋一点儿香醋和橄榄油。

调整食谱

食谱中用到的食材	替代食材
黄油 **人造黄油** **起酥油** **动物油**	+ 在三明治中，用番茄片、番茄酱或芥末粉代替油类 + 用炉灶烹饪时，用少量健康油（如橄榄油、菜籽油或花生油）或烹饪喷雾煎炸食物，或用肉汤煮食物 + 在腌料中，用稀释的果汁、葡萄酒或香醋代替油类 + 在蛋糕或甜品中，用等量的无脂原味酸奶、西梅泥等代替一半的油类 + 为避免烘焙食品发潮变质，请勿用油代替黄油或起酥油；也不要使用减重用的、打发的奶油或盒装人造黄油代替普通人造黄油
肉	选择瘦肉。在汤类或炒菜中，可用豆类或蔬菜代替大部分肉。每道菜肴中肉的体积不要超过 1 副牌的大小——多吃蔬菜
全脂牛奶（普通牛奶或淡奶）	选择脱脂牛奶或含 1% 脂肪的牛奶
全蛋（含蛋黄和蛋清）	在早餐或烘焙食品中，用 1/4 杯（60 克）鸡蛋替代品（如豆类）或 2 个蛋白替代 1 个全蛋
酸奶油、奶油奶酪	购买蘸酱、抹酱时，要选择无脂、低脂或清淡的品种。但是，无脂、低脂和清淡的品种不适用于烘焙
糖	在大多数烘焙食品中，可以在不影响口感或味道的情况下将糖的用量减少一半，但每杯面粉应与不少于 1/4 杯的糖混合，以保持烘焙食品口感湿润
精白面粉	用全麦粉或普通面粉代替一半或更多的精白面粉
盐	+ 使用香草（1 汤匙新鲜的 = 1 茶匙烘干的 = 1/4 茶匙粉状的），在烹饪结束时加入，可以根据个人口味随时添加 + 烘烤发酵食品时需要添加盐。其他情况下（如制作饼干和饼干棒）可以将盐的用量减半，煮意大利面时则不需要放盐

涂抹调料

以下是一些调料的制作方法，这些调料可以用来给肉类、海鲜甚至蔬菜调味。

香草涂抹调料

原料

2 汤匙	切碎的新鲜百里香
2 汤匙	切碎的新鲜迷迭香
2 汤匙	切碎的新鲜欧芹
1 汤匙	切碎的新鲜大蒜
1 汤匙	洋葱粉
1 汤匙	盐
1 汤匙	橄榄油

做法

将所有原料放在一个中等大小的碗中混合均匀。将混合好的调料涂抹在所选的肉上。将肉的每一面煎2~4分钟，然后转小火继续煎，直到达到合适的内部温度。

烤肉涂抹调料

原料

2 汤匙	橄榄油

1 汤匙	蒜末
1 汤匙	切碎的新鲜牛至叶
1 茶匙	粗盐
1/2 茶匙	黑胡椒粉

做法

混合所有原料，在烹饪之前将调料涂抹在肉、海鲜或蔬菜上。

烧烤调料

原料

1/3 杯	辣椒粉
1/4 杯	红糖
2 汤匙	黑胡椒粉
2 汤匙	盐
2 茶匙	芥末粉
2 茶匙	辣椒

做法

这款调料可以提前制作并放在密闭容器中冷藏保存，最适合搭配猪肉、牛肉和鸡肉。

意大利香草调料

原料

2 汤匙	干罗勒叶
2 汤匙	干牛至叶

试试这些肉中的一种	用这些酱汁中的一种	加上以下碳水化合物中的一种	大部分蔬菜	
牛里脊肉 鸡胸肉 牛瘦肉馅 火鸡鸡胸肉馅 猪里脊肉 火鸡鸡胸肉	+ 烧烤酱 + 海鲜酱 + 番茄酱 + 果酱 + 照烧酱	+ 糙米 + 糙米抓饭 + 南瓜 + 土豆泥或带皮的烤土豆 + 杂粮或全麦意大利面 + 烤土豆条或红薯条 + 带皮的烤红薯 + 全麦面包 + 全麦宽粉条 + 全麦玉米饼	+ 芦笋 + 甜菜 + 西蓝花 + 卷心菜 + 菜花 + 茄子 + 生菜 + 防风草 + 荷兰豆 + 甜豌豆 + 萝卜	+ 豆芽 + 青椒 + 球芽甘蓝 + 胡萝卜 + 黄瓜 + 青豆 + 蘑菇 + 豌豆 + 菠菜 + 矮南瓜 + 西葫芦
试试这些海鲜	**用这些酱汁中的一种**			
鳕鱼 大比目鱼 三文鱼 扇贝 鲈鱼 虾 罗非鱼 金枪鱼	+ 脱脂意大利调味酱 + 柠檬莳萝酱 + 虾酱 + 芝麻酱 + 糖醋芒果汁或菠萝汁 + 照烧酱 + 白葡萄酒			

尝试这些绿色蔬菜中的一种	配这些蔬菜中的一种	加这些蛋白质食物中的一种	加这些配料中的一种	加这些酱中的一种
芝麻菜 羽衣甘蓝 贝比生菜 白菜 长叶生菜 莴苣 菠菜 什锦生菜	+ 洋蓟 + 甜菜 + 青椒 + 西蓝花 + 胡萝卜 + 菜花 + 黄瓜 + 蘑菇 + 洋葱 + 豌豆 + 萝卜 + 番茄	+ 黑豆 + 鸡胸肉 + 毛豆 + 老豆腐 + 鹰嘴豆 + 煮鸡蛋 + 芸豆 + 牛瘦肉 + 三文鱼 + 虾 + 火鸡鸡胸肉	+ 油炸面包丁 + 干果 + 水果 + 硬质奶酪或干奶酪 + 坚果 + 种子	+ 香醋 + 香菜青柠酱 + 凯撒酱 + 意大利酱 + 低脂牧场酸奶酱 + 低脂覆盆子酱 + 橄榄油 + 其他种类的醋 + 沙拉酱或墨西哥风味酱

1 汤匙	大蒜粉	1/4 茶匙	黑胡椒
1 汤匙	洋葱粉	做法	
1 茶匙	茴香粉		
1 茶匙	盐		

这款调料可以提前准备好，它适合搭配鸡肉、羊肉、猪里脊肉和蔬菜。

第17章

外出就餐

　　外出就餐既方便又高效，甚至有时是必需的——承认吧，我们都很享受它。但是你在外面吃得越多，就越有体重上升的风险。通过养成一些健康的习惯，你可以享受外出就餐的乐趣，而不用担心长胖，关键是做决定时要明智。

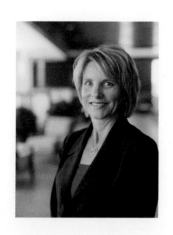

克里斯汀·R. 施密茨
注册营养师，临床营养师

美国人喜欢出去吃饭。从全美国来看，人们比以往任何时候都更喜欢外出就餐——每周至少4次！

根据美国商业部提供的最新信息，如今美国人在餐馆的花销比在杂货店的要多。这对健康和腰围都有不利影响。与在家吃饭相比，在外吃饭很难吃得健康。

最近数据显示，连锁餐厅的一顿饭平均含有大约1300千卡的能量。如果你的每日能量目标是1200千卡，那么连锁餐厅的一顿饭提供的能量比你一整天摄入的还多。

永远不外出就餐是不现实的。外出就餐很有趣，也很方便。但是，如果我们降低在外吃饭的频率，会对身体有很大的好处。让外出吃饭成为一种享受——并在外出吃饭时选择能量较低的健康饮食，而不是典型的1300千卡饮食。现在很多连锁餐厅都被要求列出它们的餐点的能量，这样消费者更容易做出健康的选择。

在本章中，我们给出了外出就餐时选择食物的提示和建议。你会发现你外出就餐不仅可以理智地吃东西，而且仍然可以尽情享受美食的乐趣！

是的，你可以外出就餐而不会破坏减重计划，但需要更加明智的选择。外出就餐并不意味着你在家中遵守的规则不适用，但这并不意味着你会有不愉快的经历。你即使正在努力减重，你也可以品尝美味佳肴，享受外出就餐的美好时光。

请记住，外出就餐不仅仅适用于餐厅。无论你是在咖啡厅享用下午茶，或者在便利店购买食物，还是参加聚餐等活动，这些都属于外出就餐！要与往常一样，选择合适的食物是关键。

提前计划

在外出就餐时，充分准备可以使一切变得不同，走出家门之前就应该为减重做好准备。

考虑周全。 在你没有很多时间的情况下，去快餐店吃似乎最省事，但请记住还有其他选择。你可以在便利店停下来买些水果、袋装沙拉或小三明治。如果你时间比较充裕，就去一家提供低能量、且菜单上有大量水果和蔬菜的餐厅吧。

上网搜索餐厅信息。 查看你心仪餐厅的菜单。当你到达餐厅时，很难仔细研究该吃些什么。因此，你可以在网上查看有哪些餐厅提供符合你饮食计划的饭菜。你甚至可以在一些连锁餐厅的网站查找有关营养成分的信息。如果餐厅也提供了食物的能量信息，请选择能量为 500～600 千卡的套餐，要记得确认是否有低能量的开胃菜或其他健康的选择。

先吃些点心。 如果你和朋友一起吃晚饭，可以在出发前 1～2 小时吃点儿东西。这样你既不会饿着肚子，又不会过多点餐，也不太可能用正餐前摆在桌上的薯条、莎莎酱或面包卷填饱肚子。

计划好一整天的饮食。 如果你某天会在外面吃一顿饭，那么其他餐次就吃得清淡一些。

不要在路上吃东西。 即使你的一天很忙，也请花几分钟坐下来吃饭。边走路边吃东西更有可能吃得太多太快，并做出不健康的食物选择。走路时，你很难会去吃沙拉！最终结果就是：事后你会感到内疚和沮丧。

在快餐店就餐

快餐店随处可见，而且很受欢迎。除此之外，当你没有太多时间时，快餐店可以快速提供餐点。

但经常在快餐店吃饭并不是一个好主意。也许最大的原因是快餐大多高能量，而且分量非常大。但这并不意味着偶尔去快餐店吃饭是不可以的，只是你要足够理智。

幸运的是，如今在快餐店和其他连锁餐厅非常容易找到健康的食物。美国食品药品监督管理局已经制定了关于连锁餐厅营养成分标签的规定（见第 192 页）。

所有拥有 20 家及以上分店的快餐店和连锁餐厅都必须在其菜单或广告牌上提供有关其供应食物的营养成分的信息。这些规定也适用于快速点餐窗口、面包店和咖啡厅，以及许多自动售货机。

发现提示

无论你在哪里吃饭——在快餐店还是传统的餐厅，都要在菜单上寻找有关食物烹饪方法的提示（词）。

某些词，如**裹面包屑、奶油或油炸**是高能量的提示。你要寻找名字中带有**烤、烘或蒸**等字眼的食物。

在烹饪菜肴时添加的成分——如烹饪用油或黄油——具有潜在的能量。用于增强食物风味、颜色或质地的食材也是如此，如酱汁、浇头或调味料。

问题是，你可能没有意识到这些潜在的能量，对常在外吃饭的人而言尤其如此。他们认为自己正在吃一些健康的东西，但并没有意识到这些食材潜在的能量。

还要注意一些流行语，如**美食家**或**自制**。这些流行语描绘的饮食看似健康，但实际上可能含有潜在的大量能量。

吃什么，不吃什么

下次你在快餐店就餐时，请注意食物的能量。花几分钟来比较一下菜单上的项目，你会有收获的。让我们来看看一些受欢迎的连锁店的例子（和能量）。

麦当劳		
黄油牛奶脆皮鸡肉三明治（580千卡）配大薯条（510千卡）	与	工匠烤鸡肉三明治（380千卡）配水果和冻酸奶（150千卡）
总能量：1090千卡		总能量：530千卡
赛百味		
1英尺（约30厘米）腌牛肉丸三明治（960千卡）配薯片（230千卡）和饼干（210千卡）	与	6英寸（约15厘米）蔬菜三明治（230千卡）配1碗玉米杂烩（150千卡）和苹果片（35千卡）
总能量：1400千卡		总能量：415千卡
汉堡王		
双层汉堡加芝士（930千卡）和香草奶昔（580千卡）	与	花园烤鸡肉沙拉配脆皮鸡，不加调料（320千卡）和20盎司（约600毫升）甜茶（120千卡）
总能量：1510千卡		总能量：440千卡
星巴克		
20盎司（约600毫升）（超大杯）白巧克力摩卡配脱脂牛奶（440千卡）和鲜奶油（70千卡）	与	12盎司（约360毫升）（中杯）香草拿铁（150千卡），加脱脂牛奶，不加鲜奶油
总能量：510千卡		总能量：150千卡
橄榄园		
奶油虾仁意大利细面（1150千卡）配2根蒜香面包（280千卡）	与	香草烤三文鱼（460千卡）和沙拉（配低脂沙拉酱）（100千卡）
总能量：1430千卡		总能量：560千卡
红辣椒		
墨西哥玉米卷饼配米饭（1090千卡）和黑豆（120千卡）	与	巴西辣鸡（420千卡）配芦笋和大蒜烤番茄（70千卡）
总能量：1210千卡		总能量：490千卡
苹果蜂		
波本街牛排（700千卡）和烤土豆（460千卡）	与	辣味沙朗牛排和全谷物（380千卡）配蒸西蓝花（90千卡）
总能量：1160千卡		总能量：470千卡

来源：Nutrition information from McDonald's, Subway, Burger King, Starbucks, Olive Garden, Chili's, Applebee's, 2016.

如果你不确定餐点的成分或烹饪方法，可以向服务员或厨师咨询。

其他食物

当你外出就餐时，尤其是在坐下慢慢享用美食的餐厅，选择主菜只成功了一半，还有餐前、餐中或餐后的其他食物呢！即使你点了健康的主菜，你也可能会被各种各样的小菜所阻碍。

+ 开胃菜。开胃菜要避免选择油炸或裹面包屑的食物，这些食物通常能量很高。应选择主要包含蔬菜、水果或鱼的开胃菜。新鲜水果和虾仁配柠檬的拼盘是个不错的选择。

+ 汤。最好的选择是肉汤或番茄汤。奶油汤、杂烩汤和玉米浓汤的能量通常较高。

+ 面包。松饼、大蒜吐司和羊角面包，比全麦面包、面包棒和饼干含有更多的脂肪与能量。要求服务生不提供面包，这样可以抵御诱惑。

+ 沙拉。你最好的选择是生菜或菠菜沙拉，配上油醋汁或低脂酱汁。

限制所有高能量的添加物，例如奶酪和油炸面包丁。加了蛋黄酱的沙拉，如土豆沙拉或通心粉沙拉，通常能量较高。（更多关于沙拉的小贴士见第 197 页。）

+ 配菜。选择蒸蔬菜、新鲜水果、糙米、烤土豆或煮土豆，而不是高能量的小食，如炸薯条、洋葱圈和薯片。

+ 调味品。自己添加调味品，以便控制使用量。限制高脂肪的含奶油的酱汁，如蛋黄酱和黄油。芥末、胡椒、莎莎酱、柠檬和酸橙汁都是不错的选择。

+ 饮料。汽水、含糖咖啡饮料和含酒精的饮料会迅速增加能量的摄入。应选择不含能量的饮料，如水或不加糖的茶或咖啡。如果你点了酒精饮料，请不要额外添加糖，它们的能量很高。有关葡萄酒、啤酒和烈性酒中能量的更多详细信息见第 159 页。

你的外出就餐指南

不选	选
油炸、裹面包屑或裹面糊炸的食物	+ 户外烧烤 + 烘焙食物 + 不加黄油的烧烤 + 烤的食物 + 蒸的食物 + 水煮的食物
炸薯条、洋葱圈或其他油炸食物	+ 蒸蔬菜 + 油醋汁沙拉 + 新鲜水果
芝士酱或奶酪	+ 番茄酱或红酒调味汁
奶油沙拉酱	+ 油醋汁
奶油浓汤	+ 蔬菜清汤 + 番茄汤或其他蔬菜汤
蛋黄酱、黄油、酸奶油和塔塔酱	+ 芥末 + 柠檬汁或酸橙汁 + 香草 + 胡椒粉 + 辛香番茄酱
含糖饮料	+ 柠檬水 + 低脂或脱脂牛奶 + 不加糖的茶或咖啡
混合酒精饮料	+ 红酒 + 淡啤酒
蛋糕、派、芝士蛋糕和冰激凌	+ 雪糕或冰糕 + 小块甜曲奇 + 小块天使蛋糕

+ **甜点。**吃完主餐再考虑甜品，因为吃完饭后你可能甚至不想吃甜点了。如果真的很想吃甜点，那就与同伴分享吧！健康的甜点选择包括雪糕或冰糕等。

更有帮助的策略

外出就餐，你可能有超出自身需求的点菜冲动以及吃掉盘子里每一点食物的冲动——即使这些分量对一顿

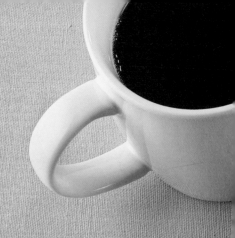

饭来说太大了。

不幸的是，提供大分量食物已成为大多数餐馆的常态。人们喜欢大分量食物，这让人觉得物有所值。问题是，餐厅提供的食物越多，顾客通常会吃得越多——即使你经常觉得吃得再少一些也会饱。

另外，你如果认为自己吃的东西是健康的，可能就会吃得更多！请记住，即使你正在吃的是烤鸡肉三明治，也并不意味着你可以点超大份。

以下是一些有助于外出就餐时控制食量的策略。

在西餐厅就餐时

＋**寻找盟友。**如果和你用餐的伙伴也想吃得健康，那么与他（她）一起享受美食吧。

＋**让服务员成为你的伙伴。**不要害怕寻求服务员的帮助——比如把调味品与菜肴分开，单独放置，或用蒸西蓝花代替洋葱圈。

咖啡

当你试图限制能量摄入时，喝一杯黑咖啡是一个不错的选择，它的能量只有 2 千卡——而且它不含脂肪。问题是，现在喝黑咖啡的人似乎越来越少。现在的咖啡厅提供多种类型的咖啡饮料，其中可能包含很多添加成分。即使这些添加成分只有一汤匙，也会显著增加能量。

＋鲜奶油：51 千卡

＋蔗糖：49 千卡

＋咖啡伴侣：18 千卡

＋脱脂牛奶：5 千卡

在购买瓶装咖啡前查看营养信息。一些咖啡饮料更像是甜点，一瓶可能含有数百千卡能量，偶尔放纵一下也不错。但请记住，在减重时，所有能量摄入都应该算在总能量内——即使是液体形式的能量。

+ **询问分量。**一些餐厅提供 1/2 份或 1/3 份主菜，有时它们被列为午餐的选项。不要以为它们太少了，即使它们看起来很少，吃完后你也可能仍有强烈的饱腹感。

+ **加盐或其他调味品前先尝尝。**你可能会发现食物已经很鲜美了，无需添加任何东西。

+ **注意进食顺序。**蔬菜或水果作为配菜可以先吃，再开始享受主菜。用配菜预先填充肚子后，你就可以少吃主菜了，而主菜所含的能量可能更高。

+ **注意盘子的尺寸。**餐厅使用的盘子通常比你在家使用的盘子大。只吃中等大小的餐盘可以装下的食物量。

+ **要求打包。**一旦你感到饱了，请让你的服务员拿走餐盘。如果有剩菜，就把它们带回家再吃一顿。更好的做法是要求在上菜前就将一半的食物打包。

+ **享受共度的时光。**努力专注于和同伴交流，这样你就会发现你吃得更慢，而且吃得更少。

在快餐店就餐时

+ **寻找"轻"或"健康"的食物。**在菜单的这一部分，你要寻找低能量的选项，比如水果和蔬菜。

+ **不要点大份食物。**它们的能量可能是小份食物的两倍。

+ **选择烧烤类食物。**点烤肉而不是裹了面包屑油炸或直接油炸的食物。烤鸡肉三明治的能量比炸鸡三明治的少 1/3。

+ **寻求替代品。**如果点了一份套餐，可以询问店家你能否将配菜中的炸薯条换成沙拉。如果没有，就避免点套餐，选择单点食物。

在吃自助餐或简餐时

+ **浏览菜品。**比起立刻就餐，不如先看看有什么可吃的。在吃饭前花点儿时间，你更有可能在自助取餐时做出健康的选择。

+ **做计划。**提前决定你要吃什么，并坚持你的计划。

+ **多选择水果和蔬菜。**先选半盘水果和蔬菜，然后从那些看起来健康的其他食物中挑选一些你想品尝的。

+ **色彩丰富。**颜色多样说明水果和蔬菜种类丰富。

+ **使用小盘子。**选择小盘子而非大盘子来装食物。

+ **不要堆得太满。**在食物之间留出一点儿空间，有助于控制分量。

+ **只取一次餐。**坐在远离自助餐台的位置，对控制食量会有所帮助。

沙拉餐吧

无论是在自助餐厅、当地食品店还是在高档餐厅用餐，你可能认为在沙拉餐吧用餐是最健康的选择，如果你做出谨慎的选择，这可能确实很健康。但是如果你在盘子里装满高能量和高脂肪的食物，你最终会摄入比你预期要多得多的能量。

+ **以绿色蔬菜为主。**生菜、混合蔬菜或新鲜菠菜是健康沙拉的基础。

+ **新鲜蔬菜和水果。**餐盘中堆满新鲜蔬菜和水果，如番茄、胡萝卜、西蓝花、花椰菜、黄瓜、萝卜、甜椒、菠萝、哈密瓜、西瓜、葡萄和草莓。

+ **限制其他食物的摄入。**许多人错误地选择了含高能量配料。应限制奶酪、培根和黄油面包丁的摄入，不要吃意大利面搭配的奶油沙拉或土豆沙拉。

+ **注意调料的使用。**选择脱脂或低脂、低能量的调料，如低脂意式调味料或低能量的法式酱料。醋也是不错的选择。

健康的异国美食指南

地方风味的餐厅往往会提供大分量食物，你可以与他人共享一道主菜或将其中一半打包带回家。

以下是一些建议，有助于你在品尝异国美食的同时，也不要放松对能量、脂肪和胆固醇摄入量的控制。

意大利菜

+ **选择以番茄为主要原料的酱汁。**避开带有奶油的菜肴，如阿尔弗雷多意大利面。酱汁可以选择用番茄、大蒜和洋葱制作的调味汁（意大利红酱），用红酒制作的调味汁（马萨拉酱），或用番茄、香草和红酒烹制的调味汁（意大利炖菜酱）。另一个不错的选择是新鲜蔬菜配意大利面。

+ **限制奶酪的摄入。**少许奶酪能为食物增添风味、丰富口感，但过多的奶酪会使你摄入过量的能量。

+ **远离富含脂肪的肉类。**避开脂肪含量过高的蛋白质类食物，如香肠。

+ **拒绝填馅意大利面。**它们通常填满了奶酪或肥肉。

+ **选择素食汤。**选择蔬菜浓汤或意大利面豆子汤。

墨西哥菜

+ **跳过薯条。**大约 20 根薯条和 2 汤匙辛香番茄酱含有高达 300 千卡的能量。

+ **避开油炸主食。**避免食用油炸主食，如炸墨西哥卷饼和油煎面卷饼。

+ **选择塔可玉米饼。**塔可玉米饼是一个明智的选择，其外壳通常比其他非油炸墨西哥主食的小，如玉米煎饼和安吉拉辣肉馅玉米卷。每次就餐点两份塔可玉米饼就够了。大胆尝试一下鱼或大豆馅的塔可玉米饼吧。

+ **不要全部吃光。**墨西哥餐厅的主菜通常放在超大的盘子里，还配有米饭和豆子。一杯米饭和半杯炸豆泥能为你的一餐增加近 400 千卡的能量，建议把一半菜打包带回家。

中餐

+ **选择炒菜。**选择含有大量蔬菜的炒菜，肉类则不应该裹面包屑再烹制。要求店家在烹饪过程中少放油或不放油，并限制自己只吃一份——即10英寸（约25厘米）的盘子能轻松装下的量。

+ **选择蒸米饭。**炒米饭是用油烹制的，而这样做会增加能量的摄入。

+ **避开油炸的开胃菜。**选择春卷或蒸饺，而不是炸蛋卷或锅贴等油炸（煎）的开胃菜。

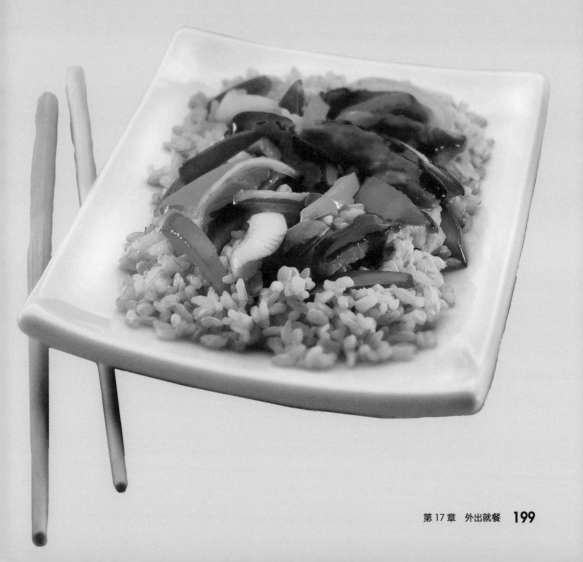

第 18 章

如何改变行为

　　新生儿对食物的需求非常直接：饿了就会哭；吃饱时，就拒绝进食。你现在可能不会像婴儿时期那样做了。随着时间的推移，你会因饥饿以外的因素形成一套饮食习惯，你的进食需求通常是由大脑反射而不是空腹引起的。但是你可以改变这些习惯，并培养新的健康的行为习惯。

此时此刻正在阅读本书的你，将已经朝着健康生活的终身承诺迈出了一大步。你正在踏上健康之旅——一段充满挑战和自我发现并终将成功的旅程。

你要知道，这次旅程中可能存在障碍，即使是最深思熟虑的计划，也需要在实施过程中不断调整，因为这就是生活。

偶尔的"休息日"并不意味着失败。它只是说明你需要以重新回到计划中来并勇敢面对明天，要对自己的成功充满信心。

认清面临的障碍。行为的养成需要几个月甚至几年的时间，所以不要认为你可以在一夜之间改变这些行为。

改变生活方式绝非易事，你的新习惯需要足够的时间才能变得自然而然。

多多支持和鼓励自己，也别忘了奖励自己。不管成就有多小，每一次成功都是胜利。这是你的旅途，尽情享受吧！

坚定决心

不幸的是，许多人调整饮食时，只坚持了 1~2 周就选择了放弃。这通常是因为他们无法改变不健康的行为，因此很快失去了决心。他们可能无法抗拒高能量食物，也可能在下班后因太累或太忙而无法运动，或者可能难以设定和追踪每周目标。

为了达到并保持健康的体重，你需要识别不健康的行为并努力做到永久地改变它们。这需要很大的决心，也需要动力。

为了增强你的决心，在你采取具体措施来尝试改变行为之前，回顾一下**减重**时的激励因素。

为改变做准备

唯一被证明能达到和保持健康体重的方法——少吃多动——这听起来很容易做到。但任何尝试过减重的人都知道，做起来比听起来更具挑战性。

这是为什么呢？会有什么障碍？通常情况下，这是我们已经形成了不良的行为习惯。

为了减重，你需要考虑从关键的潜在因素入手，而不仅仅是吃什么或做什么。情绪、社会压力、条件性思维、缺乏自省、身体症状和其他因素都会影响你的行为。

改变这些根深蒂固的行为是一个高度个性化的过程。改变的方法、时间和速度因人而异。

当你想在生活中做出重要改变，以下几条原则会对你有所帮助。

+ 这不是比赛。有时，一点点冲击疗法可以帮助你以不同的方式思考和行动。这就是所谓的"**减重**最初的两周是为了让你摆脱既往的行为习惯，并向你展示改变带来好的结果"。

但长期的生活方式改变通常不会在一夜之间发生，摒弃不健康的行为并培养新的健康的行为，从而永久减轻体重，这需要时间和勇气。做好长期减重的计划，如果你需要提醒和动力，你可以重复**减重**阶段的做法。

+ 不要太在意体重秤上的数字。定期称体重有助于减重，但不要让体重每日变化影响情绪。这个数字可能仅仅反映了水分的变化。你可以更好地控制吃什么和做什么，而不是控制体重秤上的数字，所以你的目标是专注于这些行动。

+ 允许小失误。可能会有几天你比预期吃得更多或运动更少，这就是所谓的"失误"。偶尔失误是不可避免的，但重要的是不要将失误作为放弃的借口，你要为此类情况制订计划。有关失误的更多信息见第 20 章。

改变你的行为

行为改变不是偶然发生的。如果想对饮食习惯和运动习惯做出持久的改变，你需要详细的计划。

很多策略可以帮助你形成并适应更健康的行为。每个人都有自己的方法和节奏。而且你对不同的行为改变应该有不同的计划，重要的是清楚地识别那些妨碍你减重的行为，并找到健康的方法来应对。

以下是可以改变不健康行为的方法，供你参考。

1. 列出你认为不健康的行为。常见的不健康行为包括吃得太快，一天只吃零食不吃正餐，情绪性进食，在天气不好或看电视时减少活动。

2. 选择一种你想要改变的行为。试图一次性改变清单上的所有行为会让人感到不知所措，也增大了你失败的概率。请每一次只专注地改变一种行为。

3. 当你考虑改变策略时，请思考你是如何养成这种行为的。是否存在养成不良行为的根本原因？例如，你整天吃零食是否与持续的压力有关？你从这种行为中能获得什么？是否有更健康的方法来解决问题？这种行为造成的负面后果是什么？确定这些因素有助于从根本上改变不良行为。

4. 集思广益改变这种行为的方法。想出 5~7 个可能的解决方案，然后选一个你认为切实可行的策略。

把厨房门锁起来和出门不带钱是防止吃零食的两种方法，但它们并不现实。吃健康的午餐和好好运动是更现实的做法。你的其他方案也可以作为备选。

5. 制订计划来督促这一方案。如何确保白天有时间吃饭和运动？一种选择是每天在午餐时间预留 30~60 分钟用来运动，这段时间不要安排其他工作。

6. 识别障碍。寻找可能干扰减重计划的潜在因素，并制定应急方案。例如，如果你无法在工作时间运动，可以尝试在早上上班前运动。

7. 设定达标日期——让改变行为变成习惯。为改变找到舒适的节奏。这取决于你想改变什么样的行为，有

减少压力

压力会损害你的健康，导致体重增加并造成睡眠问题——所有这些都会让你产生更大的压力并破坏你的减重计划。要在高压时期保持正轨，请尝试以下 4 步策略。

1. **观察你的压力来源。** 当你感到不知所措或心烦意乱时，请在日志或笔记本中记下特定情况。 **记录** 你可能意识到压力是由外部因素（如环境、家庭关系或不可预测的事件）以及内部因素（如消极态度、不切实际的期望或完美主义）引起的。

2. **评估你的压力。** 尝试从根源上找出问题，然后问问自己，"我能改变这种情况吗？"或"我可以提高应对这种情况的能力吗？"例如，如果你在决定参加某些社交活动时总是感到压力重重，要问问自己为什么会这样。是因为你不喜欢你的衣服还是因为你担心某人或某个团体会如何评价你？一旦你知道压力的根源是什么，你就可以采取措施来应对它。

3. **评估你的职责。** 你是否在透支自己，无论是在家里、在工作中，还是两者兼而有之？如果是这样，你能不能把一些任务分给他人？其他人可以帮助你吗？你能拒绝新的任务吗？日常或每周评估和审视你的职责，尽量不要过度勉强自己。

4. **学会放松。** 制订一个能帮助你在有压力时放松的策略（最好能积极主动、每天练习以缓解压力）。行之有效的减压策略包括运动、深呼吸和肌肉放松技巧，还有开怀大笑。这些都为减轻压力提供了一个积极的发泄渠道，这样你的减重计划就能继续正常进行了。

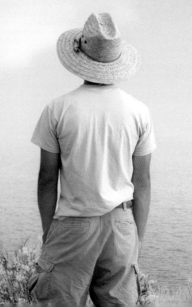

的可能只需要几天，而有的可能需要几周或几个月。把设定的达标日期记录在日志中。 **记录 ▶**

8. **在达标日期进行评估。** 什么有用什么没用？你还有什么不同的做法？如果你没有达成目标，是什么原因导致的？什么妨碍了你？

9. **思考需要做什么来维持好习惯。** 实现目标后并不意味着你现在可以停止努力。如果你又让工作占用午餐时间，你会重新养成不吃午饭只吃零食的旧习惯。想想你需要做什么才能使健康行为常态化。

10. **完成计划后，再次按照方案改变另一个不健康的行为。** 将以往的体会运用在实践中，能帮助你在改变下一个行为的过程中取得成功。

更多行为改变技巧

除了刚刚阅读的策略之外，你还可以采取其他可能对你有所帮助的技巧。

＋ 记录饮食日记。 它有助于在改变行为之前了解该行为出现的原因。做到这一点的最好方法之一是写饮食日记，不仅要记录你吃了什么，还要记录你吃东西的原因，尤其在你不饿的时候。使用 Mayo Clinic《饮食生活日志》、笔记本、在线日志或手机应用程序来跟踪吃的东西及进食原因。 **记录 ▶**

＋ 保持专注。 吃东西的时候要集中注意力。为了保持专注，你不能做任何其他事情——不要阅读或看电视，专注于品尝你的食物。吃东西应该给你带来快乐，而不仅仅是为身体提供能量。

＋ 遵守时间表。 如果你的日记表明你一天中很多次进食，制订一个进餐时间表可以让你更好地控制饮食。这并不一定意味着必须按照传统的早餐、午餐和晚餐来制订饮食计划。

制订一个方便可行的时间表，在饥饿时进食。时间表要灵活，不要设定确切的时间点，预留出 30～60 分钟的弹性时间。

你可能会发现一天吃三次正餐和两次加餐更适合你，或者六次少量进餐更符合你的日程安排。重要的是坚持按照计划进餐。但是不要超过四五个小时不吃东西，因为你可能会变得极度饥饿导致暴饮暴食。

+ **提前计划。**尝试至少提前一天计划当天要吃什么。你的决定在一定程度上取决于你的每日能量目标。提前做计划意味着你可以在进餐时准备好食材，并且可以即时烹饪。当你饿着肚子回家时，这有助于防止你抓起手边剩下的比萨饼大吃一顿。

提前计划还意味着你要打包早餐、小吃甚至午餐去上班。这使你无需依赖自动售货机或快餐，也无需做出冲动的食物选择。可以提前准备一些健康的小零食，如低能量爆米花、切好的蔬菜或水果。

+ **选择合适的用餐地点。**指定一个合适的地方吃饭，最好是在餐桌上。即使你一个人吃饭，也要布置好餐桌。环境尽可能舒适，并且没有干扰。通过固定进餐地点，你可以将这个地点——而且只有这个地点——与吃饭联系起来。

+ **抵御诱惑。**你可能会自欺欺人地认为扔进购物车的那袋巧克力花生是为某个特殊场合准备的，但是，你一旦把它放在家里，能抵御它的诱惑不去尝尝吗？从这个角度上说，不要购买会诱惑你的高能量零食。

+ **"眼不见，心不烦"。**如果你确实需要将诱人的食物放在家里，请将它们放在你看不到的地方，尤其在你的日记显示进食冲动是由视觉触发的情况下。

+ **靠饥饿感而不是不良情绪进食。**食物能带给人满足感，许多人在尝试解决问题时会不自觉地吃下食物。正因为如此，人们往往会忘记真正的饥饿是什么感觉。你可以尝试几个小时不吃东西，看看感觉如何。

心情不好的时候，不要试图用食物来安慰自己。如果你累了，那就休息或冥想。如果口渴了，就喝一杯水。如果你感到焦虑，那就去散步。

不要让吃成为你对每种情况的万能反应。

如果有进食的冲动，但不确定是否饥饿时，请等待 15～30 分钟，看看感觉如何。这里有一个提示：如果你无法决定想吃什么，很可能因为你不是很饿。

✛ 吃饱了就停止进食。无论你小时候从父母那里学到什么，你现在都不必吃完盘子里的所有食物，即使你认为分量是合理的。因为在进食之前，你并不知道多少食物能满足你的饥饿感。

慢慢吃，细细品味每一口，吃饱了就停止进食。如果你不善于发现饱腹感，那就先吃盘子里的一小部分，如果没饱的话再多吃一点。

✛ 解决压力。进食通常与压力有关，但是为了缓解压力而吃东西总是导致暴饮暴食。寻找其他应对压力的方法，可以防止过度进食和不必要的体重增加。

让计划变得现实且令人愉快

成功控制体重的重要步骤之一是设定切合实际的目标和期望。如果你将期望设置得太高，或者给自己设定了一个不可能实现的目标，那么就要做好失败的准备。

从小事做起，日复一日。你如果知道自己能够做出什么改变，向这种符合自身条件的目标努力，那么你更有可能成功。

同样重要的是，要享受生活方式的改变并从中获得满足感。有意识地将满意度加入你的目标。一项研究结果表明，那些完成医学减重计划后成功控制体重的人，对日常活动的数量和质量的满意度是他们成功的重要因素。你如果不喜欢计划中的减重过程，你就不会坚持执行这个计划。

当考虑你的目标和期望时，看看你在**减重**阶段的结果。翻阅你的日记，找出哪些对你有效，哪些无效，以及你喜欢什么和不喜欢什么，并在设定长期目标时以此为基础。

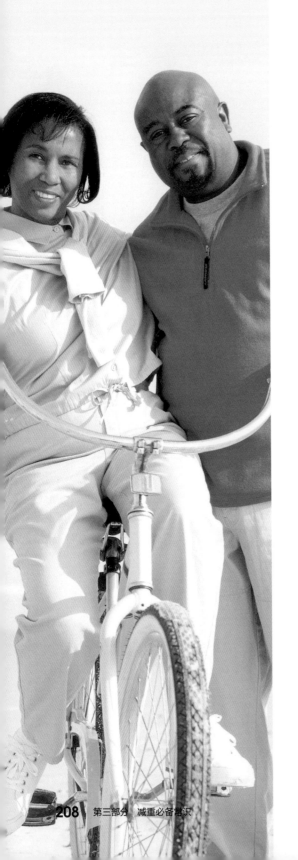

试试这些办法来减轻或管理日常压力。

▶ 对你的活动进行优先级排序、计划和安排。不要试图在很短的时间内完成很多事情。

▶ 充足的睡眠有助于理清思绪，为新的一天做好准备。

▶ 多做运动。在体力活动期间，你的身体会释放特殊的化学物质（内啡肽和脑啡肽），有助于缓解压力和焦虑。

▶ 在休息时间进行伸展运动。

▶ 花时间与积极幽默的人在一起，赶走负能量！

▶ 整理你的工作空间，以便知道东西在哪里。

▶ 学会分配任务。

▶ 即使你工作一直没有很高的效率，也不要感到内疚。花点儿时间放松一下。

▶ 与你喜欢的人交往并共度时光。

▶ 对自己好一点儿，为他人做点好事。

▶ 休息一天，什么都不做。

一步一步来

我们总会对自己的习惯感到舒适，即使它们并不总是令人愉快或对健康有益。这些行为习惯很持久，给我们的生活带来秩序和稳定。

虽然改变可能很困难，但并非不可能。大多数人低估了他们改变习惯的能力，许多小的改变可以最终使生活方式产生巨大的变化。

这是一个常见的改变饮食方式的例子：许多人已经从喝全脂牛奶转为喝脱脂牛奶。也许他们是逐渐改变的，如先改喝脂肪含量为 2% 的低脂牛奶；或者他们大胆地从喝全脂牛奶直接转为喝脱脂牛奶。无论采用哪种方式，他们都做出了他们认为不可能的改变。脱脂牛奶喝起来很寡淡，但现在这些

人都习惯了，反而会觉得全脂牛奶味道太浓。起初，改变可能看起来很困难，但当它成为你的新生活的一部分之后，就容易多了。

花点时间想想你在生活中做的其他改变，以及你是如何调整的，这些经验可能会对你有所帮助。

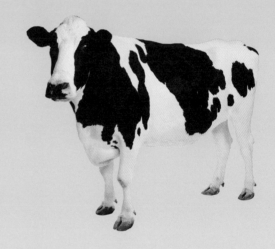

第 19 章

燃烧更多的能量

如果你想燃烧能量，那就动起来。如果你想燃烧更多能量，那就多多运动。就这么简单。第 10 章介绍了通过增加体育运动燃烧能量的一些基础知识。在这一章我们会深入讲解。

燃烧能量很酷的一点是无限的可能性。你甚至不必大汗淋漓。

你可以持续低强度走很长的路，持续较长的时间，在一天中总是走动。如果一点点出汗不能满足你，你可以通过短时间、高强度的运动燃烧大量能量——如果你能承受（见第213页）。

一个完善的计划包括燃烧能量的有氧运动和抗阻训练，以及能保障运动安全、有效性的核心稳定训练和拉伸运动。

灵活计划，做出适合的、感兴趣的日程安排。你可以在大多数日子里步行1小时，同时每周做3次20分钟的阻力训练。做对自己有用的事。

一旦你养成了这个习惯，定期运动就会感觉很舒服。你可能会期待做其他事情之后休息一下。记住，你不必一次性完成所有日常运动。

在运动中安排休息时间，你的身体需要在锻炼间歇恢复。每天交替进

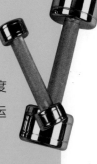

关键点

无论你是进行低强度的运动还是高强度的运动，请记住以下关键点。

+ 根据你当前的体能水平，从选择相匹配的运动开始，并在此基础上逐渐增强，以达到可以完成强度更高的运动体能水平。

+ 运动时，先增加运动的频率（每周运动的天数），随着你变得更强壮，增加运动的持续时间（每次运动的时间）和强度（你的运动强度）。

+ 确保选择你喜欢的运动，这样你才能坚持下去。

+ 维持运动与生活间的平衡（并使运动成为这种平衡的重要组成部分）。

行低强度运动和高强度运动。

后面几页会让你更深入地了解有氧运动、抗阻训练、核心训练和拉伸运动。

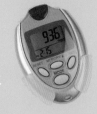

如何变得更积极

举个例子，简单的步行可能是最好的入门有氧运动，特别是在你平常没有什么运动量的情况下。从缓慢的短距离步行开始，逐渐提高频率和强度，增加时间。

你一旦可以轻松步行一段距离，你就可以通过走山路、加快步伐或更多地摆动手臂来改变强度。还可以开始考虑其他类型的体育活动。

你的总体目标是每天运动，一周中的大部分时间进行有氧运动，并进行 2~3 天的抗阻训练和柔韧性练习。根据需要制订你的计划，目标是每天进行大约 1 小时的体育运动。

周次	分钟 / 天	备注
1	15	本周 4 天
2	20	本周 5 天
3	25	开始每周 7 天
4	30	
5	35	
6	40	提高运动强度
7	45	
8	50	
9	55	
10	60	提高运动强度

有氧运动

有氧运动的强度低一些，可以让你的运动时间长一些（30~60 分钟），但是强度要足够高，达到使你的心率和呼吸频率增高，并且能使你出汗。

有氧运动会增加能量消耗，从而燃烧更多能量。一周中的大部分运动时间都应该进行有氧运动。

有氧运动应该包括以下几个阶段。

+ 热身阶段。在运动之前，先热身 5~10 分钟，以逐渐加速心血管系统的运转，增加肌肉中的血流量。可以尝试你计划活动的低强度版本来热身。如果你打算步行运动，就以慢走来热身。

+ 运动阶段。进行你计划好的有氧运动。

+ 拉伸阶段。运动后，拉伸 5~10 分钟。伸展小腿、大腿上部、下背部和胸部。运动后拉伸可增强肌肉柔韧性，让心率恢复正常。

以更高强度加速能量消耗

如果你对燃烧更多能量感兴趣，并且你的体能允许，那么更高强度的运动可能会有所帮助。

运动会增加你燃烧的能量，不仅在活动期间，而且在活动之后的一段时间内也是如此。对于低强度活动，这种持续的能量消耗会很快减弱。但随着活动强度的增高，持续的高代谢状态会延长。

间歇运动是高强度运动的一个例子，这种运动模式包括重复高强度运动以及在短暂间歇期内进行低强度运动，例如用力骑自行车几分钟，然后轻松踩踏板 1~2 分钟来放松，并重复几次。间歇运动也可以是步行计划的一部分，先快走一会儿，再慢走，然后重复。

高代谢状态也可以在没有短暂爆发的情况下延长，只需提高整个活动的强度即可。例如，你在正常步行期间加快步伐。

在提高强度之前，确保你已做好准备——你已经建立了良好的基础。记住，首先提高运动频率，其次增加持续时间，最后提高运动强度。如果你不确定自己的健康状况，建议向医生咨询。

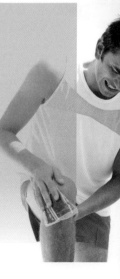

预警信号：何时停止运动

适度运动应该会让你呼吸加快，如果你在运动过程中出现这些症状或体征，请立即停止运动并就医。

+ 胸痛或胸闷
+ 头晕或昏厥
+ 手臂或下巴疼痛
+ 严重呼吸急促
+ 过度疲劳

+ 突发心跳过快或过慢
+ 心律失常
+ 严重的关节或肌肉疼痛
+ 关节肿胀

抗阻训练

抗阻训练，也称为力量训练，可以增强肌肉的力量和耐力。抗阻训练可以减少身体脂肪，并增加肌肉质量。

增加的肌肉质量将为你提供更大的"引擎"来燃烧能量。因为肌肉组织比脂肪组织燃烧更多的能量，所以拥有的肌肉越多，燃烧的能量就越多，即使在休息时也是如此。

抗阻训练就是运动你的肌肉来对抗某种形式的阻力的训练。通常使用力量训练器械、重量器械或阻力带来完成。

还可以使用自己身体的重量作为阻力进行运动，例如做俯卧撑、弓步和站立深蹲等运动。

无论你选择哪种方法，都要慢慢开始。如果开始时阻力太大或重复次数太多，你可能就会损伤肌肉和关节。做一组12次重复动作和做多组运动一样有效，都可以帮助你获得力量。

如果你是一个健康的成人，从你可以轻松地举重8次的重量开始，最多重复12组。重量要适当，应该维持在最后3~4组很难完成的水平。等到你可以轻松地重复12组后，就可以增加10%的重量。

在每次训练之前，步行5~10分钟以热身。你可以在每次训练中运动全身；也可以在一次训练中专注地运动上半身，在下一次训练中专注地运动下半身。为了给肌肉留出恢复时间，在下次运动同一肌肉群之前至少休息一天。

如果你不熟悉抗阻训练，可以考虑在健身中心寻求经过认证的专业人员的帮助，学习正确的健身技巧，或者参加社区提供的健身课程。

尝试每周进行2~3天的抗阻训练。以下是一些基本训练准则。

+ 缓慢并有控制地完成所有动作。如果你无法保持良好的姿势，减少阻力重量或重复的次数。

+ **呼吸平静而放松。**举起重物时呼气，放下重物时吸气。

+ **如果你感到疼痛，就立即停止。**即使运动强度水平比较高，你也不应该感到疼痛。

+ **经常改变你的运动方式。**这样做可以避免受伤并防止厌倦。

+ **关注身体的反应。**开始抗阻训练后的几天，出现轻微的肌肉酸痛是正常的。剧烈疼痛和关节酸痛或肿胀可能意味着你做得太过了。

+ **在运动后拉伸你的肌肉。**在运动之前，简单地热身即可。

拉伸运动和灵活性

大多数有氧和抗阻训练计划都会使你的肌肉绷紧，而拉伸运动可以增强肌肉的灵活性，扩大运动范围，可以帮你完成日常活动和运动计划中的其他部分。拉伸时：

+ **先热身。**在肌肉未激活时拉伸

核心稳定性

你的核心——躯干和骨盆周围的区域——是你身体所有运动的起源，也是身体重心所在的位置。强大的核心为运动提供了更稳定的平台，并帮助你进行其他体育活动。

当你核心稳定性良好时，骨盆、下背部、臀部和腹部的肌肉会协调工作，并为你的脊椎提供支撑力。核心薄弱容易出现不良姿势、腰痛和肌肉损伤。

强化核心需要定期和适当地运动身体的核心肌肉。腹式仰卧起坐是核心运动的一种形式。你也可以使用健身球进行一些核心练习，并从中获得乐趣。在这些超大、充气的球上保持平衡，需要你专注于使用核心肌肉提供支撑。

每周至少做 3 次核心强化练习。平稳、缓慢地呼吸，需要时休息一下。为获得最佳效果，建议在开始时寻求训练有素的专业人士的帮助——在进行核心强化练习时，身体姿势至关重要。

会增大受伤的风险，如肌肉拉伤。一边走路一边轻轻摆动手臂来热身，或做低强度运动5分钟。在运动后肌肉会活跃起来，这时就可以拉伸肌肉了。

+针对主要肌群。 重点拉伸你的小腿、大腿、臀部、下背部、颈部和肩部等部位。还可以拉伸你在工作或娱乐中经常使用的肌肉和关节。

+每次拉伸至少保持30秒。 安全地延长时间。可能的话，试着将拉伸姿势保持30~60秒，然后拉伸另一侧。对于大多数肌群，一次拉伸通常就足够了。

+不要弹跳。 拉伸时弹跳会导致肌肉出现撕裂。肌肉愈合时，这些撕裂可能留下瘢痕组织，从而进一步收

紧肌肉——使你的灵活性降低，更容易感到疼痛。

+专注地做无痛的拉伸运动。 拉伸时，你可能会感到肌肉拉紧，但不应该疼痛。如果感到疼痛，恢复到你不会感到疼痛的姿势，继续拉伸。

+放松并自由呼吸。 不要屏住呼吸。

一般来说，无论何时运动，都要拉伸。如果你柔韧性不够好，你可能想每天拉伸，甚至一天拉伸两次。

你可以考虑报名参加瑜伽或太极拳课程，以增强身体灵活性，也更容易坚持进行拉伸运动。

1 小时消耗的能量

各种活动的能量消耗因运动类型、强度高低和个人身体状态而异。如果你的体重小于 160 磅（约 73 千克），消耗的能量会少一些，如果你的体重超过 240 磅（约 109 千克），则消耗的能量会多一些。

运动 （持续 1 小时）	体重及能量消耗（千卡）		
	160 磅（约 73 千克）	200 磅（约 91 千克）	240 磅（约 109 千克）
低强度有氧运动	365	455	545
水中有氧运动	402	501	600
打篮球	584	728	872
骑行，速度小于 10 英里（约 16 千米）/ 小时	292	364	436
打保龄球	219	273	327
跳舞，参加舞会	219	273	327
使用椭圆机，中等强度	365	455	545
在俱乐部打高尔夫	314	391	469
远足	438	546	654
滑冰	511	637	763
慢跑，速度 5 英里（约 8 千米）/ 小时	606	755	905
休闲壁球	511	637	763
抗阻（重量）训练	365	455	545
固定坐姿划船	438	546	654
跑步，速度为 8 英里（约 13 千米）/ 小时	861	1074	1286
滑雪，越野	496	619	741
滑雪，下坡	314	391	469
打垒球或棒球	365	455	545
使用踏步机	657	819	981
游泳，中低强度循环	423	528	632
打单人网球	584	728	872
打排球	292	364	436
步行，速度为 2 英里（约 3 千米）/ 小时	204	255	305
步行，速度为 3.5 英里（约 6 千米）/ 小时	314	391	469
做哈他瑜伽	183	228	273

来源：Ainsworth BE, et al., *Medicine and Science in Sports and Exercise*, 2011; 43: 8.

第 20 章

失败了——我该怎么办

　　好吧，你失败了，没能坚持实行饮食计划。这种
情况时有发生。每个人迟早都会遇到这个问题。因为
失败而垂头丧气没有任何意义，毕竟你无法改变过去。
有意义的是去分析发生了什么，这样你就可以避免这
种情况再次发生。

即使计划得再好，准备得再充足，你也会时不时地遇到障碍。如何应对这些障碍是成功与失败的关键。

以下是一些可能导致饮食和运动计划失败的常见问题，以及可以采取的措施。

平台期

没有什么比站在体重秤上看到自己的体重变轻更能激励自己的了。但是，如果你正在吃健康、低能量的饮食并定期运动，体重秤上的数字却每周没有变化，会怎么样呢？或者你在前几周看到了减重成果，然后进入了平台期，会如何？你的体重可能持续数天，有时甚至数周不变。

在你气馁之前，要充分理解减重是长期的过程，进入平台期也是正常的，甚至可能是必然的。运动可以增加肌肉量，而肌肉比脂肪更重。你在坚持运动后会有更多的肌肉、更少的脂肪，看起来更苗条，但体重可能并没有减轻。尽管如此，你已经取得了体重秤无法显示的进步。

最重要的是，当你遇到平台期时，不要放弃，要继续前进！但要确保你掌握了正确的减重基础知识。查看行动指南中的策略或尝试以下的建议。

＋查看你的《饮食生活日志》和活动记录。 记录 ▶ 保证你的饮食和运动没有松懈，没有多吃或少动。

＋关注 3~4 个星期的减重趋势，而不是每天的体重波动。 你可能会发现，虽然进展并不明显，但你的体重是不断降低的。

＋如果遇到了平台期，重新评估你的计划。 你是否有可能已经尽可能多地完成了你设定的目标？如果你无法少吃或多动，则可能需要调整目标。

失误和复发

当你一次或两次恢复旧行为时，属于失误。这是暂时的、正常的，是你需要重新调整的信号。

复发更严重。在短时间内出现几次失误后，你有可能完全恢复到原来的行为习惯。当你经历一个失误，你可能会惊慌失措，害怕你所有的努力都会付之东流。你会说，"我认为我就是做不到。"

冷静下来，深呼吸。记住，失误是正常的，是可以预料的。参考以下建议，让你重新回到正确道路上来。

+ 不要让消极的想法占据上风。记住，虽然会发生错误但每一天都是重新开始的机会。

+ 确定问题，然后列出可能的解决方案。逐一尝试所列的解决方案，从中取最优的解决方案。

+ 寻求支持。与家人、朋友或专业顾问交谈。

+ 通过运动消除内疚和沮丧。去散步或去游泳。保持锻炼的积极性，但不要用运动来惩罚自己的失误。

+ 再次明确目标。重新审视目标，确保它们仍然是符合实际的。需要的话就进行更改，并考虑重复**减重**的步骤。

万一复发怎么办？尽管复发令人沮丧，但它们可以帮助你了解到，或许你的目标不切实际，可能某些情况下面对许多挑战，也可能这一减重策略对你不起作用。

最重要的是，要意识到恢复旧行为并不意味着失去所有希望，这只意味着你需要重新激发动力，投入到计划中并恢复健康的行为。

连锁反应

每个人都会出现这种情况。你度过了美好的一天——骑自行车上班，早餐吃了新鲜水果，午休时间散步15分钟。然后中午的冲动让你冲向自动售货机。3分钟后，你坐在办公桌前，手里拿着一个超大的糖果棒。

发生了什么？你也许累了，或者你午饭吃得不够。不管是什么原因，你没有抵御住诱惑。现在你感到内疚和沮丧，你对自己生气——这些感觉很可能会把你送回自动售货机面前。你该怎么办？

将这一连串的事件想象成一系列独立但相互关联的行为。要了解如何防止小错误变成大错误，让我们将这个连锁反应分成几个独立的部分。通过检查每个环节，你将学习如何防止未来的反复失误。

举个例子，一位女士吃了饼干后感到内疚，但反而继续吃了更多。以下是她的连锁行为：

1. 同意在朋友聚会上带饼干而非沙拉。
2. 提前两天买好饼干。
3. 工作到很晚，错过了午餐。
4. 到家的时候很饿。
5. 心里想："我只吃一块饼干，然后准备食材做晚饭。"
6. 把那盒饼干带到房间里。
7. 边看电视或邮件，边吃饼干。
8. 在不知不觉中迅速吃掉了一包饼干。
9. 感到内疚和失败。
10. 自暴自弃，吃了更多。
11. 退出她的减重计划。

在每个环节，她都可以通过做些什么来打破连锁事件。她本可以同意带一份她不想吃的沙拉或甜点。她也可以等到聚会那天再买饼干。她还可以提前准备好晚餐，这样错过午饭后，她的饮食计划就不会完全被打乱。当她回到家时。她本可以把一两块饼干而不是整盒饼干带进房间。或者在最后，她可以告诉自己，这只是一次失误，她不应该放弃。

强调积极的一面

新的一天开始了，你站在体重秤上，发现体重秤上的数字并没有像预想的那样减小，你会想"我的体重再也减不下去了。"也许你决定早上不去散步了，因为"反正都没用"。吃早餐时，你情绪低落，因此在麦片里加了一个甜甜圈和一杯巧克力牛奶，因为你认为"反正我已经把我的饮食习惯搞砸了，没关系，吃吧。"

这种情况并不少见，但它是不健康的。消极的想法和态度会使你的努力付之一炬。毕竟，如果最终肯定失败，那么为什么要健康饮食和运动呢？

每天脑子里不断涌现各种念头称为自我暗示。批评和消极的自我暗示会使你气馁，让你到达绝望的地步。

你可能认为："我太胖了。""我没有任何意志力。""我的体重下降得太慢了。""一定是我有问题。"

另一面是积极的自我暗示，它可以成为建立自信、纠正坏习惯、集中注意力、加强运动和养成良好饮食习

每当你遇到连锁行为时，都要记住这一点：尝试在第一个环节打断恶性循环。如果有午后吃零食的欲望，你可以在办公桌上放一份健康的水果。你如果回到家时总会很饿，那就提前准备晚餐，到家后只需加热或从冰箱中取出即可食用。

你会面临诱惑，所以要制订应对它的计划。

这里有四种不同的方法可以帮助打破连锁事件。寻找一个适合你的方法，如果第一个不成功，请尝试另一个。不同的方法可能适用于不同的情况。

惯的有力工具。积极的自我暗示是激励和鼓舞人心的——这是成功改变生活习惯的基础。就像骑自行车爬上陡峭的山坡时，你积极地自我暗示，并一直重复："我可以做到！我能做到！"

通过一些练习，你可以将消极的自我暗示转变为积极的自我暗示。评估一天中自己的想法。放弃你觉得令人沮丧的想法，然后练习将消极的想法转化为积极的想法。例如，不要说"我永远不会成功"，不如说"我会试一试"。

有些人发现他们需要外界的帮助才能将消极的想法转变为积极的想法，并摆脱自我否定的态度。

所谓的"认知行为疗法"可以帮助你做到这一点。认知行为疗法基于这样一种信念：你大部分感受来源于你的想法——你的感受是你对自己和生活的思考的结果。如果你和很多人一样，让感觉控制你的判断，那就会放大了消极的想法（"我觉得自己又胖又丑，所以我一定又胖又丑！"），同时过滤了积极的想法（"我减了 5 磅体重——但只有 5磅，很可能再长回去。"）。

通过认知行为疗法，专业的治疗师可以帮助你学会用更积极、更现实的想法来取代这些消极的想法。你一旦学会这种新方法，你就能够更好地应对消极的情绪。

ABC 法

在问题进展之前解决掉，可以有效地改变你的行为。这种方法被称为 ABC 法：A 代表前因，B 代表行为，C 代表后果。大多数行为都有前因，而行为会导致后果。

一般来说，人们更清楚行为的后果，因为这些往往更需要关注。而通过寻找前因，你可以在行为开始之前避免行为的发生，因此不必处理任何后果。

例如，在冰箱里放一桶冰激凌（前因）可能导致你偷吃（行为），最终使你感到内疚并扰乱减重计划（后果）。

使用 ABC 法，将冰激凌完全排除在外。这就解决了前因的问题，并帮助你坚持实行你的计划。

分心法

想象一下，你从还是个孩子的时候起，就喜欢在睡前吃一碗冰激凌，所以现在当你每天晚上准备睡觉时，冰箱里的包装盒都一直诱惑着你。这时候要转移注意力，你可以阅读、听音乐、写信或看电视。

不管你的解决方案是什么，关键都是找到一些可以转移你注意力的东西，直到对食物的渴望慢慢消散。当你的头脑被其他事物占据时，这种冲动就是短暂的。

对抗法

这种方法需要你直面行为的负面后果。例如，如果你想吃冰激凌，请考虑一下你将摄入的不必要的能量和脂肪。

想想你之后会感到多么疲倦和内疚。想想暴饮暴食会如何影响你的健康。提醒自己，这不是你想要的生活。

给自己鼓劲，对这种冲动说"不"。是的，你可以做到！并且下次你还可以做到！

循序渐进法

循序渐进法是鼓励你逐渐改变你的行为的方法，一步一步来。例如，不必从饮食中完全剔除冰激凌，而是开始时每晚只吃一小碗。然后逐渐达到完全不吃的程度——例如，决定在星期一不吃冰激凌。随着时间的推移，发展到每周只吃一小碗冰激凌。这是一个很好的折中方法。

在某些情况下，随着时间的推移逐渐做出改变，比在一天内做出大改变要容易得多。当你通过逐步改变取得成功时，你的信心就会增强，并将推动进一步的成功。

如何保持动力

保持动力可以帮助你避免失误和坏习惯复发。动力有多种形式，但最好的形式来自自身——你想减重的个人原因。使用前文中叙述的流程来确定你的内在动机。以下是一些其他提示。

+ 设定目标。把它们写下来并张贴在你能看到的地方。专注于短期目标，而不仅仅是长期的减重目标。

+ 跟踪你的进度。记录运动时间、食物食用量、体重变化值、达成的小目标和健康状况的改善情况。

`记录` ▶

+ 写下来。和自己签订一个协议并将其张贴在你随时可以看到的地方。

+ 寻求支持。请你的家人和朋友为你加油，并抽出时间与他们一起运动。

+ 奖励自己。每达成一个目标时，用一些你很想要的东西来奖励自己。

+ 认可自己的成功。随着体重的减轻和运动量的增加，你会获得成就感。关注你的身体状况，注意这些积极的变化。

+ 积极的自我暗示和肯定。每天对自己重复鼓励，或者把它们张贴在你经常看到的地方。例如"我每天都变得越来越强壮"或"每天，在各个方面，我都变得越来越好"。

+ 给自己适当的休息。请记住你不是在新兵训练营，在需要的时候应该适当休息。合理规划自己的减重计划，有利于长久的坚持。

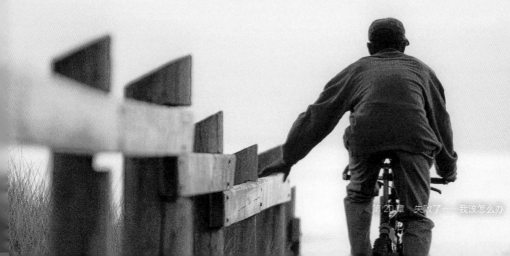

压力

压力会破坏最完美的计划。一切进展顺利的时候，一些突发事件可能会破坏所有的努力。当出现压力时，你的自然反应可能是放弃，也可能依靠食物来获得安慰。

这会引发一系列不好的行为，使你面临重新恢复旧习惯的风险。

如果压力对你来说是一个难题，可以采取措施来应对它。有关应对压力的技巧，请参阅第 18 章。如果这些还不够，建议预约健康专家咨询。

如果你认为自己的压力可能与抑郁或焦虑等情绪障碍有关，建议向专业医生咨询。除了干扰你的减重计划外，抑郁和焦虑还会对你的身体健康造成负面影响。

一般来说，一旦开始治疗情绪障碍，减重就会更容易。请注意，某些治疗情绪障碍的药物会导致体重增加。可以与医生讨论可行的治疗方案。

调整心态

坚持成功的减重计划不仅仅需要调整行为，对自己和身体保持正确的态度也会影响你的成功。以下是你可能遇到的五个常见问题，以及克服它们的方法。

1. 消极的自我暗示

自我暗示——每天与自己的内在对话——会影响你的行为（见第 222 页）。消极的自我暗示会削弱你的自尊，阻碍你的进步。你如果说服自己不可能减重成功，就会觉得"我为什么要开始减重呢？"

用积极的自我暗示取代消极的自我暗示，使自己摆脱这种自我挫败的情绪。

2. 消极的态度

消极的态度和信念与消极的自我暗示一样具有破坏性。例如，你可能认为你不能去健身房，因为人们会取笑你的身材。也许你将最初减重成功

增强自尊心

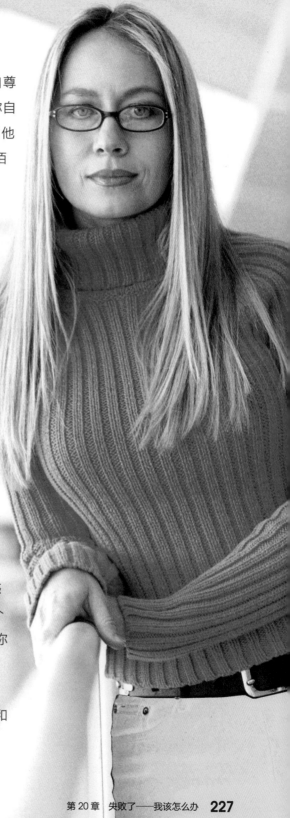

多年来，与体重的斗争可能对你的自尊造成了一些伤害。其中一些伤害可能是你自己强加的，如无法达到自己的期望。其他的伤害可能来自家人、朋友、同事甚至陌生人。

保持自我价值感很重要。你对自己的感觉越好，就越能照顾好自己。此外，积极的自我认同与健康和更强的免疫系统有关。

本章讨论的许多步骤——如避免非理性思维、培养积极思维和打破连锁行为——会对自尊心产生积极的影响。当你学会如何控制和表达积极情绪时，你会感觉更好，会对自己的能力——包括过上更健康的生活的能力——更有信心。

当你需要提升自尊时，不要害怕寻求朋友和家人的支持，或者做点能让自己感觉更好的事，如给自己买一件小礼物，换个新发型或做个按摩。另一种方法是做一些你擅长的事情！

当你重视自己时，你就会对自己迎接和解决挑战的能力更有信心。

归功于某种特殊饮食法，而不是你自己的能力和辛勤的努力。这种看法会破坏你减重的能力。

识别自己的消极态度并进行反击，可以用积极的态度来抵消它们。参考以下示例。

+ **消极的态度。**"运动既痛苦又无聊。"

+ **积极的态度。**"我喜欢运动后的感觉。跟朋友一起散步，可以享受美好的一天。"

+ **消极的态度。**"我减重只是因为我参加了这个项目。一旦结束，我就会反弹。"

+ **积极的态度。**"我通过做出积极的选择来实现这一目标。即使我的计划结束，我的成功也会继续，因为我致力于改善我的生活方式。"

3. 不切实际的幻想

有时你可能想象减重能解决所有的问题。但你知道这是一个不切实际的想法。

面对减重可能带来的好处，想法要现实一点儿。你可能会精力充沛和感觉更好，但减重并不能带来更好的社交生活或更令人满意的工作。

你的生活可能随着体重减轻而改善，但可能不会如你想象的那样美好。尝试用以下策略来抵消不切实际的幻想。

+ **设定切合实际的期望。**认识到自己不切实际的幻想，然后设定更理性的目标来对抗它们。

+ **设定短期的、现实的目标。**与其关注达到最终体重目标后的快乐，不如关注可以取得进步的小目标，即可以每天或每周衡量的目标。这让你每周都有机会庆祝自己的成功。

+ **庆祝自己的成果。**不要仅仅因为体重降低而奖励自己。你在努力改变，同时有许多令人兴奋的成果值得庆祝。

4. 僵化

"绝不""必须"等词汇会给减重计划增加不必要的压力。例如，你决定"再也不吃巧克力了"或者你告诉自己"我必须每天步行两英里（约3千米）"。

为什么要对自己这么苛刻？毕竟，"绝不"或"总是"做任何事都是高要求的，且可能会导致失误。

这种想法让你不灵活。如果你因为一时的失误而自责，就很容易忽视你正在取得的进步。完全拒绝某些食物，比如巧克力，反而会助长想要吃的冲动。

一旦你打破了规则，比如在晚餐前吃巧克力冰激凌或睡前吃巧克力蛋糕，就会觉得自己很失败。

明智的做法是时不时地享受一下，但要在适当的情况下进行。当你和朋友出去吃饭时，可以适量吃一些巧克力，不要在独自一人或感到悲伤时吃。

5. 极端想法

极端想法会使你认定事情是完全有利或者完全有害的，没有中间状态。

例如，你可能会想，"如果我今天的摄入超过了我的能量目标，我就会超重"，或者"如果我今天不跑步，我就会搞砸我的计划"。简而言之，你的想法是"如果我不完美，我就是一个失败者"。

没有什么事情是绝对的。一次挫折并不意味着你是失败者。如果你抱有极端的想法，你可能感到内疚和沮丧，并严重打击你的自尊心。

极端的想法很容易让你相信自己失败了，然后干脆放弃减重。

你可以通过采取一种温和的方法来抵消极端的想法。例如，告诉自己，没有"好"或"坏"的食物，偶尔吃甜点是可以的。

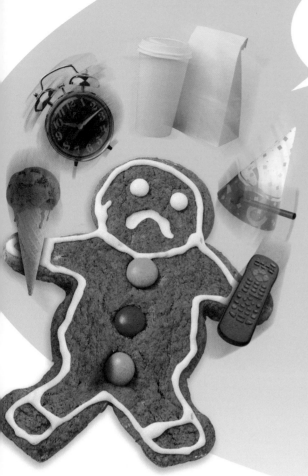

你的暴食触发因素是什么？

防止反复出现暴饮暴食的一个方法是找出引发这个问题的原因。考虑一下你的饮食诱因是什么，并制定策略来克服它们。

时间

一天中是否有某些时候你更容易暴饮暴食？也许你在早上和下午做得很好，但在晚上对食物的渴望很强烈。也许在午餐和晚餐之间，你会产生强烈的无法控制的吃零食的冲动。

情绪

进食是应对消极情绪时的常见反应。你是否发现某些情绪会导致你无意识地

或者，当你吃得比计划的多或错过了一次运动时，不要把自己称为失败者，不如提醒自己"每个人都会犯错"。树立正确的态度，你就可以克服失误。

别忘了，明天又是新的一天，也是重回正轨的机会。是的，你可以做到！

想吃零食？当你感到无聊、孤独、沮丧、压力大或焦虑时，你会吃东西吗？

活动

你是否发现在进行某些活动时吃得更多？你是否发现自己在看报纸时或坐在电脑前时也想吃东西？或者你是否发现自己在看电视或准备饭菜时经常吃零食？食物是你在进行不喜欢的活动（例如支付账单或做家务）时的安慰品吗？

社交场合

你有没有注意到当你和某些人在一起时吃得更多？可能是一起出去吃饭的好朋友，也可能是经常请你喝咖啡、喝茶的闺蜜。也许是当你的伴侣吃东西的时候，你也想吃东西。

食物

你是否发现自己无法适量食用某些食物，例如冰激凌、巧克力、薯片或莎莎酱？烤饼、香肠或刚出炉的饼干的气味是否会让你完全忘记你的饮食计划？

身体原因

你是否容易吃得过饱？如果不吃早餐，饥饿感会导致你对饮食失去控制吗？感到疲倦时，你会吃垃圾食品来获取能量吗？身体慢性疼痛时，你会通过进食来分散注意力吗？

行动指南

减重障碍行动指南

减重和长期维持健康体重有时需要经历一条坎坷的道路，很多因素会阻碍你的体重达到更健康的水平。

学会识别潜在的障碍和抵御诱惑是减重过程中的关键技能。为了渡过难关，你需要准备好应对问题的策略。

这份实用的行动指南介绍了常见的减重障碍和克服它们的实用策略。如果你找到了对你有帮助的策略，就把它写入减重计划。

这些障碍分为三类：营养障碍、体育活动障碍和行为障碍。为了减重并且维持减重效果，你必须考虑到所有这些因素，这一点很重要。

》营养障碍

我没时间做健康的饭菜。

做饭的时间太少是健康饮食的常见障碍。同时，自己做饭也是控制体重的一个关键因素。即使在匆忙准备饭菜的时候，遵循健康的饮食也是可能的。制作味美又营养的饭菜不需要花很多时间，但它们确实需要你提前计划。

》建议

这里有一些建议，可以帮助你在繁忙的日程中吃得更好。

+ 每次计划一周的膳食。制定一份详细的购物清单，避免在最后一刻才去超市。

+ 周末花点儿时间准备下一周的饭菜。考虑一次性多做几顿饭，然后按照一顿饭的量把它们分装、冷冻保存。

+ 健康的饮食并不复杂。做一份新鲜的沙拉，搭配不含脂肪的调料，一个全麦面包和一些水果。

+ 准备好主食的主要原料。例如，你可以快速地把大米、豆子和调料混合在一起，做一份兼具墨西哥和美国德克萨斯州风味的主食。

+ 让家人在厨房帮忙。一家人可以一起做饭以节省时间。

+ 当你没有时间做一顿健康的饭菜时，去熟食店或超市买一份健康的三明治、汤或低能量、低脂肪的现成主食。

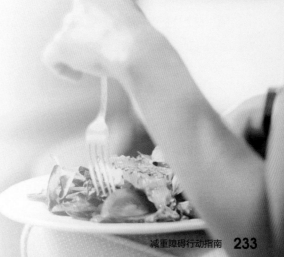

》营养障碍

我不喜欢做饭。

你不希望成为大厨吗？没有问题。许多人不愿意改变自己的饮食习惯，因为他们担心，更健康的饮食计划意味着要花太多时间在厨房里，或者要研究复杂的食谱。健康的饮食不需要高级的烹饪技巧，而且花的时间也不是很多。

》建议

如果你不喜欢烹饪，这里有一些建议可以帮助你，让你不用花很多时间在烹饪上。

+ 购买一本介绍快速、简单烹饪健康菜肴的书，或者在当地的图书馆借一本。

+ 你的饮食以新鲜的水果和蔬菜为主，它们都不需要太多的准备时间和烹饪时间。

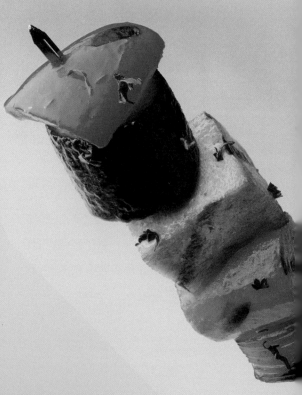

+ 尝试各种烹饪技巧。你可能不喜欢烘焙，但可能会喜欢使用微波炉或做烧烤。

+ 发挥创意。使用一些简便的方法，比如预先搭配好沙拉蔬菜或生蔬菜，或预先煮熟的瘦肉。

+ 下馆子或叫外卖。在餐馆吃饭、点外卖或买即食食品都是可以的，只要你选择的食物是健康的，而且分量适中。

》营养障碍

我不喜欢吃蔬菜和水果。

有些人不喜欢吃蔬菜和水果。许多人认为蔬菜和水果没有什么味道，或者它们的味道都是一样的。实际上并非如此，蔬菜和水果都很味美——你只需要知道你喜欢哪一种以及如何去做。你吃的很多东西都是逐渐适应的过程，随着时间的推移，你会逐渐喜欢它。你仍然可以尝试新的食物，比如蔬菜和水果。

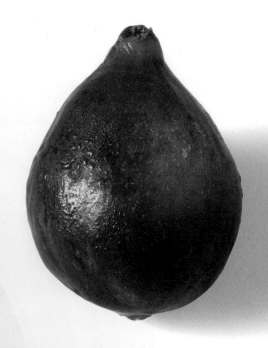

》建议

关于尝试蔬菜和水果，这里有一些建议。

﹢ 不需要选择所有种类的蔬菜和水果，只需要选择其中的一部分。

﹢ 不要买你熟悉的苹果、葡萄和橘子，买你以前没吃过的新鲜水果，比如狝猴桃、芒果、木瓜、樱桃和杏。

﹢ 尝试在其他食物中加入更多的蔬菜和水果：在你最喜欢的汤里加入蔬菜，把砂锅里的主食换成蔬菜，在比萨里加入辣椒和洋葱，在早餐麦片里加入新鲜水果，或者将酸奶或干酪和一些水果混合。

﹢ 尝试不同的制作方法。例如，烤菠萝或做水果串；用蓝莓和低脂酸奶制作水果冰沙。

﹢ 如果你不喜欢生吃蔬菜，可以稍微煮一下，看看你是否喜欢更软的口感。撒上调味料。

≫营养障碍

我买不起健康的食品，如新鲜农产品和鱼，因为它们很贵。

虽然新鲜农产品和鱼可能很贵，但你在食品上的整体支出会更少，因为你吃的其他食物更少，比如红肉、饼干和冰激凌。加工食品也很昂贵。此外，你可能会发现你在家吃得更多，在餐馆吃得更少——这也可以省钱。

≫建议

这里有一些建议，可以帮助你降低在超市购买食物的总花费。

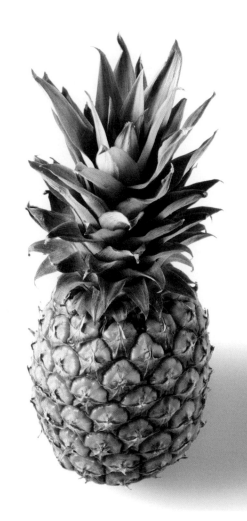

+ 通过明智的计划，你可以特价买到每日推荐的水果和蔬菜。在超市多转转，看看有没有特价商品。

+ 批量购买燕麦片和糙米等谷物。农贸市场通常会批量供应食品。

+ 去农贸市场购买应季食品。通常可以以极低的价格买到新鲜的应季农产品。

+ 考虑自己种植蔬菜。种菜没有你想的那么难。如果没有花园，你可以在户外的花盆里种植番茄和辣椒等。

+ 偶尔吃简单的饭菜。用全麦面包和花生酱做的三明治，或者一碗汤加几片水果，这些都不贵。

》营养障碍

我的家人不喜欢尝试新的食物，做两种不同的食物太辛苦了。

当你试图减重时，家人的支持是很重要的，但不要让你的家人阻止你尝试新的食物或探索不同的方法来准备最喜欢的食物。当你的家人看到你享受一顿饭时，你的好习惯可能最终也会影响到他们。人们往往低估自己改变品味的能力。随着时间的推移，你可以像喜欢牛排一样喜欢鱼，或者像喜欢炸薯条一样喜欢调味和烤蔬菜。你甚至会发现，比起冰激凌，你更喜欢冷冻酸奶。

》建议

以下这些改变可能会帮助你和你的家人享受共同的口味，并走上同样的健康之路。

+ 慢慢来。不要试图一夜之间改变你家人的饮食。每次做一些小的改变。最终，这些小的改变加起来，很快你们就都会遵循更健康的饮食计划。

+ 用不同的烹饪方法制作食材。例如，与其油炸猪排或鸡胸肉，不如烘烤或煎它们。

+ 让你的家人参与饮食计划。问问家人们想尝试什么不同的健康食物。如果可以选择，他们可能更愿意尝试新的食物。

+ 在家里多放些水果和蔬菜，并把水果放在显眼的地方。在找零食的时候，把香蕉、梨或葡萄放在容易拿到的地方。

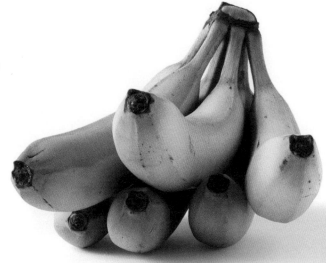

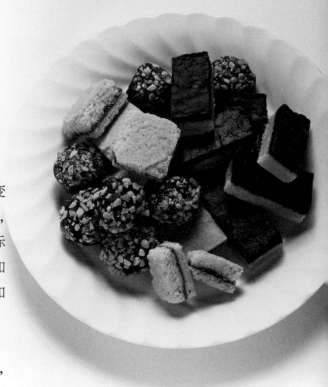

》营养障碍

我无法抗拒某些食物，如巧克力和糖果。

为了实现目标，你必须灵活改变计划。当你准备健康的饮食计划时，问问自己如何在不破坏整体体重目标的情况下，偶尔把糖果或垃圾食品加入计划中。与其避开这类食物，不如允许自己偶尔适量食用。

如果你试图完全避开这些食物，当你不能吃它们时，你会感到被剥夺了，这会导致幻想破灭和暴饮暴食。

》建议

这里有一些建议，可以帮助你把最喜欢的不健康食物纳入健康饮食计划。

+ 在做一周饮食计划时，提前计划好能让你吃到糖果和垃圾食品的事件。在适当的场合，比如和朋友出去吃饭，可以适量地吃一些你喜欢的食物。

+ 要知道，一旦你品尝了最喜欢的食物，你会想吃更多。因此，提前确定你要吃多少，并保证适量食用。

+ 事先吃一些健康的食物，这样当你吃到最喜欢的甜食或垃圾食品时，就不会感到饥饿，吃得也会少一些。

+ 不要在家里放巧克力或垃圾食品。如果你有吃这些食品的冲动，但你必须先出去买，而在这个过程中，这种冲动可能会消失。如果你确实买了巧克力或垃圾食品，那就少量购买，比如一次只买一份。

》营养障碍

我经常旅行，而且经常不得不在机场、酒店或其他活动场所吃饭。

　　在旅行时遵循健康的饮食习惯可能更难，但当然不是不可能的。当你离开家时，要找到健康的选择。你的心态可能是解决方案的一部分。避免心理上合理化的解释，比如"我在旅行，所以有什么吃什么"。

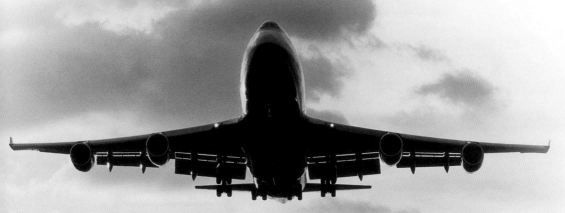

》建议

　　想要在旅途中吃得健康，通常需要在旅行前做个小计划。以下建议可供参考。

　　+ 如果你开车旅行，可以在车载冰箱里放一些健康的食物，如三明治、酸奶、水果和生的蔬菜。

　　+ 如果你乘飞机旅行，在你的随身行李里带上水果和坚果等零食。

　　+ 向酒店的工作人员询问当地哪些餐厅出售健康食物，或者除了油炸食品外还提供烧烤。你也可以询问附近是否有超市，在那里你可以买到水果和方便携带的食物。

　　+ 在商务活动中，使用部分控制原则。允许自己适量吃一些高能量的食物，这样你就不会感到饥饿，但同时要吃大量低能量的食物。

　　+ 把注意力集中在健康饮食如何带给你旅行所需的能量上。

》体育活动障碍

我没有时间运动。

和吃饭时间很少一样，运动时间太少是一个常见的障碍。有了创造力和计划，你就能克服这个障碍。也许你的空闲时间比你意识到的更多，例如，美国人平均每天看 4 小时电视，再加上可能花在上网或开小差上的时间，肯定有时间进行身体活动。在大多数情况下，时间真的不是问题；相反，这是一个优先顺序的问题。要想运动身体，你可能必须放弃另一个习惯。

》建议

你如果找不到每天至少 30 分钟的运动时间，那就 10 分钟的时间。每天运动 3 次，每次 10 分钟也是有效的。你可以尝试以下建议。

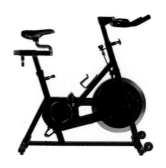

+ 在午餐时间步行 10 分钟，或者在早上早起几分钟去散散步。

+ 走楼梯而非坐电梯，至少前几层可以这样做。

+ 定期休息。从你的办公桌前站起来伸展一下身体，四处走走。

+ 与其总是寻找从一个目的地到另一个目的地的捷径，不如在一天中寻找步行和更多体育活动的机会。

+ 选择一个你可以在家里做的运动。当看最喜欢的电视节目或阅读时，在跑步机上慢走，骑动感单车或使用椭圆机进行运动。

+ 在社区游泳池游泳或做水上运动。

+ 定期安排时间和朋友一起做体育活动。

+ 当你的孩子在练足球或上钢琴课时，你可以去散步或慢跑。

》体育活动障碍

我太累了，不想运动。

也许是因为你运动得不够。许多人发现，一旦他们参与了一个有规律的运动计划，他们就不会感觉那么累了。有规律的体育活动能给你更多的能量，因为疲劳更多的是精神上的而不是身体上的。如果你以为疲劳是因为压力大，运动是一个很好的减压方法。

》建议

要想在一天中加入更多的体育活动，可以试试下面的建议。

+ 从 5~10 分钟的运动开始。记住一点，少量运动总比没有好。一旦你开始运动，很有可能你就会一直坚持下去，直到至少运动 10 分钟。

+ 早上进行运动，这会让你一整天都精力充沛。

+ 当你下班回家时，不要立刻坐下来看电视或使用电脑。相反，一到家就应该穿上你的运动鞋去散步。

+ 在需要的地方贴上激励语，来督促你实现目标。

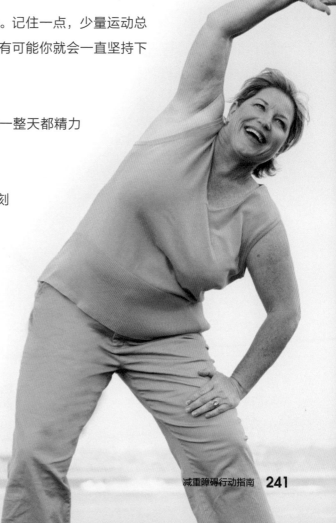

》体育活动障碍

我不喜欢运动。

不喜欢运动的人通常认为身体活动是痛苦的或无聊的。事实上并非如此。在各种形式的体育活动中，你一定会发现一些令人愉快的事情。你需要尝试，找到一些自己感兴趣的东西并尝试一下。

》建议

你可以做以下事情，让运动变得更有趣。

+ 专注。如果在运动的时候想着任务清单，你就可能不喜欢运动。相反，专注于当下——你周围的环境、你的身体动作，或你与伙伴的谈话。

+ 利用运动教学视频学习基本技能和技巧。

+ 多选择几种运动。不要觉得自己被一项运动束缚住了，比如散步。偶尔可以骑自行车或游泳。关于不同运动的更多内容，见第10章和第19章。

+ 关注活动的好处，而不是活动本身。把你的运动时间看作是有益于你的时间。反思你的目标，并提醒自己实现它们的感觉有多好。

+ 运动时听听音乐。欢快的音乐可以让你振作起来，让运动看起来更容易，还可以让你不再感觉枯燥乏味。

+ 想想你平常的一天。你如果经常和人打交道，则可能更喜欢一个人运动。相反，你如果一天中大部分时间都是孤单的，则可能更喜欢和大家一起运动。

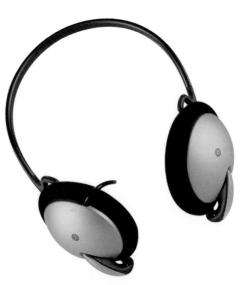

》体育活动障碍

我年龄太大了，不适合运动，可能伤到自己。

你永远不会因为年龄大或身体状况不佳而不能进行体育活动，而且开始也永远不算晚。适度的体育活动可以帮助你达到或保持健康的体重，还有助于延缓与年龄有关的疾病，如心脏病、高血压、糖尿病和骨质疏松。

》建议

如果你没有经常运动的习惯，在开始运动之前向医生咨询是很重要的，特别是如果你有一些健康问题的情况下。如果你的医生同意你进行运动，这里有一些建议可以参考。

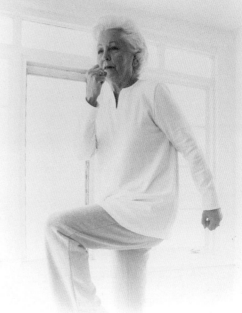

+ 慢慢开始，让身体有机会适应增加的运动量。一旦你习惯了这种变化，逐渐增加运动量。

+ 散步是一种很好的入门运动。其他选择包括无阻力的室内自行车或水上运动。

+ 可以考虑使用弹力带等轻度抗阻工具进行力量训练。研究结果表明，即使是 80 多岁的人，在这种水平的运动下也能使他们的力量增强一倍。

+ 做你喜欢的事情。像跳舞和园艺这样的活动可以提供有效的运动。

+ 注意拉伸。保持灵活性是改善关节活动度、保持关节和肌肉全面活动的关键。最好是在一段短暂的热身后做拉伸运动。

+ 运动后肌肉酸痛很常见，尤其是你开始做一项新运动时。运动时不同部位的疼痛是不同的信号，你需要停下来休息。更多关于运动危险信号的信息，请参见第 213 页。

》体育活动障碍

我不喜欢在下雨天、寒冷或炎热的天气运动。

选择那些无论天气如何你都可以进行的活动，并灵活地进行日常运动。当天气不利于你正常的户外活动时，改为进行室内活动的替代计划。你也可以根据季节改变你的运动计划。

》建议

这里有一些建议供你参考。

+ 可以选择在室内进行日常活动。你如果喜欢骑自行车，可以在室内骑动感单车。你如果喜欢散步，可以到附近的商场或学校的室内走走。

+ 尝试不同的运动。做室内有氧运动或力量训练来替代慢跑。

+ 夏天，游泳是一种很好的有氧运动，同时能让你保持凉爽。

+ 在寒冷的气候中，可以参加滑冰、雪鞋健行或越野滑雪等活动。

+ 看看当地的健身俱乐部。有些俱乐部不要求你有会员资格，而是按次付费的。

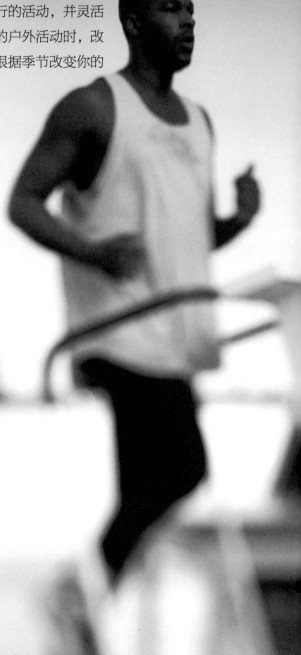

》体育活动障碍

我担心别人认为我在运动的时候看起来很滑稽。

试着把这些想法放在一边。大多数积极的人会因为你的运动称赞你，而不是取笑你。问问自己哪个更重要：是避免尴尬还是减重。你一旦开始运动，就会发现运动并不像你想象的那么尴尬。

》建议

如果你不希望在别人面前运动，可以考虑以下建议。

+ 当运动变得更有规律、你变得更自信时，你的担心大部分都会消失。

+ 在清晨或傍晚运动，因为这两个时间段周围的人比较少。

+ 报名参加一个专门是为想减重的人开办的健身班。

+ 向运动专业人士咨询正确的运动技巧，并提供有关适度运动的信息，这样你就会对自己的能力感到自信。

+ 观看健身视频或购买健身器材，比如室内动感单车或跑步机，这样你就可以在自己家里独自运动了。

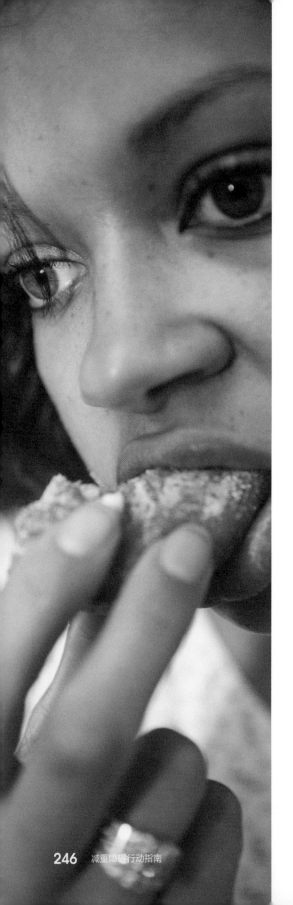

》行为障碍

我喜欢在深夜吃零食。

避免在深夜进食，因为睡前摄入过多的能量只会增加暴饮暴食的可能。在第二天早上之前，你不太可能通过运动燃烧掉那些能量。最好在白天吃东西，这样你的身体在睡觉前就有足够的时间来消化食物。

》建议

如果你经常发现自己在深夜与零食做斗争，这里有一些建议。

+ 确保你一日三餐顿顿丰盛，尤其是早餐。这有助于减少在深夜吃零食的冲动，因为你不会那么饿了。

+ 不要在家里放零食，因为它们会诱惑你。你如果深夜想吃零食，就吃水果、蔬菜或其他健康的零食。

+ 在睡觉前找一些其他的事情让自己忙碌起来，比如听音乐或运动。吃零食可能更多是因为无意识的习惯，而不是因为真正的饥饿。

》行为障碍

我控制不了自己的食量。

对许多人来说，体重达到并维持健康水平的主要困难是学会如何少吃。部分原因在于他们对"一餐"没有真实的概念。在这个巨无霸餐、超大分量和免费续杯的时代，提供分量过大的食物和饮料已成为常态。此外，你原来养成的饮食习惯——有时间的话就多吃一份、吃光盘子里的食物、餐后一定要吃甜点——可能很难改掉。但困难并不意味着不可能。

》建议

通过训练，你可以吃少量食物就获得饱腹感，就像你的身体已经习惯于需要更多的食物才能感到饱一样。试试这些建议。

+ 把想吃的菜提前盛在盘子里，而不是边吃边夹。这样你在吃第二份之前可以思考一下。

+ 试着用更小的盘子或碗来盛饭菜，让食物看起来更多。

+ 慢慢吃。当吃得太快时，大脑来不及接收信号，直到吃得过多才会收到你已经饱了的信号。

+ 先吃健康的低能量食物，然后把注意力转向高能量食物。

+ 专注于你的食物和你的同伴。当你吃东西的时候看电视、阅读或工作，往往会导致无意识的进食。

+ 一旦你觉得饱了就停止进食，你不需要把盘子里的食物吃光。

+ 在家里指定一个用餐区域，只在你吃饭的时候坐在那里。

+ 如果你吃完盘子里的东西还觉得饿，可以吃些低能量食物，比如新鲜蔬菜、水果或饼干。

+ 餐厅的分量可能是你食量的2~3倍。可以把多余的食物打包带回家再吃一顿。

》行为障碍

我以前试过减重，但是没有效果。我不确定这次能不能成功。

对许多人来说，减重是人生中最困难的挑战之一。你如果曾经试过减重，但是失败了，或者你曾经瘦过，但是又反弹了，也不要气馁。许多人在尝试过几种不同的减重计划后，才能找到一种有效的方法。

》建议

下面这些建议可能会帮助你在这段时间取得成功。

+ 把减重当成一种积极的经历，而不是消极的经历。用积极的态度来减重才能帮助你获得成功。

+ 为自己设定现实的期望。关注行为上的改变，不要太关注体重的变化。

+ 使用解决问题的技巧。写下你之前尝试减重时遇到的障碍，并想出应对这些障碍的策略。

+ 对你的生活方式做出小的改变。

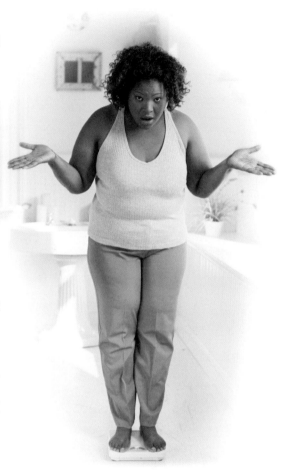

过于紧张或剧烈的调整会让你感到不舒服，并导致你放弃。

+ 接受你遇到挫折的事实。相信自己。与其完全放弃，不如第二天重新开始。

》行为障碍

当我压力大、情绪低落或无聊的时候，我就会吃东西。

当你情绪最脆弱的时候，你会对食物产生最强烈的渴望。许多人在处理困难问题或寻找分散注意力的东西时，会有意识或无意识地从食物中寻求慰藉。

》建议

不要因为情绪波动而暴饮暴食，下面的建议可供参考。

＋ 试着通过打电话给朋友或出去散步来分散自己进食的注意力。当你把注意力集中在其他事情上时，对食物的渴望很快就会消失。

＋ 不要在家里放你喜欢的高能量食物。如果你在心烦意乱或沮丧的时候都会找高脂肪、高能量的食物，你要努力摆脱它们。

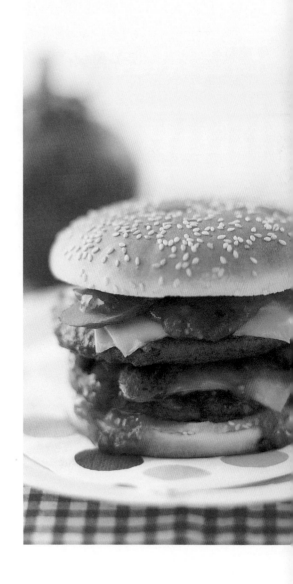

＋ 学会识别你的情绪。通常，想吃东西的冲动可以归因于一种特定的情绪，而不是身体上的饥饿。

＋ 当你感到沮丧时，试着用积极的想法代替消极的想法。例如，写下你自己所有的优点，以及你计划通过减重获得什么。

》行为障碍

当我看电视、电影或现场直播的体育比赛时，我很难不吃东西。

在看节目、电影或体育直播的时候吃东西本身并没有错，但当你分心时，你往往会无意识地吃东西——这通常会导致你吃得过多。如果你不能改掉这个习惯，也至少要确保你吃一些低能量的东西。

》建议

以下是你可以参考的建议。

✦ 在电影院看电影或在体育场观看比赛的时候，买一小袋不加黄油的爆米花，然后慢慢吃。

✦ 出门之前吃点儿健康的食物，这样你到达的时候就不会太饿了。

✦ 不要吃零食，要多喝水或其他不含能量的饮料。

✦ 试着减少你每天看电视的时间。研究结果表明，每天长时间看电视会导致体重增加。

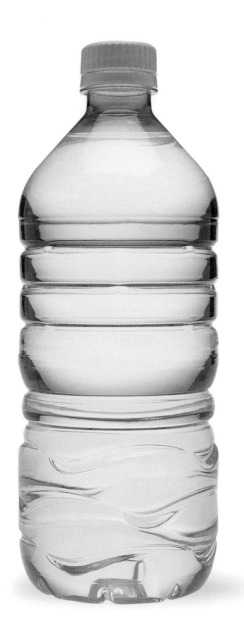

》行为障碍

当我去参加聚会时，我无法抗拒任何点心和开胃小菜。

在大多数涉及食物的社交场合中，适量地吃一些自己喜欢的开胃菜是保持健康的关键。如果你试图抗拒这种食物，你的渴望只会变得更强烈、更难以控制。遵循下列建议，你就可以在不暴饮暴食的情况下享受美食。

》建议

下次当你想吃点心时，试试这些建议。

+ 只取一次点心，而且要有选择性。提前决定你要吃多少，选择你真正想吃的点心。

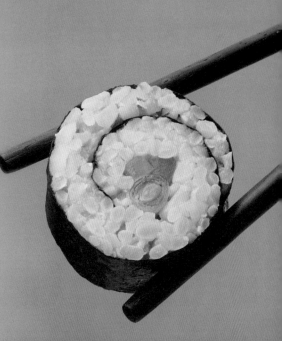

+ 只让自己吃 1~2 个高能量或高脂肪的点心。可以的话，多吃蔬菜和水果。

+ 只吃一小口。你只需要尝一口就能满足你对某种食物的渴望。

+ 慢慢吃。如果你吃得慢，你可能会吃得更少——但不要整晚都在吃东西。

+ 不要站或坐在点心桌旁。俗话说"眼不见，心不烦"。

+ 在参加聚会之前吃点儿健康的食物。如果你饿了，你就会更容易在聚会的时候吃得过多。

》行为障碍

当我努力一周后，只减了 1~2 磅（约 0.45~0.9 千克）时，我会感到沮丧。

　　许多人渴望有一种神秘的药剂或神奇的药丸，只要服用它就可以迅速减掉多余的体重。不幸的是，这种补救办法并不存在。如果你的期望很高，那么一周减掉 1~2 磅，结果可能令你沮丧。缓慢而稳定的减重速度是一种健康的做法，通过这种方式，体重更有可能保持下去。

》建议

　　遵循以下建议，让自己步入正轨。

　　◆ 不要把所有的注意力都集中在体重秤上，而要关注饮食和运动。

　　◆ 不要认为自己在"节食"，要以更健康的生活方式为目标，试着采取积极的态度。

　　◆ 列出减重的所有好处清单，比如更有活力、改善健康状况、自我感觉更好。如果你的动力减弱了，参考一下这个清单。

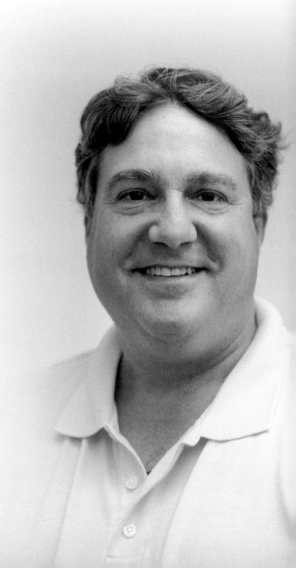

　　◆ 不要用生活的起起落落作为放弃的借口。感到压力时，如果有必要，就放自己一马，但要坚持按计划行事。

　　◆ 提醒自己，一周减掉 1~2 磅相当于一年减掉 50~100 磅（约 23~45 千克）！

≫ 行为障碍

我不喜欢我的身体形象。

一个人自我感觉的核心可能是对自己身材的感觉。很多人在比较自己的外貌和理想中的外貌时会感到绝望，这会导致情感上的伤害。无论你对自己身材多么不满意，都要对自己的身体有一个积极的看法，这是成功的关键。为了对减重和健康状况的改善感到满意，你必须对自己的身体感觉良好。

≫ 建议

这里有一些建议可以帮助你更积极地看待自己的身体。

+ 把你的身体当成一份礼物。它让你生活、活动、成就和体验快乐。如果你关注身体的优点，它就会成为你的朋友，而不是敌人。

+ 不要把身体形象和自尊等同起来。如果认为外表就是全部的你，就可能会破坏你对体重的期望。你的外表只是你生活的一个方面。不管外表如何，你都可以在很多事情上取得成功。专注于你擅长的事情就好。

+ 不要回避看到自己的身体。许多人会避开镜子和窗户，这样他们就不会看到自己的外表了。相反，要把外表的变化作为衡量成败的一种方式。

+ 写一张关于你自己优点的清单，并经常进行添加条目。当你需要自我支持时，可以参考这个清单。此外，在浴室的镜子上、车里或办公桌上张贴自我肯定的信息（比如"我很坚强，很有精神"）。

+ 花时间和那些积极支持你减重并遵循健康生活方式的人交流。

+ 活跃起来。运动能使你更好地了解自己的身体，你也会对自己的身体感觉更好。精神上和情感上都要保持积极——在社区里做志愿者、帮助你的邻居——这些都能给你提供目标，让你自我感觉更好。这也有助于改善身体形象。

食物估算金字塔一览

在第 8 章中，你从 Mayo Clinic 健康体重金字塔的食物种类中确定了你的目标分量。为了达到这些目标，你需要知道每份食物的含量。本章中的表格可以提供帮助。

以实物来目测各类食物的分量
更详细的表格参见第 91 页

1 份蔬菜 =
1 个棒球大小

1 份水果 =
1 个网球大小

当然，你已经意识到并非你吃的所有食物都符合第 91 页食用分量快速判断指南的视觉提示的大小。如何确定金字塔中食物的份数呢？我们将从这里开始。

本章的第一部分是根据食物种类细分的，它列出了一份对应的食物数量清单。因此，通过查看清单你就会知道，如果你吃了一个中等大小的番茄或半杯全麦意大利面，相当于一份食物量。

本章第二部分涉及"混合食物"，通常包括一种以上的成分（或者一种以上的食物）。在此可以根据食物的种类将金字塔的一份进行细分。因此，通过查看清单，你会知道花生酱和果酱三明治都含有碳水化合物和脂肪。

重要提示：这些清单中显示的食物分量是"即食"的——已煮熟的或可以生吃的。

你刚刚做了一份小沙拉，里面加了橄榄油和调味品。要计算你的食物分量，从食物数量的最佳估计开始。一个精准的估测通常就足够了。

1 你可以从碗的大小推测出里面大约有一杯生菜。在蔬菜清单中，你可以看到两杯生菜是一份，所以：

　　＋1 杯生菜 =1/2 份蔬菜

2 制作沙拉用了大约 1/2 个胡萝卜、1/2 个黄瓜和 1/2 个番茄。在这份清单中，这些中等大小的蔬菜都是一份，所以：

　　＋胡萝卜、黄瓜和番茄各 1/2=1½ 份蔬菜

3 从高脂肪食物中看出，一茶匙橄榄油就是一份，这就是你食用的脂肪量。调味料数量较少，不好计算。

因此，你的沙拉的食物份数是：

　　＋2 份蔬菜

　　＋1 份脂肪

 1 份碳水化合物 =
1 个冰球大小

 1 份蛋白质 / 乳制品 =
1 副扑克牌大小或更少

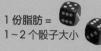 1 份脂肪 =
1~2 个骰子大小

蔬菜

食物（每份的能量为 25 千卡）	1 份相当于
★苜蓿芽	1 杯
★洋蓟芽	1/2 把
★洋蓟心	1/2 杯
★芝麻菜	2 杯
★芦笋（熟）	1/2 杯或 6 片
★竹笋	1/2 杯
★豆芽	1 杯
豆子（绿色，罐装或冷冻）	2/3 杯
★豆子（绿色，新鲜）	2/3 杯
★甜菜	1/2 杯切片
★甜椒（绿色、红色、黄色）	1 杯切成片的或 1 个中等大小的
★西蓝花	1 杯（花球部分）
★球芽甘蓝	1/2 杯或 4 个
★白菜	2 杯（切碎）或 1 杯（熟）
★圆白菜（绿色、红色）	1 杯（切碎）或 1/2 杯（熟）
★胡萝卜	1/2 杯或 1 个中等大小的
★菜花	1 杯（花球部分）（大约 8 小朵）
★芹菜	1 杯（切段的）或 4 根中等大小的
★绿甘蓝（熟）	1/2 杯
★黄瓜	1 杯（切片）或 1 个中等大小的
★茄子（熟）	1 杯（切块）
★豆薯	1/2 杯（切片）
★羽衣甘蓝（熟）	2/3 杯

★ **代表最佳推荐食物**

🍴 营养学家的建议

蔬菜是人体营养的重要来源，但它们经常被当作主菜的配料或配菜。建议利用它们丰富的口味、颜色和味道，扩大它们在你的饮食中的作用。

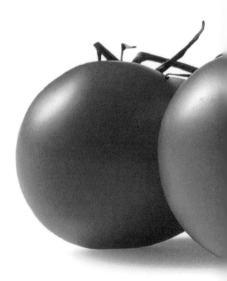

蔬菜

🍴 营养学家的建议

在找玉米和土豆吗？许多人可能认为它们是蔬菜，但由于其营养物质的组成，你会发现它们列在碳水化合物的清单中。而青豆被划分在蛋白质／乳制品的清单中。

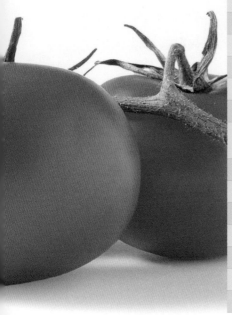

食物（每份的能量为 25 千卡）	1 份相当于
★韭菜（熟）	1/2 杯
★球生菜	2 杯（切丝）
★长叶莴苣	2 杯（切碎）
番茄酱和比萨酱（罐装）	2 汤匙
★口蘑（整个）	1 杯（大约 6 个中等大小的）
口蘑（罐装）	1/2 杯
★秋葵	1/2 杯 或 3 根
★甜洋葱（白色或红色）	1/2 杯（切片）
★小葱	3/4 杯或 8 根
★水萝卜	25 个中等大小的
莎莎酱（以蔬菜为主要原料）	1/4 杯
★青葱	3 汤匙（切碎）
★菠菜（生）	2 杯
★菠菜（熟）	1/2 杯
★夏南瓜	3/4 杯（切片）
★绿番茄	1/2 杯（切好的）或 2 个中等大小的
★番茄	1 个中等大小
★樱桃番茄	1 杯（大约 8 个）
番茄（煮熟、罐装）	1/2 杯
番茄膏（罐装）	2 汤匙
番茄酱（罐装）	1/3 杯
马蹄（切片、罐装）	3/4 杯
★西葫芦（新鲜或熟的）	3/4 杯

★ **代表最佳推荐食物**

水果

食物（每份的能量为 60 千卡）	1 份相当于
★苹果	1 个小的
苹果干	1/3 杯
苹果酱（含糖）	1/3 杯
★苹果酱（无糖）	1/2 杯
★杏	4 个（新鲜的）或 8 个（干的）
★香蕉	1 个小的
★浆果（混合）	3/4 杯
★黑莓	1 杯
★蓝莓	3/4 杯
★面包果	1/4 杯
★哈密瓜（或甜瓜）	1 杯（切块）或 1/3 个小的
★樱桃	15 个
★小柑橘	2 个小的
枣	3 个
★无花果（新鲜）	2 个小的
无花果（干）	3 个小的
★葡萄柚	3/4 杯（切片）或 1/2 个大的
★葡萄（无籽）（红色或绿色）	1 杯（大约 30 个）
★番石榴	2 个或 1/2 杯
★蜜瓜	1 杯（切块）
★猕猴桃	1 个大的
★柠檬	3 个中等大小的
★荔枝	10 个或 1/2 杯
罐装柑橘汁	3/4 杯

★ **代表最佳推荐食物**

🍴 营养学家的建议

Mayo Clinic 饮食中提出的水果不限量供应的原则不适用于苹果干、葡萄干和枣干等水果干。这是因为当水果被做成果干时，它们会收缩——所以一小块水果干就含有大量的能量！水果干仍然是健康的，但要遵循清单中的推荐食用分量来食用。

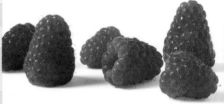

水果

某些食物口感较酸，如蔓越莓和食用大黄，通常在食用前会添加大量的糖。你会发现这些食物被列在甜品清单中，果汁饮品则被列在饮料清单中。

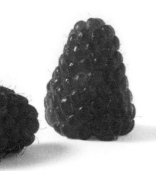

食物（每份的能量为60千卡）	1 份相当于
★ 芒果	1/2 杯（切块）
★ 西瓜球	1 杯（大约 8 个）
水果干（混合）	3 汤匙
什锦水果（罐装）	3/4 杯
★ 水蜜桃	1 个
★ 橙子	3/4 杯（切片）或 1 个中等大小的
★ 木瓜	1 杯（切块）或 1/2 个中等大小的
★ 桃	3/4 杯（切块）或 1 个中等大小的
桃罐头	1/2 杯（切片）
★ 梨	1 个小的
梨罐头	1/2 杯
★ 菠萝	1/2 杯（切块）或 2 片
菠萝罐头	1/3 杯（压碎）或 2 片
★ 李子	2 个
★ 石榴	1/2 杯
西梅	3 个
★ 木梨	1 个（大约 3 盎司，约 84 克）
葡萄干	2 汤匙
★ 树莓	1 杯
★ 杨桃	2 个中等或较大的
★ 草莓	1½ 杯
★ 橘子	1 个大的或 2 个小的
★ 西瓜	1¼ 杯（切块）或 1 小片

★ 代表最佳推荐食物

碳水化合物

食物（每份的能量为 70 千卡）	1 份相当于
动物造型饼干	6 块
百吉饼（含肉桂葡萄干）	1/2 个（3 英寸，即直径为 8 厘米的）
★百吉饼（全麦）	1/2 块（3 英寸）
★大麦（熟）	1/3 杯
饼干（原味或奶油）	1 块小的
白面包（或发酵面包）	1 片
★全麦面包	1 片
★全麦白面包	1 片
面包条（脆）	2 条（6~8 英寸，即 15~20 厘米）
★干小麦（熟）	1/2 杯
★全麦面包卷	1 个小的
★麦片（冷加工、含麸皮）	1/2 杯
麦片（冷加工、片状）	3/4 杯
格兰诺拉麦片（低脂）	1/4 杯
★麦片（冲泡好、无糖）	1/2 杯
玉米（罐装或冷冻）	1/2 杯
★玉米（新鲜）	1/2 杯
玉米面包（生）	1 盎司（约 28 克）
★玉米棒	1/2 根大的
蒸粗麦粉（熟）	1/3 杯
薄脆芝士饼干	14 块小的
薄脆全麦饼干	1 盒（1 盎司）
薄脆梅尔巴饼干	1/2 杯或 6 块

★ **代表最佳推荐食物**

🍴 营养学家的建议

碳水化合物是身体的主要供能物质，高质量的供能食物来自全谷物、豆类、新鲜水果和蔬菜。

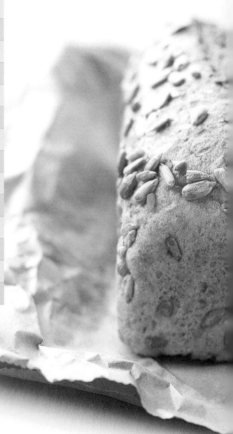

碳水化合物

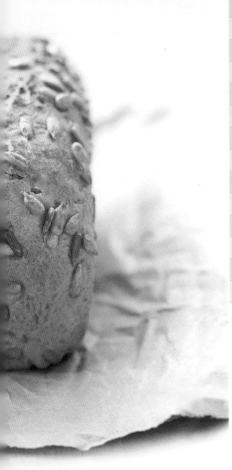

营养学家的建议

富含膳食纤维的食物不易嚼碎，吃起来需要更长的时间，因此摄入的能量会更少。膳食纤维还会减缓食物消化的速度，让饱腹感更持久。

食物（每份的能量为70千卡）	1 份相当于
咸饼干	5 块
黑麦饼干	1 块
小麦饼干	8 块
油炸面包丁	1/2 杯
★英式麦芬（全麦）	1/2 个
全麦饼干（原味或蜂蜜味）	1 块
★燕麦粥（熟）	1/2 杯
混合蔬菜（罐装或冷冻）	1 杯
麦芬（任意口味）	1 个小的
鸡蛋面条	1/3 杯
日式荞麦面	2/3 杯
米粉	1/3 杯
颗粒面（熟）	3/4 杯
烤薄饼	1 块（4 英寸，直径约为 10 厘米）
欧防风	3/4 杯
意大利通心粉（熟）	1/3 杯
意大利面（熟）	1/3 杯
★全麦意大利面（熟）	1/2 杯
★全麦皮塔饼	1/2 个（6 英寸，直径约为 15 厘米）
土豆（小）（红色或白色）	3 个
烤土豆	1/2 个中等大小的
土豆泥	1/2 杯
★南瓜（熟）	1½ 杯
★糙米（熟）	1/3 杯

★ **代表最佳推荐食物**

碳水化合物

食物（每份的能量为 70 千卡）	1 份相当于
精白米（熟）	1/3 杯
野米（熟）	1/2 杯
★芜菁（熟）	3/4 杯
★冬南瓜（熟）	1 杯
★烤红薯	1/2 个大的
墨西哥卷（硬）	1 个中等大小（长约 13 厘米）
玉米饼	1 个（直径为 15 厘米）
★红萝卜（熟）	1/3 杯
华夫饼（冷冻）	1 个（直径为 10 厘米）

★ **代表最佳推荐食物**

🍴 营养学家的建议

高度精制的碳水化合物在加工过程中大部分营养物质都流失了。虽然一些精米白面在加工过程中会添加维生素和矿物质，但它们所含的营养物质仍然没有全谷物那么全面。

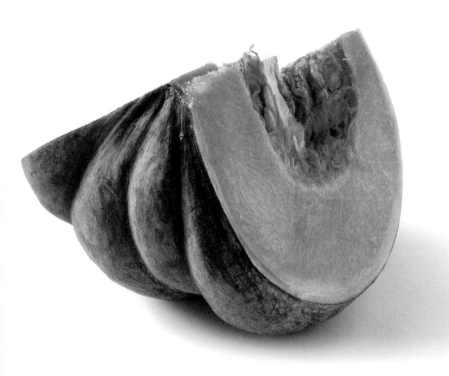

蛋白质 / 乳制品

🍴 营养学家的建议

蛋白质由不同的氨基酸
组成，其中8种氨基酸
人体无法合成，只能从食
物中获得，被称为必需氨
基酸。常见的蛋白质来源
包括家畜肉、家禽肉、海
鲜、蛋类、乳制品和豆类。

食物（每份的能量为110千卡）	1份相当于
培根（加拿大）	2.5 盎司（约 70 克）
豆类（烤）（罐装）	1/2 杯
★黑豆	1/2 杯
★鹰嘴豆	1/3 杯
★毛豆	1/2 杯
★菜豆	1/2 杯
★海军豆	3/4 杯
豆类（炸）（低脂）	1/2 杯
牛肉泥（常规）	2 盎司（约 56 克）
牛肉泥（90%～95% 瘦肉）	2 盎司
肋眼牛排（脱脂）	2 盎司
沙朗牛排（脱脂）	2 盎司
牛里脊（脱脂）	2 盎司
牛肉干	1 盎司（约 28 克）
★汉堡肉饼（素）	3 盎司（约 84 克）
汉堡肉碎（素）	4 盎司（约 112 克）
美式奶酪（脱脂）	3 盎司
切达奶酪（脱脂）	2 盎司或 1/2 杯（切丝）
农家奶酪（脱脂）	2/3 杯
菲达奶酪	1½ 盎司（约 42 克）或 1/4 杯
高达奶酪	1 盎司
马苏里拉奶酪（半脱脂）	1½ 盎司或 1/2 杯（切丝）
门斯特奶酪	1 盎司
门斯特奶酪（脱脂）	1½ 盎司
帕尔玛奶酪	1/4 杯（碎）

★ 代表最佳推荐食物

蛋白质 / 乳制品

食物（每份的能量为110千卡）	1份相当于
乳清奶酪（半脱脂）	1/3 杯
豆腐奶酪	1/3 杯
瑞士奶酪	1 盎司（约 28 克）
瑞士奶酪（脱脂）	2 盎司（约 56 克）
美式奶酪片（加工）	1 盎司
美式软奶酪	1 盎司
★鸡胸肉（去皮、去骨）	2½ 盎司（约 70 克）
鸡腿肉（去皮）	2½ 盎司
鸡内脏（炖）	2½ 盎司或 1/2 杯
★蛤蜊（新鲜或罐装）	3 盎司（约 84 克）（大约 10 个小的）
★螃蟹（新鲜、人造蟹肉、罐装）	4 盎司（约 112 克）
鸭胸肉（去皮、脱脂）	2½ 盎司
鸡蛋	1 个大的
鸡蛋替代品（液体）	1/2 杯
★鸡蛋白	1 杯（大约 6 个）
★大西洋鲑鱼（烘烤或炙烤）	2 盎司
★鳕鱼（烘烤或炙烤）	3 盎司
★黑线鳕鱼（烘烤或炙烤）	3 盎司
★比目鱼（烘烤或炙烤）	3 盎司
★罗非鱼（烘烤或炙烤）	3 盎司
火腿	3 盎司
羊瘦肉（常规）	2 盎司
羊瘦肉（脱脂）	2 盎司
★扁豆	1/2 杯
龙虾（煮）	4 盎司

★ 代表最佳推荐食物

营养学家的建议

牛奶和乳制品富含钙、钾与蛋白质，通常还富含维生素 D。选择脱脂或低脂的产品可以使血胆固醇保持在健康水平。

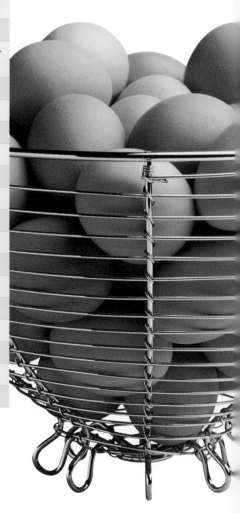

蛋白质 / 乳制品

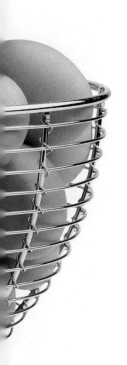

🍴 营养学家的建议

美国人每天摄入的蛋白质通常比美国食品药品监督管理局的推荐量要多得多。素食者可以通过饮食中的扁豆、豌豆、坚果和豆腐来保证获取所需的足够的蛋白质。

食物（每份的能量为110千卡）	1份相当于
酪乳（脱脂或低脂）	8盎司（约240克）或1杯
★牛奶（脱脂或含1%脂肪）	8盎司或1杯
蚌类	2盎司（约56克）
绿豌豆（罐装）	1/2杯
绿豌豆（新鲜或冷冻）	3/4杯
野鸡胸肉去皮	3盎司（约84克）
猪排（脱骨、去脂）	3盎司
猪肉香肠（熏烤）	2个小包装的
烤猪里脊肉（去脂）	3盎司
★扇贝	3盎司
★虾（新鲜或罐装）	4盎司（约112克）
豆奶（脱脂）	8盎司（约240克）或1杯
豆豉	2盎司或1/3杯
★豆腐（硬或软皆可）	2片（约3厘米宽）
★水浸金枪鱼（新鲜或罐装）	3盎司或1/2杯
火鸡鸡腿肉（去皮）	2盎司（约56克）
★火鸡鸡胸肉（去皮）	3盎司
火鸡鸡胸午餐肉（去脂）	4盎司
熟火鸡肉（常规）	2盎司
牛犊肉	3盎司
鹿肉	3盎司
★酸奶（脱脂、原味、无糖、可加低能量水果）	8盎司或1杯
酸奶（豆乳、原味、无糖）	6盎司（约180克）或2/3杯

★ 代表最佳推荐食物

脂肪

食物（每份的能量为 45 千卡）	1 份相当于
★牛油果	1/6 个
培根（猪肉）	1 片
培根（火鸡肉）	1 片
黄油（常规）	1 茶匙
黄油（打发）	1½ 茶匙
椰肉丝（含糖）	1½ 汤匙
奶油	1 汤匙液态（4 汤匙打发）
奶油奶酪（脱脂）	3 汤匙
奶油奶酪（常规）	1 汤匙
奶精（不含乳制品）（调味）	1 汤匙
奶精(不含乳制品)(调味、低脂)	1½ 汤匙
奶精（不含乳制品）（原味）	2 汤匙
奶精（不含乳制品）（原味、淡）	2½ 汤匙
肉汤（罐装、任意口味）	1/3 杯
牛油果酱	2 汤匙
稀奶油	2 汤匙
蜂蜜芥末酱	1½ 汤匙
人造黄油（常规或混合）	1 茶匙
人造黄油（管装、低脂）	1 汤匙
人造黄油（管装、常规）	2 茶匙
涂抹型人造黄油（淡、无反式脂肪酸）	1 汤匙
涂抹型人造黄油(无反式脂肪酸)	2 茶匙
蛋黄酱（脱脂）	4 汤匙
蛋黄酱（低能量）	1 汤匙
蛋黄酱（常规）	2 茶匙

★ **代表最佳推荐食物**

营养学家的建议

饮食中的脂肪并不是你减重失败的原因。为了保持身体健康，你每天都需要摄入一定的脂肪。通常的问题是，人们可能摄入过多的脂肪，所以在你的饮食中要选择少量的健康脂肪。

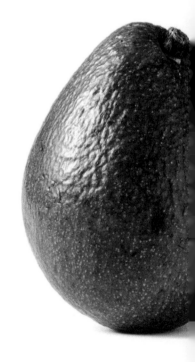

脂肪

合理的食物烹饪方式可以大大减少饮食中的脂肪和能量。健康的烹饪方法包括烘焙、炖、烧烤、水煮、煎、蒸和炒。

食物（每份的能量为 45 千卡）	1 份相当于
★杏仁	4 茶匙（薄片）或 7 个
★巴旦木	1 个
★腰果	4 个
★山核桃仁	2 个
★花生	8 个
★碧根果仁	2 个
★核桃仁	2 个
★菜籽油	1 茶匙
玉米油	1 茶匙
★橄榄油	1 茶匙
花生油	1 茶匙
红花籽油	1 茶匙
橄榄（黑色、绿色）	9 个大的或 12 个小的
花生酱（稠或稀皆可）	1½ 茶匙
法式沙拉酱（脱脂）	2 汤匙
法式沙拉酱（常规）	2 茶匙
意式沙拉酱（脱脂）	4 汤匙
意式沙拉酱（常规）	1 汤匙
田园沙拉酱（脱脂）	3 汤匙
田园沙拉酱（常规）	2 茶匙
蛋黄沙拉酱（脱脂）	3 汤匙
蛋黄沙拉酱（常规）	2 茶匙
★亚麻籽（碎）	1 汤匙

★ 代表最佳推荐食物

脂肪

食物（每份的能量为45千卡）	1份相当于
★南瓜子	1汤匙
★芝麻	1汤匙
★葵花子	1汤匙
起酥油（植物性）	1茶匙
酸奶油（脱脂）	4汤匙
酸奶油（常规）	2汤匙
塔塔酱（常规）	1汤匙
塔塔酱（脱脂）	2汤匙
人造稠黄油（不含乳制品）	4汤匙

★ 代表最佳推荐食物

¶¶ 营养学家的建议

单不饱和脂肪酸和多不饱和脂肪酸被称为所谓的"健康脂肪"，存在于许多植物油、鱼类、橄榄和坚果中。饱和脂肪酸和反式脂肪酸是不健康的，它们存在于许多动物性食物中。所有类型的脂肪都是高能量的，应该适量食用。

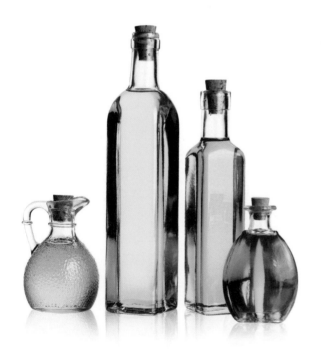

甜食

对甜食的渴望通常是后天养成的，这意味着你可以通过逐渐减少糖的摄入量，吃更健康的食物来改变自己对甜食的口味。

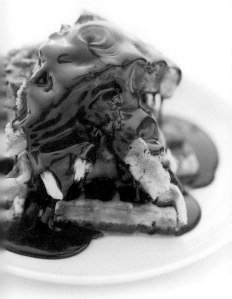

食物（每份的能量为 75 千卡）	1 份相当于
巧克力脆（半糖）	4 汤匙
蔓越莓酱（罐装、含糖）	3 汤匙
巧克力霜（即食）	1 汤匙
苹果酱	2½ 汤匙
果冻	1/2 杯
硬质糖果（奶油味、柠檬味、薄荷味）	4 块
蜂蜜	1 汤匙
果冻、果酱和蜜饯（常规）	1½ 汤匙
果冻、果酱和蜜饯（低糖）	4 汤匙
软糖	20 个小的 或 8 个大的
糖浆	1½ 汤匙
大黄（熟、含糖）	1/4 杯
红糖（散装）	2 汤匙
白砂糖	4 茶匙
糖粉	2 汤匙
玉米糖浆	1 汤匙
枫糖浆	1½ 汤匙
蛋糕配料（奶油糖或焦糖）	1½ 汤匙
蛋糕配料（巧克力糖浆）	1½ 汤匙
蛋糕配料（草莓）	1½ 汤匙

早餐

食物	数量	不同种类食物的份数					
		V	F	C	PD	Ft	S
培根（加拿大）	2.5 盎司				1		
培根（煎）	1 片					1	
百吉饼（全麦）	1/2 个（3 英寸，直径约为 8 厘米）			1			
百吉饼配鸡蛋和奶酪	1 份			3	2	1	
香蕉	1 小根		1				
饼干配鸡蛋	1 份			2	1	3	
饼干配鸡蛋和肉	1 份			2	2	2	
全麦面包	1 片			1			
全麦白面包	1 片			1			
冷麦片（含麸皮）	1/2 杯			1			
冷麦片（含麸皮）配果干和坚果	1/3 杯			1			
冷小麦麦片（含糖）	3/4 杯			1			1
牛角面包（原味）	1 个中等大小			2		2	
牛角面包配鸡蛋和奶酪	1 份			2	1	2	
牛角面包配鸡蛋、奶酪和培根	1 份			2	1.5	3	
甜甜圈（原味）	1（3¼英寸，约8.3厘米）			0.5		3	0.5
甜甜圈（带涂饰）	1（3¾英寸，约9.5厘米）			1		2	1
西式煎蛋卷	1 个鸡蛋（大）	1			1		
炒蛋	1 个鸡蛋（大）				1		
英式全麦麦芬	1/2 个			1			
英式麦芬配鸡蛋、奶酪和加拿大培根	1 份			2	2	1	
法式吐司	1 片			1	0.5	1	
法式吐司条	5 条			2	1	1	1

V 蔬菜　　**C** 碳水化合物　　**Ft** 脂肪

F 水果　　**PD** 蛋白质 / 乳制品　　**S** 甜食

早餐

		不同种类食物的份数					
食物	**数量**	**V**	**F**	**C**	**PD**	**Ft**	**S**
格兰诺拉麦片（手工）	1/4 杯			1		2	
格兰诺拉麦片（低脂）	1/4 杯			1			
葡萄柚	3/4 杯（切块）或 1/2 个大的		1				
煎薯饼	1/2 杯			1.5			
蜜瓜球	1 杯（8 个）		1				
蓝莓麦芬（低脂牛奶制作）	1 个（2 盎司）			1		1	0.5
蔓越莓麦芬	1 个大的（4 盎司）		0.5	2		4	1
速溶燕麦粥（原味）	1 包			1.5			
速溶燕麦粥（含糖）	1 包			1			1
薄烤饼（含浆果和糖浆、无反式脂肪酸和人造黄油）	1 份		1	1		1	1
丹麦肉桂卷	1份（4英寸，长约10厘米）			1		3	1
糖霜肉桂卷	1份（2英寸，长约5厘米）					1	1
烘烤糕点	1 块			1		2	1
西梅	3 个		1				
乳蛋饼配西蓝花和切达奶酪	6 盎司（约 168 克）	1		0.5	2	4	
水果司康（不加糖霜）	1 块（4 盎司，约 112 克）			2		4	2
草莓	1½ 杯		1				
原味华夫饼	1 块（4 英寸）			1		1	
酸奶（原味、低脂、含低能量甜味剂）	1 杯（8 盎司，约 240 毫升）				1		
酸奶（水果、低脂、含低能量甜味剂）	1 杯（8 盎司）				1		

V 蔬菜　**C** 碳水化合物　**Ft** 脂肪

F 水果　**PD** 蛋白质 / 乳制品　**S** 甜食

三明治

食物	数量	不同种类食物的份数 V	F	C	PD	Ft	S
培根生菜番茄三明治	1份	1		2		4	
单层芝士汉堡配酱料	1份			3	2	2	
烤鸡肉三明治	1份			2	1		
乳酪火腿鸡排三明治（来自餐厅）	1份			3	2.5	2	
烤鸡三明治配蛋黄酱	1份			3	2	2	
蔓越莓酱鸡肉卷	1份			1	1		1
鱼肉三明治配塔塔酱	1份			3	1.5	1	
法式蘸汁三明治（来自餐厅）	1份			4	2	1	
火腿芝士三明治（热）	1份			2	1.5	1	
火腿芝士三明治（微波加热）	1份			3	3	3	
加州汉堡配蔬菜和蛋黄酱	1份	1		2	2	2	
单层汉堡配酱料	1份			2	1	1	
法兰克福牛肉香肠热狗	1½ 盎司（约42克）			2	1	1	
花生酱果酱三明治	1份			2		2	1
原味烤牛肉三明治（来自餐厅）	1份			2	1.5	1	
牛排三明治	1份			2	2		
潜艇三明治配冷盘和蔬菜	6英寸（长约15厘米）	1		3	1.5	1	
潜艇三明治配金枪鱼沙拉和蔬菜	6英寸	1		3	2	3	
金枪鱼沙拉皮塔饼	1份			1	1	1	
火鸡三明治配蔬菜和蛋黄酱	1份	1		2	1	1	
火鸡三明治配培根、蔬菜和田园沙拉酱（来自餐厅）	1份	3		4	3	3	
烟熏火鸡三明治	1份			1	1	1	

V 蔬菜   C 碳水化合物   Ft 脂肪

F 水果   PD 蛋白质 / 乳制品   S 甜食

沙拉和汤或炖菜

		不同种类食物的份数					
食物	数量	V	F	C	PD	Ft	S
沙拉							
凯撒沙拉配烤鸡肉	11 盎司（约 308 克）	3			1	1	
卷心菜沙拉（自制）	1 杯	2				1	
土豆沙拉（自制）	1 杯	1		2		4	
菠菜沙拉配水果	2 杯	2	1			1	
墨西哥玉米卷沙拉（快餐）	1½ 杯	1		1	1	2	
凉拌沙拉配芝士和鸡蛋（无调料）	2 杯	2			1.5		
凉拌沙拉配意大利面和海鲜（无调料）	1½ 杯	2		1	2	1	
凉拌沙拉配火鸡、火腿和芝士（无调料）	1½ 杯	2			2		
汤或炖菜							
猪肉炖豆子（罐装、水煮）	1 杯			1	1		
炖牛肉（罐装）	1 杯	2		0.5	1	1	
奶油西蓝花（罐装、低脂牛奶制作）	1 杯	1			1		
鸡肉面条（罐装、鸡汤底）	1 杯			1			
墨西哥烩牛肉配豆子	1 杯	1			2		
新英格兰蛤蜊浓汤（罐装）	1 杯				1.5		
酸辣汤	1 杯			0.5	0.5		
味噌汤（1 汤匙味噌）	1 杯				0.5		
奶油蘑菇汤（罐装、水煮）	1 杯				1		
豌豆炖火腿（罐装、水煮）	1 杯				2		
番茄（罐装、水煮）	1 杯			1			
牛肉炖蔬菜（罐装、肉汤底）	1 杯	1		1	0.5		

V 蔬菜	**C** 碳水化合物	**Ft** 脂肪	
F 水果	**PD** 蛋白质 / 乳制品	**S** 甜食	

主菜

食物	数量	不同种类食物的份数					
		V	**F**	**C**	**PD**	**Ft**	**S**
烤牛肉饼	2 盎司（约 56 克）				1		
沙朗牛排（去脂）	2 盎司				1		
玉米煎饼配牛肉、豆子和芝士	1 份			1	2	1	
玉米煎饼配鸡肉和蔬菜	1 份	1		2	1.5	3	
炸鸡腿肉（快餐）	2 块			1	2.5	2	
炸鸡胸肉（快餐）	2 块			1	3	2	
烤鸡胸肉或鸡腿肉	2½ 盎司（约 70 克）				1		
脆皮炸鸡肉饼（快餐）	3 盎司（约 84 克）			1	1	2	
鸡肉炒蔬菜	1 份	3		1	1		
脆皮炸蟹肉饼	3 盎司			0.5	1	2	
铁板烧（牛肉、猪肉、鸡肉）配蔬菜	2 份	2		2	1	1	
烤鱼（鳕鱼、黑线鳕鱼、比目鱼）	3 盎司				1		
脆皮炸鱼排	3 盎司			1	1	1	
脆皮炸鱼条	3 条			1	1	1	
烤牛肉串配蔬菜	1 串	2			2		
烤鸡肉串配蔬菜	1 串	2			1		
波兰熏肠	3 盎司				1	2	
肉酱千层面	2½ 块（每块高约 10 厘米）	2		1	1.5	1	
混合芝士通心粉	1 杯			2	2	1	
瑞典肉丸配奶油或白酱	1 杯（肉丸约 5 个）			1	2	2	
牛瘦肉饼	3 盎司	1			1		
意大利面	1 份	2		2	1	1	

V 蔬菜   **C** 碳水化合物   **Ft** 脂肪

F 水果   **PD** 蛋白质 / 乳制品   **S** 甜食

主菜

食物	数量	V	F	C	PD	Ft	S
芝士比萨（普通饼底）	1/9 块（14 英寸 / 块）	1		1	1	1	
芝士比萨（普通饼底、冷冻）	1/3 块（12 英寸 / 块）	2		2	1	2	
意式香肠比萨（普通饼底）	1/9 块（14 英寸 / 块）	1		1.5	1	1	
意式香肠比萨（普通饼底、冷冻）	1/3 块（12 英寸 / 块）	2		2	1.5	2	
意式香肠比萨（厚底）	1/9 块（14 英寸 / 块）	1		2	1	1	
猪排（脱骨、去脂）	3 盎司（约 84 克）				1		
乡村风味猪肋排（瘦肉）	2½ 盎司（约 70 克）				1	2	
烤猪里脊肉（去脂）	3 盎司				1		
牛肉馅饼（冷冻）	1 个（9 盎司，约 252 克）	2		2	1	3	
鸡肉馅饼或火鸡肉馅饼（冷冻）	1 个（9 盎司）	2		2	1	3	
脆皮炸虾	4 盎司（约 112 克）			1	1	2	
石锅拌饭配牛瘦肉、鸡肉或金枪鱼沙拉	1 杯	1		1	1.5	1	
意大利面配肉丸和番茄酱（罐装）	1 杯	2		2	0.5	1	
意大利面配比萨酱	1 杯	2		2		1	
牛肉或鸡肉墨西哥玉米卷配生菜和番茄（硬）	1 个	1		1	0.5	1	
牛肉或鸡肉墨西哥玉米卷配生菜和番茄（软）	1 个	1		1	0.5	1	
芝士馅意式饺子	3/4 杯			2	2		

V 蔬菜	C 碳水化合物	Ft 脂肪
F 水果	PD 蛋白质 / 乳制品	S 甜食

配菜

食物	数量	V	F	C	PD	Ft	S
				不同种类食物的份数			
烤豆子（罐装）配猪肉或牛肉	1 杯			1	2	1	
饼干（快餐）	1 块大的			2		2	
蒜香面包	1 片			1		1	
软面包条（快餐）	1 条			1		1	
布法罗辣鸡翅	4 块				1	2	
炸鸡柳	4 块			1	1	1	
炒面	1/3 杯			0.5	1		
牛角面包（冷冻面团制作）	1 个			1		1	
鸡蛋卷（蔬菜、鸡肉或猪肉）	3 盎司（约 84 克）	1		1	0.5		
炸薯条	1 小份			2		2	
鹰嘴豆泥（自制）	4 汤匙				1		
炸马苏里拉奶酪条（快餐）	4 条			1	2	3	
炸洋葱圈（快餐）	8~9 个	2		1.5		3	
烤土豆配芝士和西蓝花（快餐）	1 个	1		3	1	2	
土豆泥配肉酱	1/2 杯			1.5		1	
脆皮土豆（无反式脂肪酸和人造黄油）	1/2 杯			1	0.5	1	
狼牙土豆（无反式脂肪酸和人造黄油）	1/2 杯			1		0.5	
莎莎酱	1/4 杯	1					
玉米粉薄饼	1 个（直径约为 15 厘米）			1		0.5	

V 蔬菜　　**C** 碳水化合物　　**Ft** 脂肪
F 水果　　**PD** 蛋白质 / 乳制品　　**S** 甜食

零食

食物	数量	V	F	C	PD	Ft	S
香蕉面包	1 片		0.5	1		1	1
谷物能量棒（麦片或水果）	1 根			1			1
芝士泡芙或麻花	1 盎司（约28克）			1		2	
混合谷物零食	1/2 杯			1		1	
梳打饼干配花生酱夹心	6 块			1.5		2	
无花果干	1 包（0.75 盎司，约 21 克）		1				
微波爆米花（黄油）	3 杯			1		2	
空气炸锅爆米花（原味）	3 杯			1			
油炸爆米花（原味）	3 杯			1		2	
薯片（常规）	1 盎司			1		2	
薯片（烤）	1 盎司			1		1	
椒盐饼干条（小）	约 30 个			1			
椒盐饼干	3 块			1			
年糕	2 块			1			
干烤大豆	2 汤匙				1		
草莓奶昔	1 份		1		1		
墨西哥玉米片（烤）	1 盎司			1		1	
墨西哥玉米片（常规）	1 盎司			1		2	
什锦干果配巧克力片	1/2 杯					5	2
酸奶（脱脂、原味、无糖或低能量甜味剂）配水果	1 杯（8 盎司，约 240 毫升）				1		

V 蔬菜　　C 碳水化合物　　Ft 脂肪
F 水果　　PD 蛋白质/乳制品　　S 甜食

甜品

食物	数量	V	F	C	PD	Ft	S
						不同种类食物的份数	
布朗尼蛋糕	3 英寸（直径约为 8 厘米）			1		2	1
柠檬蛋糕	1.5 盎司（约 42 克）					1	1.5
天使蛋糕	1/12 块（每块 12 盎司，约 336 克）						1
巧克力蛋糕（无糖霜）	1/12 块（每块直径约为 23 厘米）			1		3	2
肉桂蛋糕（面包碎装饰）	1/8 块（每个 20 厘米 × 15 厘米）			1		1	1
姜饼蛋糕	1/9 块（每个 20 厘米 × 20 厘米）			1		3	1
磅蛋糕（脱脂）	1 盎司（约 28 克）						1
白蛋糕（无糖霜）	1/12 块（每个直径为 23 厘米）			1.5		2	1
黑巧克力蛋糕	1 盎司					2	1
牛奶巧克力蛋糕	1 块（1.5 盎司，约 42 克）					2	1.5
巧克力饼干	2 块中等大小					1	0.5
奶油夹心巧克力饼干	2 块					1	1
无花果饼干	2 块		0.5			1	0.5
姜饼	3 块中等大小						1
燕麦葡萄干饼干（花生酱或糖）	1 块（每块长约 8 厘米）						1
蛋挞	1/2 杯				0.5		1
冰激凌（大多数口味）	1/2 杯					1	1
冰激凌（常规，大多数口味）	1/2 杯					2	0.5
软冰激凌（香草味）	1/2 杯					1	1
果汁雪糕（冷冻）	1 个（3 盎司，约 84 克）		1				
即食布丁（加糖、加 2% 牛奶）	1/2 杯				0.5	0.5	1
木薯布丁（加糖、加 2% 牛奶）	1/2 杯				0.5	0.5	1

V 蔬菜	C 碳水化合物	Ft 脂肪
F 水果	PD 蛋白质 / 乳制品	S 甜食

甜品

食物	数量	不同种类食物的份数					
		V	F	C	PD	Ft	S
香草或巧克力奶昔（快餐）	12 盎司（约 360 毫升）				2		2
果汁冰糕	1/3 杯						1
巧克力奶油派（零售）	1/8 个（每个直径约为 23 厘米）			1	1	4	1
水果派（苹果、蓝莓或樱桃）（按食谱制作）	1/8 个（每个直径约为 23 厘米）		1	1		4	1
柠檬派（零售）	1/6 个（每个直径约为 20 厘米）		0.5	0.5		2	2
山核桃派	1/8 个（每个直径约为 23 厘米）			1	1	4	2
南瓜派	1/8 个（每个直径约为 23 厘米）	1		1		3	1
酸奶（冷冻、脱脂）	1/2 杯				0.5		1

V 蔬菜　　C 碳水化合物　　Ft 脂肪

F 水果　　PD 蛋白质 / 乳制品　　S 甜食

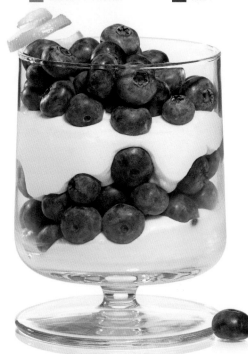

饮品

食物	数量	V	F	C	PD	Ft	S
酒类							
淡啤酒	12 盎司（约 360 毫升）						1.5
啤酒（常规）	12 盎司						2
蒸馏烈酒（杜松子酒、朗姆酒、伏特加、威士忌）	1 盎司（约 30 毫升）						1
红或白葡萄酒	5 盎司（约 150 毫升）						1.5
咖啡或茶							
拿铁或摩卡咖啡（脱脂牛奶制作）	12 盎司				1		
卡布奇诺	12 盎司				0.5		
奶茶（脱脂）	12 盎司				1		1
煮咖啡或速溶咖啡（零卡）	8 盎司（约 240 毫升）				零卡饮料		
冰茶（零售、加糖）	12 盎司						2
茶（普通或凉茶）（冲泡或速溶）（零卡）	8 盎司				零卡饮料		
牛奶或可可							
巧克力混合饮料（低脂牛奶制作）	8 盎司				1		1
巧克力牛奶（脱脂或含 1% 脂肪牛奶制作）	8 盎司				1		0.5
热可可（热水冲泡）	6 盎司（约 180 毫升）				0.5		0.5
牛奶（含 2% 脂肪或全脂）	8 盎司				1	1	
果味饮料							
混合型果汁（粉末冲泡）	8 盎司						1.5
柠檬水（浓缩果汁配制）	8 盎司			1			0.5
橙汁早餐饮料（即饮）	8 盎司						1.5

不同种类食物的份数

V 蔬菜　　C 碳水化合物　　Ft 脂肪

F 水果　　PD 蛋白质 / 乳制品　　S 甜食

饮品

食物	数量	不同种类食物的份数					
		V	F	C	PD	Ft	S
果汁							
蔓越莓果汁（加糖）	4 盎司（约120毫升）		1				1.5
橙汁、葡萄柚果汁、菠萝汁（不加糖）	4 盎司		1				
蔬菜汁	4 盎司	1					
软饮料							
苏打水（零卡）	12 盎司（约360毫升）			零卡饮料			
可乐（柠檬或沙士）（常规）	12 盎司						2
奶油苏打水（常规）	12 盎司						2.5
无糖可乐（任意口味）（零卡）	12 盎司			零卡饮料			
姜汁汽水（常规）	12 盎司						1.5
运动饮料							
水果味即饮运动饮料（低卡）	12 盎司						0.5
水果味即饮运动饮料（常规）	12 盎司						1
咖啡和茶的配料							
重奶油	1 汤匙					1	
风味奶精（非乳制品）	1 汤匙					1	
原味奶精（非乳制品）	2 汤匙					1	
原味奶精（非乳制品）（淡）	2.5 汤匙					1	
混合奶油	2 汤匙					1	
糖	2 茶匙						0.5

V 蔬菜　　C 碳水化合物　　Ft 脂肪

F 水果　　PD 蛋白质 / 乳制品　　S 甜食

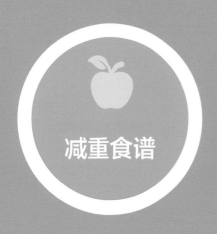

减重食谱

在减重的同时也能吃得好吗？当然能！每天的菜谱应该基于多种食材及烹饪方法，这样才能保证你的健康。以下食谱将告诉你吃得好是多么容易而愉快。

蓝莓麦芬蛋糕

+ 12 人份

3/4 杯 中筋面粉

1/2 杯 全麦面粉

1/4 杯 研磨亚麻籽

1/2 汤匙 泡打粉

1/4 茶匙 小苏打

1 茶匙 盐

3 汤匙 无盐黄油

1/2 杯 糖

1 茶匙 纯香草精

1 个 鸡蛋

1/2 杯 原味脱脂酸奶

1 杯 新鲜蓝莓

1. 把烤箱预热到 350 ℉（177 ℃）。

2. 在麦芬模具上涂一层喷雾油。

3. 把面粉、亚麻籽、泡打粉、小苏打和盐倒入一个碗中，备用。

4. 用搅拌机将无盐黄油和糖打发至奶油状。

5. 加入香草精和鸡蛋。

6. 将第 3 步中制作的干混合物分次加到酸奶中，搅拌至混合均匀。

7. 加入蓝莓。

8. 在每个麦芬模具中倒入 1/4 杯面糊。

9. 在烤箱中烘烤 15 分钟。

金字塔食物份数

C 碳水化合物	1
Ft 脂肪	1
S 甜食	0.5

每份（1 个麦芬）

能量	134 千卡
蛋白质	3 克
碳水化合物	21 克
总脂肪	4.5 克
胆固醇	23 毫克
钠	231 毫克
膳食纤维	1.5 克

厨师笔记

蓝莓可以用其他水果代替，如蔓越莓、覆盆子和切碎的苹果。你可以把麦芬冷冻起来保存，以后食用。

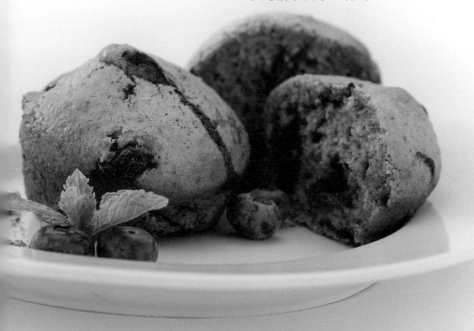

健康奶昔

+ 4 人份

1 根 香蕉

1/2 杯 草莓

1/2 杯 黑莓或蓝莓

4 汤匙 柠檬汁（或 1 个新鲜
　　柠檬榨汁）

2 杯 新鲜嫩菠菜

1 汤匙 新鲜薄荷

1 杯 冰

1. 将所有的原料放入搅
拌机或榨汁机中，搅
拌成泥状。

2. 常温或冷藏享用。

金字塔食物份数

F 水果	1

每份（6 盎司，约 180 毫升）

能量	50 千卡
蛋白质	1 克
碳水化合物	12 克
总脂肪	0 克
胆固醇	0 毫克
钠	14 毫克
膳食纤维	2 克

厨师笔记

水果也可以用其他浆果代替。这种饮料是维生素A和维生素C的极佳来源。

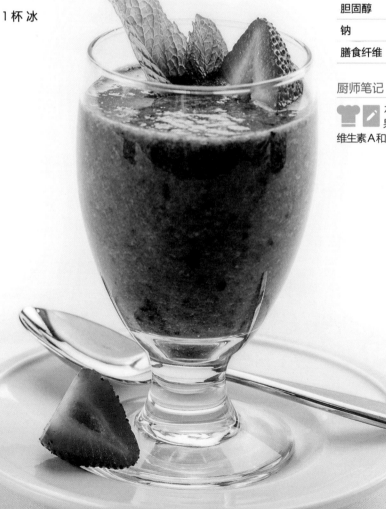

番茄罗勒煎蛋饼

+ 6 人份

1/4 茶匙 橄榄油

3 杯 菠菜

1 杯 鸡蛋替代品

3 个 鸡蛋

1/4 杯 菲达奶酪碎

1/2 杯 马苏里拉奶酪碎

2 汤匙 新鲜罗勒叶碎

1/4 杯 脱水晒干的番茄

1/4 茶匙 粗盐

黑胡椒粉适量

1. 把烤箱加热到 375 °F（191 ℃）。

2. 用中火将平底锅加热，加入橄榄油，炒熟菠菜，盛出备用。

3. 将鸡蛋和鸡蛋替代品在搅拌碗中搅拌均匀，逐一加入剩余的配料，拌匀。

4. 将混合物倒入烤盘或热平底锅中搅拌。用烤盘纸或锡箔纸覆盖。

5. 烘烤大约 20 分钟。待蛋液完全凝固，揭开覆盖物，再放回烤箱烘烤约 5 分钟。

6. 切成 6 个三角形或正方形，即可享用。

金字塔食物份数

PD 蛋白质 / 乳制品　1

每份（1 块）

能量	97 千卡
蛋白质	10 克
碳水化合物	3 克
总脂肪	5 克
胆固醇	103 毫克
钠	298 毫克
膳食纤维	0.5 克

厨师笔记

为了确保煎蛋饼的味道合适，烹调前取少量可以先烤熟，尝一尝味道。

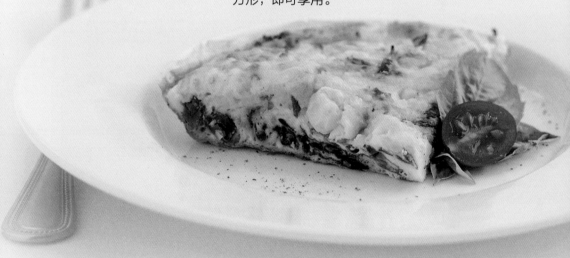

烤鸡肉碎沙拉

+ 4 人份

8 盎司 去骨去皮的鸡胸肉

2 汤匙 烧烤酱

8 杯 洗净并切碎的生菜

4 汤匙 香菜碎

4 汤匙 新鲜罗勒叶碎

1/2 杯 黑豆

1/2 杯 冷冻甜玉米粒（解冻）

2 个 玉米饼，每个直径约为
    11 厘米，切成条，放入烤
    箱烤至酥脆

4 汤匙 科尔比或蒙特里杰克
    奶酪

3 个 罗马番茄，切丁

1/4 杯 切碎的葱

1/2 牛油果，切片

4 汤匙 低脂沙拉酱

1. 将鸡胸肉烤或煎至熟透。

2. 加热烧烤酱。

3. 鸡肉切成丁，与烧烤
   酱拌匀。

4. 将生菜、香菜和罗勒
   叶混合，放入 4 个中
   号碗中。

5. 将黑豆和玉米粒平均
   放入 4 个碗中。

6. 在每个碗里放上等量
   的鸡肉混合物、奶酪、
   番茄和牛油果。上面
   放玉米饼条和葱。

7. 每份沙拉都加入 1 汤
   匙沙拉酱。

金字塔食物份数

V 蔬菜	1
C 碳水化合物	1
PD 蛋白质 / 乳制品	1
Ft 脂肪	1

每份（1/4 份或 1 碗）

能量	272 千卡
蛋白质	25 克
碳水化合物	25 克
总脂肪	9 克
胆固醇	50 毫克
钠	284 毫克
膳食纤维	7 克

厨师笔记

在冰箱里用一个容易
打开的容器来放玉
米，不要每次都打开一个新袋
子。香菜和罗勒叶必须新鲜，
不要用干罗勒叶或干香菜来代
替新鲜的。玉米饼是为了增加
脆脆的口感，如果不喜欢，也
可以不用。

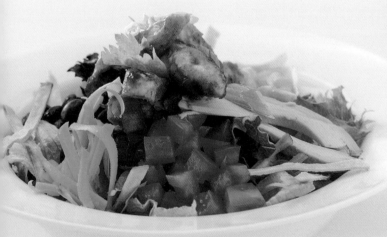

烤红甜椒菠萝沙拉

+ 4 人份

1/2 杯 切碎的烤红甜椒

1 杯 菠萝丁

1/4 杯 新鲜香菜碎

1/4 杯 洋葱碎

2 汤匙 墨西哥辣椒丁

2 茶匙 蜂蜜

1/4 茶匙 盐

1. 使用木炭或煤气烤架，或将烤箱温度设为 220 ℃，将红甜椒烤熟。

   烤架：将红甜椒直接放在烧热的烤架上，每 2 分钟翻动 1 次，直到表皮变色。

   烤箱：把红甜椒放在烤盘上，放入烤箱烤 15～20 分钟直到表皮变色。

2. 将烤好的甜椒放入碗中，盖上保鲜膜，等待 5～10 分钟产生蒸气焖熟。将甜椒从碗中取出，去籽，切碎。

3. 在一个中等大小的碗里，把所有食材混合均匀。盖上盖子，冷藏后食用。

金字塔食物份数

V 蔬菜		0.5
F 水果		0.5

每份（1/4 杯）

能量	40 千卡
蛋白质	1 克
碳水化合物	10 克
总脂肪	0 克
胆固醇	0 毫克
钠	125 毫克
膳食纤维	1 克

厨师笔记

可以用其他水果，如橙子、芒果或木瓜。如果你不喜欢香菜，可以用新鲜的欧芹。可以用在商店里出售的烤红甜椒代替新鲜的。这款沙拉配鱼、烤鸡、豆腐、猪里脊和墨西哥薄饼都很好吃。

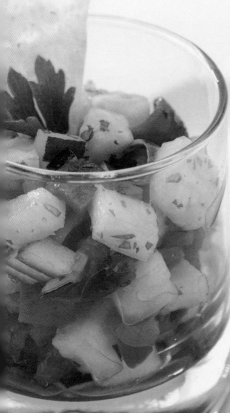

虾玉米脆饼

+ 4 人份

4 个 玉米饼（直径约为 15 厘米）

1 杯 黑豆

1 茶匙 孜然

1 茶匙 辣椒酱

2 茶匙 橄榄油

8 盎司 大虾（去皮，去虾线，切碎）

1 个 酸橙（榨汁）

2 汤匙 切碎的香菜

2 茶匙 切碎的大蒜

1/2 茶匙 粗盐或海盐

1 杯 生菜丝

1 杯 新鲜菠萝（切块）

2 个 罗马番茄（切碎）

1/4 杯 菲达奶酪碎

4 根 大葱（切碎）

1. 把烤箱预热到 375 ℉（191 ℃）。

2. 烤玉米饼至酥脆，大约 15 分钟。

3. 在一个小平底锅中放入黑豆，用中火加热，加入孜然和辣椒酱。把黑豆捣碎，做成细泥。

4. 将另一个中等大小的平底锅中火加热，倒入油。锅热之后，加入虾、酸橙汁、香菜、大蒜和盐。将虾炒至红色。

5. 在每个玉米饼上放 1/4 杯黑豆泥。上面放生菜丝、虾、菠萝、罗马番茄、奶酪碎和大葱碎。

金字塔食物份数

V 蔬菜		0.5
F 水果		0.5
C 碳水化合物		1
PD 蛋白质 / 乳制品		1
Ft 脂肪		0.5

每份（1 块）

能量	233 千卡
蛋白质	15 克
碳水化合物	34 克
总脂肪	6 克
胆固醇	78 毫克
钠	567 毫克
膳食纤维	6 克

厨师笔记

你可以用软的玉米饼卷代替玉米饼，也可以用烤鸡来代替虾。

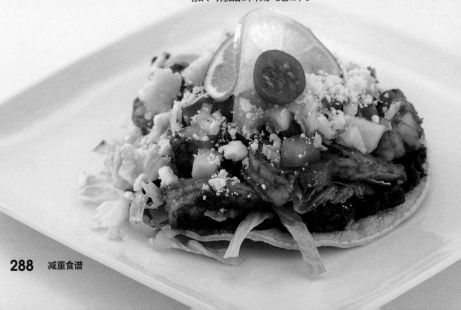

鸡肉沙拉三明治

+ 6 人份

3~4 盎司 去骨去皮的鸡胸肉

1/4 茶匙 海盐

1/4 茶匙 白胡椒粉

1/4 茶匙 洋葱粉

1 杯 紫葡萄，切成两半

1/4 杯 低脂蛋黄酱

1/4 杯 芹菜丁

1/4 杯 番茄丁

4 片 火鸡培根（煮熟后切碎）

1 汤匙 葱花

2 盎司 瑞士或格鲁耶尔奶酪
（切成小块）

6 片 全麦面包

生菜叶

洋葱（切片）

1. 把烤箱预热到 375 ℉
（191 ℃）。

2. 用盐、白胡椒粉和洋
葱粉给鸡肉调味。烤
至全熟，内部温度达
165 ℉（74 ℃）。

3. 鸡肉稍凉后切成中等
大小的块。

4. 在一个中等大小的碗
里，将鸡肉、葡萄、
蛋黄酱、芹菜、番茄、
培根、葱花和奶酪混
合均匀。冷藏备用。

5. 制作三明治时，将大
约半杯鸡肉沙拉混合
物、生菜叶和洋葱夹
在 3 片面包中。用剩
下的 3 片面包片按上
述做法做成三明治。
食用前切成两半。

金字塔食物份数

C 碳水化合物	1
PD 蛋白质 / 乳制品	1
Ft 脂肪	2

每份（1/2 个三明治）

能量	320 千卡
蛋白质	26 克
碳水化合物	29 克
总脂肪	12 克
胆固醇	84 毫克
钠	612 毫克
膳食纤维	3.5 克

厨师笔记

 在这个食谱中，大葱
只使用葱白部分。

烤奶油南瓜条

+6 人份

2 个 中等大小的奶油南瓜

1 汤匙 切碎的新鲜百里香

1 汤匙 切碎的新鲜迷迭香

1 汤匙 橄榄油

1/2 茶匙 盐

1. 把烤箱预热到 425 ℉（218 ℃）。在烤盘上轻轻涂一层喷雾油。南瓜去皮，切成均匀的条，约半英寸（约1 厘米）宽，3 英寸（约 8 厘米）长。

2. 在一个中等大小的碗里，将南瓜、百里香、迷迭香、油和盐搅拌均匀，至南瓜条被均匀包裹。铺在烤盘上，放入烤箱烤 10 分钟。

3. 把烤盘从烤箱中取出，摇一摇烤盘使南瓜不粘在烤盘上。把烤盘放回烤箱，再烤 5~10 分钟，直到南瓜变成金黄色。

金字塔食物份数

V 蔬菜		1
Ft 脂肪		0.5

每份（1/2 杯）

能量	62 千卡
蛋白质	1 克
碳水化合物	11 克
总脂肪	2 克
胆固醇	0 毫克
钠	168 毫克
膳食纤维	3 克

厨师笔记

 这个食谱也可以用于红薯或小南瓜。为了确保烹调均匀，切蔬菜时要使所有的食材大小相近。

第戎芥末帕尔玛干酪烤三文鱼

+ 4 人份

1/4 杯 第戎芥末

2 汤匙 低脂蛋黄酱

1/4 杯 磨碎的帕尔马干酪

1/4 杯 面包屑

4 片 三文鱼，每片大约
　4 盎司

1/4 茶匙 盐

1/4 茶匙 黑胡椒粉

2 茶匙 橄榄油

1. 把烤箱预热到 375 ℉
（191 ℃）。

2. 在一个小碗中混合芥末和蛋黄酱。在另一个碗里，混合干酪和面包屑。

3. 在每片三文鱼的表面涂上 1½ 汤匙芥末混合物，然后涂上 2 汤匙干酪面包屑混合物，涂抹均匀。在每片鱼上撒上盐和黑胡椒粉。

4. 用中火将大不粘锅加热，加入橄榄油。将带皮的三文鱼片朝下放置大约 1 分钟，直到煎至金黄色。把耐高温平底锅放在烤箱中，或者把鱼片放在烤盘上，涂抹酱料的一面朝上。烘烤约 6 分钟或直到鱼片可以被叉子切成小块，即可食用。

金字塔食物份数

PD 蛋白质 / 乳制品		2
Ft 脂肪		1

每份（4 盎司）

能量	243 千卡
蛋白质	27 克
碳水化合物	4 克
总脂肪	11.5 克
胆固醇	64 毫克
钠	718 毫克
膳食纤维	0 克

厨师笔记

罗非鱼、鳕鱼或鳟鱼可以代替三文鱼。要密切注意烹饪时间，如果过度烹调，鱼会变干。煎鱼时，可能需要降低温度。如果油温降低，烹饪时间可能会更长。

烤蔬菜

+ 6 人份

3 个 中等大小的西葫芦，切成 0.5 英寸（约 1 厘米）的块

1½ 个 洋葱，切成 0.5 英寸的块

1½ 个 红甜椒，切成 0.5 英寸的块

1½ 个 黄甜椒或西葫芦，切成 0.5 英寸的块

6 个 波多贝罗蘑菇（切片）

1/3 杯 剁碎的新鲜欧芹

1/3 杯 柠檬汁

3 瓣 蒜（剁碎）

1½ 茶匙 橄榄油

1½ 茶匙 切碎的新鲜牛至

3/4 茶匙 黑胡椒粉

1/4 茶匙 海盐

1. 把烤箱预热到 400 ℉（204 ℃）。把所有的原料放在一个大碗里，腌制 10 分钟。

2. 在一个 15 英寸 × 10 英寸（38 厘米 × 25 厘米）的烤盘上涂上一层喷雾油。把蔬菜放在烤盘上，在烤箱里烤 20 分钟或直到蔬菜变脆。

金字塔食物份数

V 蔬菜	1.5

每份（3/4 杯）

能量	70 千卡
蛋白质	3 克
碳水化合物	13 克
总脂肪	2 克
胆固醇	6 毫克
钠	81 毫克
膳食纤维	3 克

厨师笔记

任何蔬菜都可以烤。如果烤较硬的蔬菜，如胡萝卜、南瓜和西蓝花，最好先将蔬菜蒸 1 分钟左右。

藜麦饼

+ 14 人份

2 个 大的红薯

2 杯 熟藜麦

2 个 鸡蛋

3 瓣 蒜（剁碎）

6 盎司 格鲁耶尔奶酪或帕玛
　　森奶酪（切碎）

2 汤匙 切碎的新鲜欧芹

1 茶匙 盐

1/4 茶匙 黑胡椒粉

1/4 茶匙 肉豆蔻粉

2 汤匙 橄榄油

1. 把烤箱预热到 375 ℉
（191 ℃）。用刀对半
切开红薯，烤大约 45
分钟直到红薯变软。

2. 按包装说明烹调藜麦。

3. 待红薯和藜麦冷却。红
薯去皮，然后捣成泥。

4. 在一个大碗里，将两杯
红薯泥与藜麦、鸡蛋、
大蒜、奶酪、欧芹、
盐、黑胡椒粉和肉豆
蔻粉混合。取大约 1/4
杯的量，做成饼。

5. 中火预热，大的平底
锅加入 1 汤匙橄榄油。
将饼放入，直到饼的
每一面都变成金黄色。
重复上述过程制作剩
下的混合物。最后将
所有饼放在烤箱里烤
5 分钟。

金字塔食物份数

C 碳水化合物	1	
PD 蛋白质 / 乳制品	0.5	
Ft 脂肪	1	

每份（1 块）

能量	123 千卡
蛋白质	6 克
碳水化合物	10 克
总脂肪	6.5 克
胆固醇	38 毫克
钠	172 毫克
膳食纤维	1.5 克

厨师笔记

如果作为主餐，两块
藜麦饼相当于一顿饭
的分量。藜麦饼可以提前准备
好，然后冷冻起来备用。

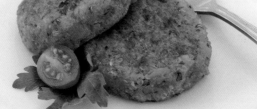

鸡肉丸

+6 人份

1/3 个 大洋葱（切碎）

2½ 茶匙 大蒜（剁碎）

1/3 杯 磨碎的帕尔玛干酪

1 茶匙 意大利调味料

1 茶匙 茴香粉

1/4 茶匙 粗盐

1/8 茶匙 黑胡椒粉

1½ 磅 鸡胸肉碎

1. 把烤箱预热到 350 ℉（171℃）。

2. 在烤盘上涂一层喷雾油。

3. 在一个小平底锅里，将洋葱和大蒜大约炒 5~7 分钟，直到变软。

4. 将洋葱和大蒜放入碗中。加入干酪碎、意大利调味料、茴香粉、粗盐和黑胡椒粉拌匀。加入鸡胸肉碎混匀。

5. 做成直径约 3 厘米的肉丸（每个约 20 克）。将肉丸放在烤盘上烤大约 15 分钟，直到内部温度达到 165 ℉（74℃）。

金字塔食物份数

PD 蛋白质 / 乳制品 1.5

每份（3 盎司，3~4 个肉丸）

能量	220 千卡
蛋白质	37 克
碳水化合物	3 克
总脂肪	5.5 克
胆固醇	101 毫克
钠	422 毫克
膳食纤维	0.5 克

厨师笔记

这些肉丸可以提前做好，在冰箱中冷藏一晚，第二天食用，或在冷冻袋中冷冻最多三个月。如果喜欢的话，可以配番茄酱食用。

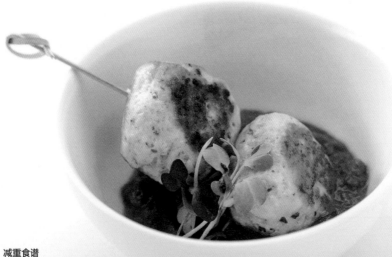

蒜香西蓝花土豆泥

+ 6 人份

1~2 个 中等大小的红皮土豆（去皮并切成中等大小的块）

3 杯 西蓝花（撕成小块）

1 汤匙 无盐黄油

1/4 杯 脱脂希腊酸奶

1/2 茶匙 粗盐

1/2 茶匙 切碎的新鲜百里香

1/2 茶匙 大蒜粉

黑胡椒粉适量

1. 将土豆和西蓝花分别放入锅中煮至变软，捞出沥干。

2. 将西蓝花放入搅拌机中，搅拌大约需要 2 分钟。用搅拌器中速搅拌土豆约 1 分钟。

3. 将西蓝花加入土豆泥中。慢慢搅拌，加入无盐黄油、脱脂希腊酸奶、粗盐、百里香、大蒜粉和黑胡椒粉。中速搅拌约 2 分钟直到完全混合。

金字塔食物份数

V	蔬菜	0.5
C	碳水化合物	0.5
Ft	脂肪	0.5

每份（1/2 杯）

能量	81 千卡
蛋白质	3 克
碳水化合物	13 克
总脂肪	2 克
胆固醇	6 毫克
钠	514 毫克
膳食纤维	2 克

厨师笔记

 确保土豆泥不要过度搅拌，以免影响口感。

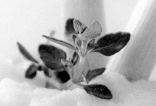

澳洲坚果煎鱼片

+ 2 人份

6 汤匙 澳洲坚果

6 汤匙 面包屑

1 汤匙 切碎的新鲜的香菜

1/4 茶匙 粗盐

1/4 茶匙 大蒜粉

1/4 茶匙 洋葱粉

黑胡椒粉适量

1 茶匙 橄榄油

2 片 鱼，每片大约 4 盎司

厨师笔记：

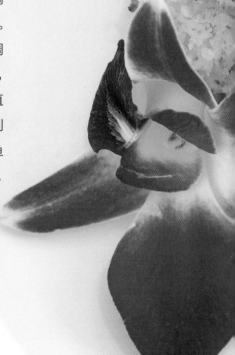 这种混合调味料也可用于其他鱼类，以及家禽肉和家畜肉。

1. 在搅拌机里，把坚果和面包屑混合，搅打均匀。

2. 在一个小碗里，把面包屑混合物、香菜、粗盐、大蒜粉、洋葱粉和黑胡椒粉混合均匀。在每片鱼的表面（非鱼皮面）涂上一半的混合调味料。

3. 用中高火把一个大的平底锅加热，倒入橄榄油。先将鱼片的调味面煎 1 分钟左右。小心翻个面，把火调到中火。盖上盖子，烹饪 2~3 分钟，直到鱼片内部温度达到 145 ℉（63 ℃）。鱼片呈薄片状即可食用。

金字塔食物份数

C 碳水化合物	0.5
PD 蛋白质 / 乳制品	1
Ft 脂肪	3

每份（4 盎司，约 112 克）

能量	343 千卡
蛋白质	24 克
碳水化合物	12 克
总脂肪	23.5 克
胆固醇	95 毫克
钠	382 毫克
膳食纤维	2.5 克

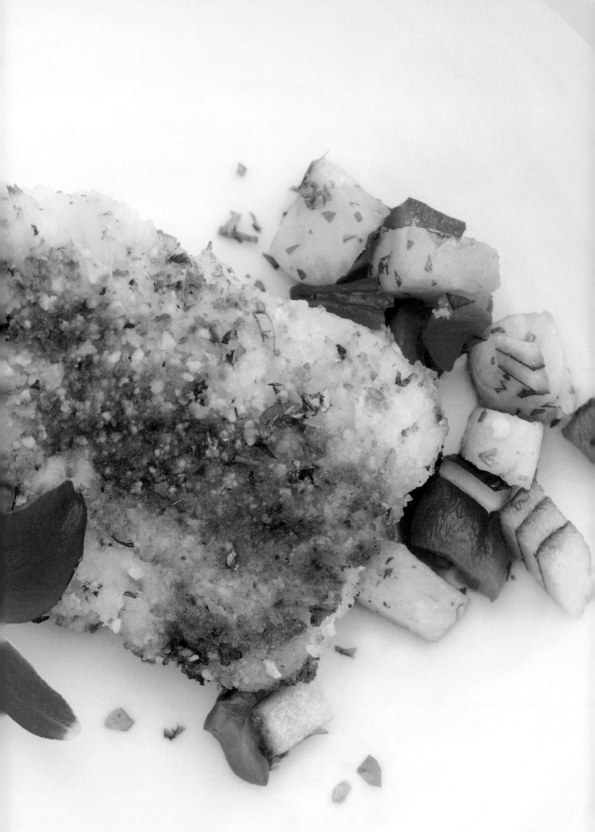

菜单指南

菜单指南

　　在家吃饭可以帮我们更好地摄入健康的食物以及控制分量。这里将提供一些能量为 1200 千卡的菜谱，以帮助你计划营养均衡、美味的一餐。

　　这些菜谱都包括大量的蔬菜和水果、4 份碳水化合物、3 份蛋白质 / 乳制品、3 份脂肪。如果你的每日能量目标更高，可以相应调整菜谱。

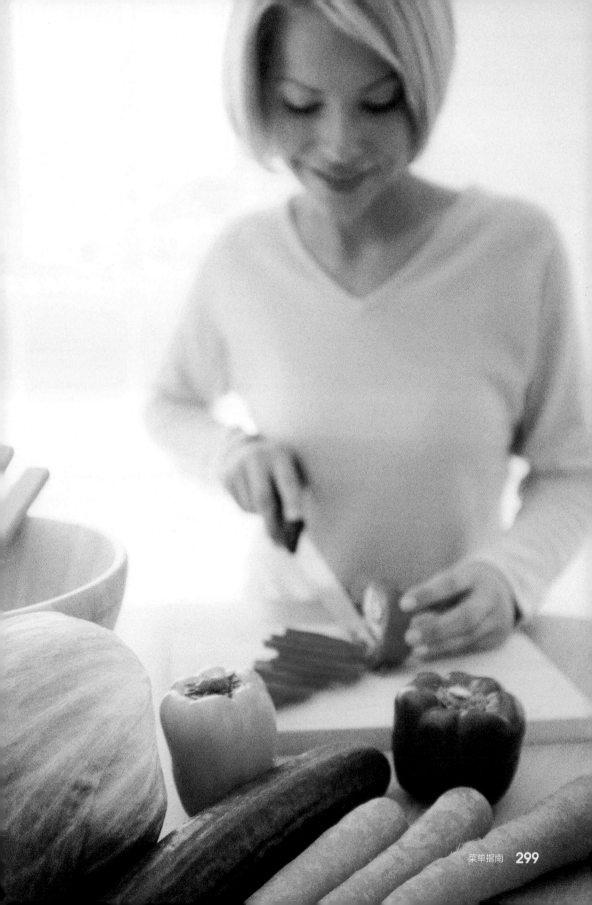

第 1 天的食谱

第一周

V	蔬菜	PD	蛋白质 / 乳制品
F	水果	Ft	脂肪
C	碳水化合物	S	甜食

早餐

+ 1 个全麦百吉饼 C C
  （直径 3 英寸，约 8 厘米）
+ 3 汤匙脱脂奶油芝士 Ft
+ 1 个中等大小的橙子 F
+ 零卡饮料

午餐

+ 烟熏火鸡卷 C PD V
  （6 英寸的无脂玉米饼夹上 3 盎司烟熏
  火鸡薄片、生菜丝、番茄片和洋葱。
  淋上 2 汤匙莎莎酱，卷起来）
+ 黄瓜番茄沙拉 V
  （将 1/2 个切成薄片的黄瓜和对半切
  的 4 个樱桃番茄搅拌均匀，加入芝
  麻油、米酒或香草醋调味）
+ 1 个小苹果 F
+ 零卡饮料

晚餐

+ 3 盎司烤牛排 PD PD
  （用无脂意大利酱腌制）
+ 1/2 个中等大小的烤土豆 C
+ 2 汤匙酸奶油 Ft
+ 2/3 杯青刀豆 V
+ 1/4 个小哈密瓜 F
+ 零卡饮料

零食

+ 1 份喜爱的蔬菜 V
+ 3 汤匙脱脂沙拉酱 Ft

健康饮食的 10 个小窍门

1. 每餐至少吃一份水果，再准备一份
作为零食。

2. 午餐和晚餐至少要吃两份蔬菜。

3. 把低膳食纤维早餐麦片换成低糖高
膳食纤维的替代品。

4. 选择全麦面包，用糙米代替白米，
烘焙时用全麦面粉。

5. 降低牛奶的脂肪含量。例如，将全
脂牛奶换成含 2% 脂肪的牛奶，或者
将含 1% 脂肪的牛奶换成脱脂牛奶。

6. 烹饪时使用橄榄油、菜籽油或其他
植物油，不要使用黄油或无反式脂肪
酸的人造黄油。

7. 用香草和香料调味，不要使用酱
汁和肉汁给食物调味。

8. 每周至少吃两次鱼。

9. 将新鲜水果当甜点。

10. 喝零卡的饮料，而非含糖饮料。

第 2 天的食谱

早餐

+ 1 个全麦百吉饼 C C

（直径 3 英寸，约 8 厘米）

+ 3 汤匙脱脂奶油芝士 Ft
+ 1 个小苹果 F
+ 1 杯脱脂牛奶 PD
+ 零卡饮料

午餐

+ 1 杯蔬菜汤 C
+ 1 杯生菜，1 个中等大小的番茄切块 V V
+ 2 汤匙脱脂沙拉酱 Ft
+ 1 杯低能量、脱脂酸奶，配 3/4 杯浆果 PD F
+ 零卡饮料

晚餐

+ 2.5 盎司去骨去皮鸡胸肉 PD
+ 3 个红皮小土豆配新鲜欧芹 C
+ 2 杯蒸西蓝花 V V
+ 2 茶匙不含反式脂肪酸的人造黄油 Ft
+ 零卡饮料

零食

+ 1 个小梨 F

记住，你可以无限量地吃蔬菜和水果。

营养学家的建议 Tips

+ 可以通过丰富沙拉蔬菜的种类，充分利用其丰富的营养、口味和口感。球生菜的质地细腻、味道鲜美。松叶生菜和橡叶生菜（都有红叶或绿叶两种形态）的叶子很容易分开，味道又香又脆。长叶生菜则口感酥脆，略微有点儿苦。

+ 不要认为"低卡"调味品的能量真的很低。其实绝大多数情况并不是这样的。根据食物标签，一份低卡沙拉酱可能含有高达 40 千卡的能量。可能的话，尽量选择脱脂沙拉酱。它们通常每份仅含有 25 千卡或更少的能量

+ 莎莎酱不仅仅是用来配薯片吃的。也可以与土豆、绿叶蔬菜、鱼、鸡肉或红肉搭配。

第 3 天的食谱

V 蔬菜	**PD** 蛋白质 / 乳制品
F 水果	**Ft** 脂肪
C 碳水化合物	**S** 甜食

早餐
+ 1 杯低能量、脱脂酸奶 **PD**
+ 1 根小香蕉 **F**
+ 1 块全麦饼干 **C**
+ 零卡饮料

午餐
+ 什锦蔬菜沙拉 **V** **V** **V**
  （将 2 杯混合绿色蔬菜、1/2 个番茄切片、1/2 个黄瓜切成薄片和洋葱混合）
+ 2 汤匙脱脂法式沙拉酱 **Ft**
+ 1 个小苹果 **F**
+ 2 根炸面包条 **C**
+ 零卡饮料

晚餐
+ 烤三文鱼配黄瓜和萝卜片 **V** **PD** **Ft**
  （参考本页的食谱）✓
+ 1 个全麦面包卷 **C**
+ 1 茶匙不含反式脂肪酸的人造黄油 **Ft**
+ 3/4 杯浆果 **F**
+ 零卡饮料

零食
+ 8 块小麦饼干 **C**（8 块）
+ 2 盎司低脂切达奶酪 **PD**

烤三文鱼配黄瓜和萝卜片
 菜谱

+ 4 人份

1 磅（约 450 克）三文鱼片
1/2 茶匙柠檬汁
1/2 汤匙橄榄油
1 杯黄瓜，去籽，切成薄片
1/2 杯萝卜，切成薄片
1 汤匙醋
1/8 茶匙莳萝叶
黑胡椒粉（可选）

制作步骤

1. 用柠檬汁和油涂抹三文鱼，将三文鱼切成 4 块。将锡箔纸喷上喷雾油，将三文鱼皮朝下放置在锡箔纸上。

2. 在一个碗里混匀剩下的配料并放入冰箱冷藏。

3. 用中火或高火烤制三文鱼，直到三文鱼变脆但仍然湿润，或者内部温度达到 145 ℉（63 ℃）。

4. 把黄瓜和萝卜片混合物均匀地放在每片三文鱼上。

第一周

第 4 天的食谱

早餐
+ 1 杯全麦早餐麦片 C C
+ 1 杯脱脂牛奶 PD
+ 1 个中等大小的橙子 F
+ 零卡饮料

午餐
+ 烤鸡沙拉 V V PD Ft
  （将 2 杯混合绿色蔬菜、2 盎司去骨
  去皮烤鸡胸肉、1 杯樱桃番茄、甜椒
  和切碎的葱混合在一起，加入 1 茶匙
  特级初榨橄榄油、2 汤匙红酒醋，撒
  上黑胡椒碎）
+ 1 个小梨 F
+ 零卡饮料

晚餐
+ 3 盎司烤金枪鱼或其他鱼 PD
  （放上柠檬汁和罗勒叶碎）
+ 2/3 杯糙米饭 C C
+ 1½ 杯蒸南瓜和西葫芦 V V
+ 1 茶匙不含反式脂肪酸的人造黄油 Ft
+ 1 杯葡萄 F
+ 零卡饮料

零食
+ 8 个花生 Ft

> 记住，你可以无限量地
> 吃蔬菜和水果。

保持你的自尊

　　你觉得自己怎么样？你对这个问题
的回答体现了你的自尊程度。这里有一
些方法可以帮助你提升自尊，保持积极
的态度。

+ **改变你的视角。**想想你做得好的事
情，而不是专注于你做不到的事情。

+ **照顾好自己。**注意你的身体和情感需
求。留出时间，按时吃饭、休息和保持
个人卫生。如果你重视自己，别人也会
重视你。

+ **运动身体。**设定并完成体育活动的目
标可以给你带来情绪上的提升，也可以
帮助你达到并保持健康的体重。

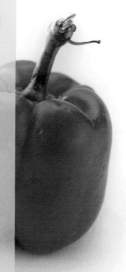

第 5 天的食谱

早餐
+ 1 杯全麦早餐麦片 **C** **C**
+ 1 杯脱脂牛奶 **PD**
+ 1 个大葡萄柚 **F**
+ 零卡饮料

午餐
+ 菠菜水果沙拉 **V** **V** **F**
  （将 2 杯小菠菜叶、1 杯青椒条和
  荸荠丁、3/4 杯柑橘片拌匀）
+ 2 汤匙脱脂法式沙拉酱 **Ft**
+ 8 块全麦饼干 **C**
+ 1 杯脱脂牛奶 **PD**
+ 零卡饮料

晚餐
+ 3 盎司猪瘦肉 **PD**
+ 1/2 杯糙米饭 **C**
+ 1 杯芦笋 **V** **V**
+ 2 茶匙不含反式脂肪酸的人造黄油 **Ft**
+ 零卡饮料

零食
+ 3/4 杯浆果 **F**
+ 1/2 杯蘸料（不含乳制品）**Ft**

> 记住，你可以无限量地
> 吃蔬菜和水果。

营养学家的建议 Tips

+ 选择当地种植的当季水果。一般来
  说，你离产地越近，农产品就越新鲜，
  味道也越好。

+ 选择水果时，选比较重的那个。重
  量是多汁可口的标志。

+ 将水果放在室温下保存使其成熟。
  像香蕉、梨、油桃和猕猴桃这样的
  水果，经常在成熟之前就被采摘并
  出售。

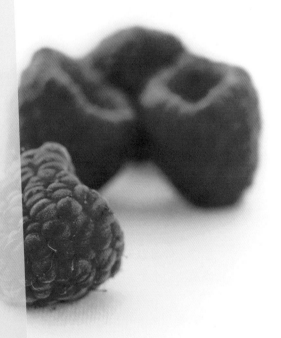

第 6 天的食谱

早餐
+ 1 个鸡蛋，用不粘锅煎 **PD**
+ 1 片全麦吐司 **C**
+ 2 茶匙不含反式脂肪酸的人造黄油 **Ft**
+ 1/2 杯橙汁 **F**
+ 零卡饮料

午餐
+ 烤牛肉三明治 **V** **PD** **C** **C**
  （将 1.5 盎司的烤瘦牛肉片、第戎芥末、生菜、番茄和洋葱片填满一个全麦面包卷）
+ 1/2 杯小胡萝卜 **V**
+ 1 杯葡萄 **F**
+ 零卡饮料

晚餐
+ 炒虾仁 **PD** **V** **Ft**
  （参考本页的食谱）√
+ 1/3 杯糙米饭 **C**
+ 2 杯混合绿色蔬菜 **V**
+ 2 汤匙低能量沙拉酱 **Ft**
+ 零卡饮料

零食
+ 1 份喜欢的水果 **F**

炸虾仁
+ 4 人份

1 ~ 2 瓣蒜（切碎）
1/8 茶匙生姜碎
1 汤匙橄榄油
2½ 杯（约 0.5 磅，即 225 克）新鲜的甜豌豆
1/2 杯切碎的红甜椒（可选）
12 盎司中等大小的虾（去皮，去内脏）

制作步骤

1. 平底锅中放油，将大蒜和生姜放入平底锅中炒香。
2. 加入甜豌豆和切碎的红甜椒，炒至嫩脆。
3. 加入虾。用中火炒 3 ~ 4 分钟，直到虾的中心部分不透明。

第一周

第 7 天的食谱

第一周

V 蔬菜	PD 蛋白质 / 乳制品
F 水果	Ft 脂肪
C 碳水化合物	S 甜食

早餐

+ **早餐玉米煎饼** C C V PD

（放 1/2 杯切碎的番茄、2 汤匙切碎的洋葱和 1/4 杯罐装玉米粒放在小煎锅里，炒至变软。加入鸡蛋替代品，与蔬菜一起炒熟。将混合物放在全麦玉米饼上，撒上莎莎酱，卷好食用）

+ 1 个中等大小的橙子 F
+ 零卡饮料

午餐

+ **火鸡皮塔三明治** V C PD Ft

（将 3 盎司火鸡肉碎、1/6 个牛油果、生菜碎、番茄和洋葱填满 3 盎司的全麦皮塔饼）

+ 1 个小苹果 F
+ 零卡饮料

晚餐

+ **番茄金枪鱼** PD V Ft Ft

（将 3 盎司水浸金枪鱼沥干，加入 4 茶匙蛋黄酱。喜欢的话，可用黑胡椒粉和切碎腌黄瓜调味。番茄去籽，切成 4 份，在里面填上金枪鱼）

+ 4 根中等大小的芹菜 V
+ 6 块小麦饼干 C
+ 零卡饮料

零食

+ 1 份喜欢的水果 F

增加每日体育运动的 5 种方法

1. 至少要走几层楼梯，不要总乘坐电梯或自动扶梯。

2. 步行或骑自行车去附近的目的地，不要总是开车。

3. 提前几个街区下车，或者把车停在离公司三个街区的地方然后步行过去。

4. 边看电视边运动。

5. 把做家务作为一种运动，可以吸尘、擦地板、擦家具或擦窗户。

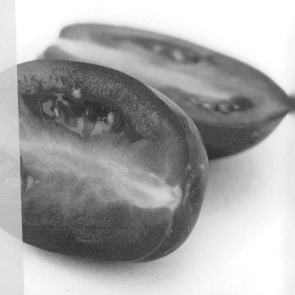

第 8 天的食谱

早餐
+ 1 杯低能量、脱脂酸奶 **PD**
+ 1 杯菠萝块 **F** **F**
  （无糖）
+ 零卡饮料

午餐
+ 火腿三明治 **PD** **C** **C**
  （2 片全麦面包夹 3 盎司瘦肉火腿、
  第戎芥末、生菜和番茄片）
+ 2 杯混合绿色蔬菜沙拉 **V**
+ 2 汤匙脱脂法式沙拉酱 **Ft**
+ 零卡饮料

晚餐
+ 意大利面 **PD** **V** **V** **Ft** **C** **C**
  （将煮熟的全麦意大利面和蒸熟的胡
  萝卜、菜花和西蓝花拌在一起。加
  1 茶匙橄榄油和 1/4 杯切碎的帕玛森
  干酪，拌匀）
+ 1 个中等大小的橙子 **F**
+ 零卡饮料

零食
+ 1 份喜爱的蔬菜 **V**
+ 4 汤匙脱脂酸奶油 **Ft**

营养学家的建议 **Tips**

+ 饮料也会增加能量摄入。为了减少能量摄入，可以换成低脂或脱脂牛奶，也可以喝低卡的果汁或者无糖苏打水。

+ 你也可以用白开水或苏打水稀释果汁来减少能量摄入，或者在白开水中加一点柠檬或酸橙来提味。

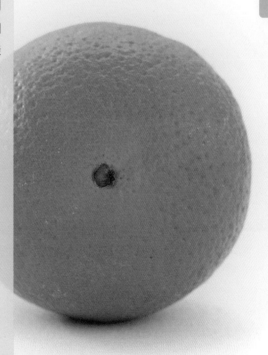

第二周

第 9 天的食谱

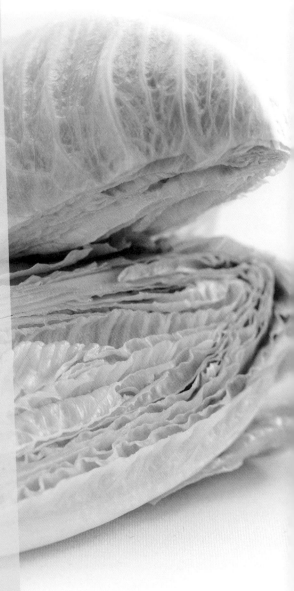

V 蔬菜	**PD** 蛋白质 / 乳制品	
F 水果	**Ft** 脂肪	
C 碳水化合物	**S** 甜食	

早餐

+ 水果冻酸奶 **F** **PD**
  （将 1 杯低能量、脱脂的香草酸奶与 1 杯喜欢的水果拌匀）
+ 1/2 个全麦百吉饼 **C**（直径 3 英寸，约 8 厘米）
+ 3 汤匙脱脂奶油芝士 **Ft**
+ 零卡饮料

午餐

+ 鸡肉卷 **F** **C** **PD** **S**
  （将 2.5 盎司碎鸡肉、1 汤匙混合葡萄干、3 汤匙蔓越莓酱和生菜丝拌匀。卷入一个直径约为 15 厘米的玉米薄饼中。）
+ 1 个番茄和 1 个黄瓜，切片 **V** **V** **Ft**
  （加 1 茶匙橄榄油，撒上莳萝调味）
+ 零卡饮料

晚餐

+ 3 盎司（约 84 克）腌里脊肉 **PD**
  （将里脊肉用 1/4 杯照烧酱腌 4 小时，时不时翻动一下。烤里脊肉时偶尔翻动一下，直到里脊肉中心温度达到 63 ℃）
+ 1 杯芦笋 **V** **V**
+ 3 个红皮小土豆 **C**
+ 1 个小全麦面包卷 **C**
+ 1 茶匙人造黄油 **Ft**

零食

+ 1 份喜欢的水果 **F**

第 10 天的食谱

早餐
+ 1/2 杯全麦早餐麦片 C
+ 1 杯脱脂牛奶 PD
+ 1 个中等大小的橙子 F
+ 零卡饮料

午餐
+ 2 盎司低脂切达奶酪 PD
+ 8 块全谷物零食饼干 C
+ 1 杯生小胡萝卜 V V
+ 3 汤匙脱脂田园沙拉酱 Ft
+ 1 杯葡萄 F
+ 零卡饮料

晚餐
+ 3 盎司烤比目鱼或其他鱼类 PD
+ 1 份糙米饭配蔬菜 C V Ft
  （参考本页的食谱）√
+ 1 杯蒸西蓝花配柠檬 V
+ 3/4 杯蓝莓 F
+ 零卡饮料

零食
+ 30 小块椒盐脆饼干 C
+ 4 汤匙脱脂酸奶油 Ft

记住，你可以无限量地
吃蔬菜和水果。

糙米饭配蔬菜 菜谱
+ 4 人份

1 杯生糙米
1 汤匙橄榄油
2 杯低钠鸡汤（或水）
4 根大葱（包括葱叶）
2 杯切碎的红甜椒、绿甜椒或黄甜椒、
芹菜、蘑菇、芦笋、豌豆、胡萝卜
2 汤匙柠檬汁
可选：磨碎的黑胡椒和切碎的新鲜欧芹

制作步骤
1. 平底锅倒油用中火加热，放入糙米
翻炒大约 2 分钟。转成小火，慢慢加入
鸡汤，盖上锅盖炖约 30 分钟。
2. 葱切成小块。
3. 米饭煮 30 分钟后，加入蔬菜和柠檬
汁，搅拌均匀。盖上锅盖继续煮，直
到米饭变软但筋道（10~15 分钟）。
4. 用磨碎的黑胡椒和切碎的新鲜欧芹
调味即可食用。

第二周

第 11 天的食谱

V	蔬菜	PD	蛋白质 / 乳制品
F	水果	Ft	脂肪
C	碳水化合物	S	甜食

早餐
+ 1/2 个全麦百吉饼 **C**

（直径为 3 英寸，约 8 厘米）
+ 1½ 汤匙果酱 **S**
+ 1 个大的葡萄柚 **F** **F**
+ 零卡饮料

午餐
+ 沙拉 **V** **V** **PD** **Ft**

（将 2 杯生菜、1/4 杯切成丁的黄瓜、
1/4 杯切成丁的红甜椒、1/4 杯切
成丁的胡萝卜、1/4 杯低脂羊乳酪、
1 片洋葱、2 片黑橄榄和 2 个意大
利辣椒拌匀。淋上 1 茶匙橄榄油和
香醋来提味）
+ 8 块小麦饼干 **C**

晚餐
+ 火鸡汉堡 **C** **C** **V** **PD** **PD** **Ft**

（3 盎司烤火鸡肉饼配上半片烤洋葱、
生菜和番茄片。夹在 1 个小的全谷
物面包中，抹上 2 茶匙蛋黄酱）
+ 1 个中等大小的橙子 **F**
+ 零卡饮料

零食
+ 1 份喜爱的蔬菜 **V**
+ 3 汤匙脱脂沙拉酱 **Ft**

> 记住，你可以无限量地
> 吃蔬菜和水果。

计划菜单小贴士

+ **保持菜单的实用和简单。**同时，不要忽视美味和乐趣。记住，如果你想坚持你的计划，你需要享受你的食物。

+ **追求平衡。**尽量让每餐中包含来自 6 大种类的食物。为了每天摄入足够的蔬菜，午餐和晚餐要准备两份蔬菜，或者白天把它们当零食吃。

+ **不要把重点放在吃肉上。**以蔬菜和水果为主要食物，除此之外，还要吃米饭或其他全谷物食物。

+ **保持灵活。**不要纠结于准确的每日用餐总量。以周为单位考虑，或者以天为单位考虑。如果在周一没有达到水果的目标，你可以在周二增加 1~2 份。

第二周

第 12 天的食谱

第二周

早餐

+ 蓝莓烤薄饼 F C Ft S

  （在一个直径约为 10 厘米的烤薄饼上放 3/4 杯蓝莓，1 茶匙无反式脂肪酸人造黄油和 1½ 汤匙糖浆）

+ 1 杯脱脂牛奶 PD

+ 零卡饮料

午餐

+ 香蕉花生酱百吉饼 F C C Ft Ft

  （在直径约为 8 厘米的全麦百吉饼上涂 1 汤匙花生酱，上面放 1 根小香蕉切片）

+ 4 根芹菜 V

+ 1 杯脱脂、低能量酸奶 PD

+ 1 杯葡萄 F

+ 零卡饮料

晚餐

+ 1/4 份炒牛肉 PD V

  （平底锅中放 1 茶匙油，放入切碎的大蒜和姜。加入约 225 克牛肉、适量葱、约 900 克对角切的青豆荚、1/4 杯酱油，最后用 2 汤匙玉米淀粉勾芡）

+ 1/3 杯糙米饭 C

+ 6 根蒸芦笋 V

+ 零卡饮料

零食

+ 1 份喜欢的蔬菜 V

营养学家的建议 Tips

+ 冷冻浆果（草莓、树莓、蓝莓）可以用来代替新鲜浆果。然而，可能就没有那么好的外观和品质了。

+ 新鲜蔬菜通常口感和味道最好，但如果没有新鲜蔬菜，也可以用冷冻蔬菜。罐装蔬菜也可以作为替代品，但要注意其中的添加盐或糖是否过多。

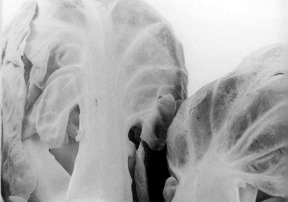

第 13 天的食谱

V 蔬菜	**PD** 蛋白质 / 乳制品
F 水果	**Ft** 脂肪
C 碳水化合物	**S** 甜食

早餐
+ 1 片全麦吐司 **C**
+ 1 汤匙花生酱 **Ft** **Ft**
+ 1 个中等大小的橙子 **F**
+ 零卡饮料

午餐
+ 2/3 杯低脂干酪 **PD**
+ 1½ 杯草莓 **F**
+ 8 块全麦饼干 **C**
+ 4 盎司低盐蔬菜汁 **V**
+ 零卡饮料

晚餐
+ 1 份烤鸡肉饭配洋葱和龙蒿 **V** **V** **PD** **C** **C**
  （参考本页的食谱）√
+ 2 茶匙不含反式脂肪酸的人造黄油 **Ft**
+ 2/3 杯青豆 **V**
+ 1 杯树莓 **F**
+ 零卡饮料

零食
+ 1 杯低能量、低脂酸奶 **PD**

烤鸡肉饭配洋葱和龙蒿

 菜谱

+ 6 人份

6 块鸡胸肉
1½ 杯切碎的芹菜
1½ 杯珍珠洋葱（切碎）
1 茶匙新鲜龙蒿
2 杯无盐鸡汤
1½ 杯干白葡萄酒
1 包长粒米和野米（加调味包）

制作步骤

1. 把烤箱预热到 300 ℉（149 ℃）。

2. 鸡胸肉去皮去骨，切成 1～2 厘米的小块。将鸡胸肉、芹菜、珍珠洋葱、龙蒿和 1 杯无盐鸡汤放入不粘锅中。用中火煮大约 10 分钟，直到鸡肉和蔬菜变软。放在一边冷却备用。

3. 在烤盘中，将白葡萄酒、另 1 杯无盐鸡汤、混合米和调味包混匀。浸泡 30 分钟。

4. 将煮熟的鸡肉和蔬菜放入烤盘，烤 60 分钟。定期检查烤盘，如果米饭太干，就需要加更多的鸡汤。

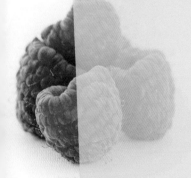

第 14 天的食谱

早餐
+ 1/2 个大葡萄柚 **F**
+ 1 片全麦吐司 **C**
+ 2 茶匙不含反式脂肪酸的人造黄油 **Ft**
+ 零卡饮料

午餐
+ 西南沙拉 **F** **V** **V** **Ft** **Ft** **PD**（1 份）
  （将 2 杯切碎的生菜、2.5 盎司鸡丝、
  1 杯青椒和洋葱块、1/3 杯菠萝碎、
  1/6 个牛油果和 3 汤匙低卡的西式沙
  拉酱拌匀）
+ 零卡饮料

晚餐
+ 4 盎司蒸大虾 **PD**
+ 2/3 杯糙米饭 **C** **C**
+ 1½ 杯蒸南瓜和西葫芦 **V** **V**
+ 1 个中等大小的桃子 **F**
+ 零卡饮料

零食
+ 2 盎司低脂切达奶酪 **PD**
+ 8 块全麦饼干 **C**

记住，你可以无限量地
吃蔬菜和水果。

营养学家的建议 **Tips**

用去骨去皮的鸡肉做的菜肴在健康饮食
中十分常见。这里有一些简单的方法来
改变你的菜单。

鸡肉调味料：
+ 烧烤酱
+ 辣椒酱
+ 咖喱粉
+ 第戎芥末和蜂蜜混合物
+ 大蒜香草或柠檬香草混合物
+ 意式调味料
+ 塔可调味料
+ 龙蒿和柠檬汁
+ 照烧酱或酱油

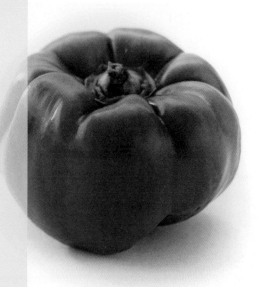

第 15 天的食谱

早餐

+ 蓝莓麦芬蛋糕 C S

  （参考第 283 页的食谱）✓

+ 1 杯低卡、脱脂酸奶 PD

+ 1 个中等大小的桃子 F

+ 零卡饮料

午餐

+ 火鸡皮塔饼 V C PD

  （1/2 个皮塔饼，3 盎司火鸡鸡胸肉，
  1 片生菜，1 片洋葱，1/2 个番茄，
  1/4 茶匙香醋）

+ 沙拉 V V F

  （2 杯芝麻菜，1/2 杯石榴，1/2 杯任
  意蔬菜）

+ 零卡饮料

晚餐

+ 1 杯意大利面配肉丸和番茄酱 V V
  C P Ft

+ 1 个蒜香奶酪面包棒 C P Ft

+ 零卡饮料

零食

+ 1 个小苹果 F

+ 1½ 茶匙花生酱 Ft

保持你的自律

　　这里有一个场景：你下班回家饿着肚子，却不知道晚饭该做什么。你走进厨房，发现杂乱的台面正中间放着一碟糖果！在这种情况下你会怎么做？

　　如果你猜你会吃糖，那么你答对了。研究结果表明，我们的食物环境——厨房里随手可得的东西——对我们的体重和整体健康有影响。我们食用目之所及的所有东西的可能性比食用看不见的东西的概率大 3 倍。

　　为了改善你的饮食环境，需要帮你保持自律：

+ 在台面上放一碗水果或蔬菜，这样你首先看到的就是水果或蔬菜。

+ 准备一些坚果、蔬菜或果干等小份零食，这样当你饿的时候就能很容易地食用。

+ 远离那些诱人的食物，不要让它们出现在你的视线范围之内，比如糖果。最好别把它们买回家。

第三周

第 16 天的食谱

早餐

+ 鸡蛋菠菜三明治 C PD PD

（1 个全麦英式麦芬中间夹 1 个鸡蛋、
1/4 杯菠菜和 2 片番茄）

+ 2 个柑橘 F
+ 零卡饮料

午餐

+ 西南鸡肉卷 V V C PD Ft

（在 1 个直径约为 15 厘米全麦面饼
上放 2.5 盎司鸡丝、1/4 杯灯笼椒、
1/2 杯生菜、1/4 杯洋葱、1/4 杯莎
莎酱和 1/6 个牛油果，卷起来）

+ 烤奶油南瓜条 V F
（参考第 290 页的食谱）✓

+ 1/2 杯切片芒果 F
+ 零卡饮料

晚餐

+ 3 盎司烤鳕鱼或其他鱼 PD
+ 3 个小红土豆 C
+ 1½ 茶匙人造黄油 Ft F
+ 2/3 杯烤青刀豆和 1/2 杯樱桃番茄
  V V
+ 零卡饮料

零食

+ 15 个樱桃 F

> 记住，你可以无限量地
> 吃蔬菜和水果。

确保身体保持水分充足的 5 种方法

每天喝足够的水可以降低脱水的风险。保持体内水分充足也可以帮助你感到更有活力，甚至减少你的饥饿感。

至于你每天需要多少水分取决于很多因素，包括你的体形、健康状况、运动状况和居住环境。一个常见的建议是每天喝 8 杯 8 盎司（约 240 毫升）的水。这个量很容易记住，而且接近卫生机构推荐的每日饮水量。

为了确保你在一天中摄入足够的水分：

1. 随身携带一瓶水。
2. 运动前、中、后都要喝水。
3. 饭前、饭中和饭后都要喝水。
4. 在饮水时加入水果，让你更愿意喝水。
5. 设置一个计时器来提醒你按时喝水。

第三周

第 17 天的食谱

V 蔬菜	**PD** 蛋白质 / 乳制品
F 水果	**Ft** 脂肪
C 碳水化合物	**S** 甜食

早餐

+ 1 片全麦吐司 **C**
+ 1½ 茶匙花生酱 **Ft**
+ 1 杯蓝莓 **F**
+ 零卡饮料

午餐

+ 火鸡芝士三明治 **C** **C** **PD**
  （两片全麦面包，2 盎司火鸡肉，1 盎司低脂瑞士奶酪，1 茶匙第戎芥末）
+ 沙拉 **V** **V**
  （2 杯混合绿色蔬菜，1/2 个番茄切片，1/4 个黄瓜切片，1/4 个洋葱切片）
+ 2 汤匙脱脂法式沙拉酱 **Ft**
+ 1 个小苹果 **F**
+ 零卡饮料

晚餐

+ 第戎芥末帕尔玛干酪烤三文鱼 **PD** **PD** **Ft**
  （参考第 291 页的食谱）√
+ 1/2 杯烤芦笋和 1 杯蘑菇 **V** **V**
+ 1/2 杯野米饭 **C**
+ 零卡饮料

零食

+ 1 个小梨 **F**

记住，你可以无限量地吃蔬菜和水果。

营养学家的建议　Tips

坚果酱是用各种坚果加工成的酱。花生酱是一个常见的例子，但其他坚果也可以做成酱，如核桃、杏仁和开心果等。

你可以在大多数超市找到坚果酱，或者你可以使用料理机把你喜欢的坚果自制坚果酱。

+ **花生酱。** 它的蛋白质含量最高，每 2 汤匙就含有 7 克蛋白质。

+ **核桃酱。** 它含有最多的健康的 Omega-3 脂肪酸，可以帮助减小出现炎症和心脏病的风险。

+ **杏仁酱。** 与其他坚果相比，杏仁的膳食纤维含量最高，饱和脂肪酸含量最低。

+ **开心果酱。** 开心果含有大量的抗氧化剂叶黄素，可以降低患心脏病的风险。

第三周

第 18 天的食谱

早餐

+ 1 杯低能量、脱脂酸奶 **PD**
+ 1½ 杯草莓 **F**
+ 1/2 个全麦英式麦芬 **C**
+ 1½ 茶匙花生酱 **Ft**
+ 零卡饮料

午餐

+ 3 盎司素食汉堡肉饼 **PD**
+ 1 个全麦面包（夹生菜、洋葱和番茄）**C**
+ 1 茶匙蛋黄酱 **F**
+ 烤蔬菜 **V** **W**
  （参考第 292 页的食谱）√
+ 1 杯哈密瓜 **F**
+ 零卡饮料

晚餐

+ 1 片（1/9 个中等大小的）奶酪比萨 **V** **C** **PD** **Ft**
+ 2 杯凉拌沙拉配 1/2 杯任意蔬菜碎 **V** **W**
+ 2 汤匙脱脂意式沙拉酱 **F**
+ 1 杯葡萄 **F**
+ 零卡饮料

零食

+ 3 杯空气炸锅制作的原味爆米花 **C**

营养学家的建议 Tips

你可能听说过**古代谷物**这个词。什么是古代谷物呢？它们都是全谷物，而且在过去的一百年里没有太大的变化。古代谷物包括全麦和野生大米。然而，当人们提到古代谷物时，许多人会想到其他谷物产品，如藜麦、苋菜粉、法罗小麦、蓝玉米和单粒玉米。

全谷物和全谷物制品，包括全麦面包和全麦意大利面，和一些鲜为人知的古代谷物一样健康。

为了增加你的饮食多样性，尝试在你的饮食中增加一些古代谷物吧！

第三周

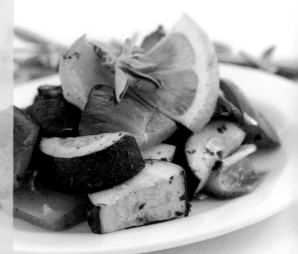

第 19 天的食谱

V	蔬菜	PD	蛋白质 / 乳制品
F	水果	Ft	脂肪
C	碳水化合物	S	甜食

早餐

+ 西式煎蛋卷 V PD
  （1 个鸡蛋，1/4 个切碎的洋葱，1/2 个切碎的青椒，1/4 杯蘑菇）
+ 1/2 个全麦百吉饼 C
+ 3 汤匙脱脂奶油芝士 Ft
+ 1 个小橘子 F
+ 零卡饮料

午餐

+ 花生酱香蕉三明治 F C C Ft Ft
  （2 片全麦面包，1 汤匙花生酱，1 根小香蕉）
+ 1 杯甜豌豆 V V
+ 2/3 杯低脂白干酪 PD
+ 零卡饮料

晚餐

+ 2.5 盎司烤鸡胸肉 PD
+ 烤红甜椒菠萝沙拉 V F
  （参考第 287 页的食谱）
+ 1/3 杯糙米饭 C
+ 1/2 杯球芽甘蓝 V
+ 零卡饮料

零食

+ 1 个大猕猴桃 F

营养学家的建议 **Tips**

在厨房里交叉利用的食材，指可以用于多种食谱的食材。使用它们可以节省你的时间，还可以减少食物浪费，因为每种食材都有多个用途。

交叉利用的一个例子是提前准备好的调味料，你可以在需要的时候使用。将混合好的调味料储存在密封容器中来保鲜。

下面是其中一种调味料的配方。其他调味料的配方可以参考第 186 页。

西南塔可调味料

+ 12 人份（1 份 = 1 汤匙）

3 汤匙红辣椒

3 汤匙孜然粉

1½ 汤匙大蒜粉

1½ 汤匙洋葱粉

1½ 汤匙盐

1 汤匙辣椒粉

1 汤匙牛至叶碎

1 汤匙辣椒粉

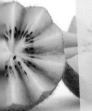

第三周

第 20 天的食谱

第三周

早餐

+ 3/4 杯全谷物麦片 C C
+ 1 根小香蕉 F
+ 零卡饮料

午餐

+ 凉拌沙拉 V V V PD PD
  （2 杯生菜，1/4 个洋葱，1/4 杯蘑菇，
  1 个中等大小的番茄，1 个煮熟的鸡蛋，
  1/2 杯低脂切达奶酪）
+ 1 个全麦正餐卷 C
+ 1½ 茶匙黄油 Ft F
+ 1/2 杯菠萝块 F
+ 零卡饮料

晚餐

+ 3 盎司烤扇贝配 1 茶匙橄榄油 PD Ft
+ 蒜香西蓝花土豆泥 V V F
  （参考第 295 页的食谱）√
+ 1/2 杯甜菜 V
+ 零卡饮料

零食

+ 2 个李子 F
+ 8 块小麦饼干 C

记住，你可以无限量地
吃蔬菜和水果。

保持你的自律

　　我们很多时候吃东西的原因都与饥饿无关。我们吃东西是因为心烦意乱、沮丧、压力大或无聊，或者是因为当喝咖啡、堵车或看电影时，吃已经成为一种条件反射了。

　　在你伸手拿零食之前，问问自己："我真的饿了吗？"

　　饥饿的迹象和症状包括：

+ 有饥饿感，肚子叫。
+ 胃里有一种空虚的感觉。
+ 恶心。

第 21 天的食谱

早餐
+ 1 杯全麦早餐麦片 **C** **C**
+ 1 杯脱脂牛奶 **PD**
+ 1 杯黑莓 **F**
+ 零卡饮料

午餐
+ 鸡肉沙拉三明治 **C** **PD** **Ft** **Ft**
  （参考第 289 页的食谱）√
+ 1/2 杯小胡萝卜 **V**
+ 4 根中等大小的芹菜 **V**
+ 1 杯蜜瓜 **F**（1 杯）
+ 零卡饮料

晚餐
+ 3 盎司无骨猪排 **PD**
  （用 1/2 茶匙黑胡椒粉、1/2 茶匙孜然
  粉、1/2 茶匙香菜末、1/2 茶匙辣椒粉、
  1/4 茶匙大蒜粉、1/4 茶匙盐调味）
+ 3/4 杯烤西葫芦 **V**
+ 1 茶匙人造黄油 **Ft**
+ 1 个小的烤苹果（撒上肉桂粉）**F**
+ 零卡饮料

零食
+ 1/4 杯莎莎酱 **V**
+ 4 个全麦皮塔片 **C**

营养学家的建议 **Tips**

烤苹果的步骤：

+ 选择一个甜而结实的苹果。去皮、
去核切成块。

+ 在切好的苹果中倒入柠檬汁，放在
烤盘上。

+ 把烤盘放在离热源 8 英寸（约 20 厘
米）的位置，烤 6~8 分钟，直到苹
果变软。

+ 从烤箱里拿出来，撒上肉桂，即可
食用。

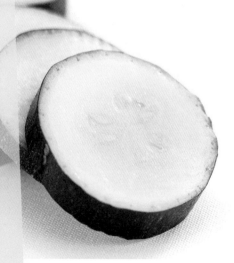

第三周

第 22 天的食谱

早餐

+ 1 份番茄罗勒煎蛋饼 `PD`

  （参考 285 页的食谱）✓

+ 1 片全麦吐司 `C`

+ 2 茶匙人造黄油 `Ft`

+ 3/4 杯混合浆果 `F`

+ 5.5 盎司（约 165 毫升）低盐蔬菜汁 `V`

午餐

+ 1/4 份西南鸡肉配意大利面 `V` `V` `C` `PD` `Ft`

  （参考本页的食谱）✓

+ 1 个苹果 `F`

+ 零卡饮料

晚餐

+ 1 份虾玉米脆饼 `V` `F` `C` `PD` `F`

  （参考第 288 页的食谱）✓

+ 1/4 杯牛油果莎莎酱 `F`

  （1 个牛油果切块，2 个番茄切碎，
  1/8 个洋葱切碎，1 汤匙香菜切碎，
  1 瓣蒜剁碎。将上述食材放入 1 个中
  等大小的碗中，混合均匀，挤入柠檬
  汁，用黑胡椒粉和盐调味）

+ 2 个柑橘 `F`

+ 零卡饮料

零食

+ 3 杯空气炸锅制作的爆米花 `C`

记住，你可以无限量地
吃蔬菜和水果。

西南鸡肉配意大利面 菜谱

+ 6 人份

1 杯生的意大利面

2 块（4 盎司）去皮鸡胸肉

1/4 杯莎莎酱

1½ 杯无盐番茄酱

1/8 茶匙大蒜粉

1 茶匙孜然粉

1/2 茶匙辣椒粉

1/2 杯罐装黑豆（洗净沥干）

1/2 杯新鲜或罐装玉米粒

1/4 杯切碎的科尔比杰克（科尔比和蒙
特里杰克）奶酪

1/6 个牛油果

制作步骤

1. 把意大利面煮软。

2. 炒鸡肉，直到变成褐色，熟透，大
约 10 分钟。稍凉后，将鸡肉切成方块。

3. 把剩下的食材（除牛油果）和煮好
的意大利面、鸡胸肉一起搅拌均匀。搭
配 1/6 个牛油果食用。

第四周

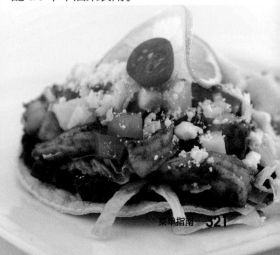

第 23 天的食谱

V 蔬菜	PD 蛋白质 / 乳制品
F 水果	Ft 脂肪
C 碳水化合物	S 甜食

早餐

+ 冰镇燕麦片 F C PD Ft

（碗中加入 1/4 杯燕麦片，1/3 杯脱脂牛奶，1/4 杯低脂原味希腊酸奶，1½ 茶匙奇亚籽，1/4 杯不加糖的苹果酱，1/4 杯苹果丁，1/4 茶匙肉桂粉和 1 茶匙蜂蜜，搅拌均匀，冷藏一晚，第二天早上吃）

+ 零卡饮料

午餐

+ 番茄罗勒皮塔饼 V C PD

（1/2 个全麦皮塔饼，1 盎司波罗夫洛干酪，1 片生菜，3 片新鲜罗勒叶，1 片番茄，1 片红洋葱，适量盐和黑胡椒粉）

+ 1 杯甜豌豆 V
+ 1 个桃子 F
+ 零卡饮料

晚餐

+ 烤鸡肉碎沙拉 V C PD Ft

（参考第 286 页的食谱）

+ 1 个全麦法棍 C
+ 2 茶匙人造黄油 Ft
+ 1 根香蕉 F
+ 零卡饮料

零食

+ 1 份任选蔬菜 V

营养学家的建议 **Tips**

奇亚籽是一种可食用的种子，来自沙漠植物**西班牙鼠尾草**。这种植物生长于中美洲和南美洲，可以追溯到玛雅和阿兹特克文化。

这种种子在食谱中很受欢迎，因为它们含有 Omega-3 脂肪酸、碳水化合物、膳食纤维、蛋白质和抗氧化剂。1 汤匙奇亚籽含有 60 千卡（其中 40 千卡来自对心脏有益的脂肪）能量和 5 克膳食纤维。这相当于女性每日推荐膳食纤维摄入量的 20%，相当于男性每日推荐膳食纤维摄入量的 14%。

奇亚籽有一种温和的坚果味，它能给谷物、酸奶和冰沙增添一种脆爽的口感。它也可以与液体混合形成凝胶，类似于木薯布丁。奇亚籽普遍用于一些果酱、谷物、烘焙食品、布丁和饮料的食谱。

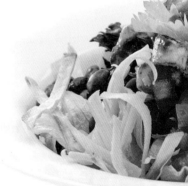

第 24 天的食谱

早餐
+ 全麦英式麦芬配 1/2 杯水煮鸡蛋白，1 片番茄和 1/4 杯菠菜叶 V C C PD
+ 1 杯蜜瓜切块 F
+ 零卡饮料

午餐
+ 1/2 火鸡肉三明治 V C PD Ft
  （1 片全麦面包，4 盎司火鸡肉，1 片生菜，1 片番茄，2 茶匙蛋黄酱）
+ 1 个小苹果 F
+ 零卡饮料

晚餐
+ 西南玉米饼沙拉 V V C PD PD Ft Ft
  （参考本页的食谱）√
+ 1/4 杯莎莎酱 V
+ 零卡饮料

零食
+ 1 个小梨 F

记住，你可以无限量地吃蔬菜和水果。

西南玉米饼沙拉
+ 1 人份

1/4 杯藜麦

1/2 杯水

1 杯切碎的甜椒

1 个切碎的墨西哥椒

3 盎司火鸡鸡胸肉

1/4 杯黑豆

1 汤匙低盐塔可调味料

1 杯切碎的生菜

2 茶匙酸橙汁

2 汤匙切达干酪碎

1/6 个牛油果

2 汤匙酸奶油

制作步骤

1. 根据包装说明，用 1/2 杯水煮熟藜麦。

2. 在小平底锅上喷洒喷雾油，炒香辣椒，放置备用。将火鸡鸡胸肉煎至熟透。

3. 锅里加入黑豆、调味料和酸橙汁。加入煮好的藜麦。

4. 在碗里放入生菜、火鸡胸肉、炒好的辣椒、切达干酪碎、牛油果和酸奶油。

第四周

第 25 天的食谱

早餐
+ 3/4 杯燕麦片 **C**
+ 1 杯脱脂牛奶 **PD**
+ 1 根香蕉，切片 **F**
+ 零卡饮料

午餐
+ 金枪鱼沙拉皮塔饼 **V C PD Ft**
  （将 2 罐 6 盎司装的水浸金枪鱼，1/2 杯芹菜丁，2 茶匙柠檬汁，1/4 杯低脂蛋黄酱混合。在 1/2 个全麦皮塔饼中放入 1/4 份混合沙拉，配上生菜叶、黄瓜片和番茄片）
+ 1 杯葡萄 **F**
+ 零卡饮料

晚餐
+ 帕尔玛鸡肉 **C PD**
  （参考本页的食谱）√
+ 1/2 杯全麦意大利面配 1/3 杯番茄酱 **V C**
+ 1/2 个烤西葫芦，淋上 1 茶匙橄榄油 **V Ft**
+ 1½ 杯西瓜切块 **F**
+ 零卡饮料

零食
+ 1 杯任意蔬菜 **V**
+ 3 汤匙脱脂田园沙拉酱 **Ft**

记住，你可以无限量地吃蔬菜和水果。

帕尔玛鸡肉 菜谱
+ 4 人份

4 块（3 盎司）鸡胸肉

2 个鸡蛋白

1 杯面包屑

1/2 杯磨碎的帕尔玛干酪

2 茶匙干罗勒

2 茶匙干牛至

1 茶匙大蒜粉

1 茶匙洋葱粉

2 杯海员沙司

1/4 杯部分脱脂马苏里拉芝士

制作步骤

1. 把烤箱预热到 375 ℉（191 ℃）。

2. 把鸡胸肉切成 1/4 英寸（约 0.6 厘米）厚，放置备用。

3. 把蛋清打在一个小碗里。

4. 将面包屑、帕尔玛干酪、干罗勒、干牛至、大蒜粉和洋葱粉放入料理机搅匀。将混合物倒入另一个碗中。

5. 在烤盘上涂上喷雾油。把鸡胸肉裹上蛋白和混合调料，铺在烤盘上。烤 15～20 分钟直到鸡胸肉表面变成金黄色。

6. 在上面撒马苏里拉奶酪和海员沙司。放回烤箱加热至芝士融化。

第 26 天的食谱

早餐

+ 1 个南瓜麦芬 `C` `PD` `S`

（参考本页的食谱）✓

+ 1/2 杯菠萝丁 `F`
+ 零卡饮料

午餐

+ 帕尔玛鸡肉（昨天剩下的）`C` `PD`
+ 4 根中等大小的芹菜 `V`
+ 3/4 个橘子 `F`
+ 零卡饮料

晚餐

+ 澳洲坚果煎鱼片 `C` `PD` `Ft` `Ft` `Ft`

（参考第 296 页的食谱）✓

+ 2/3 杯青刀豆 `V`
+ 1 个小的烤土豆配 1 杯蒸西蓝花和
  1/4 杯莎莎酱 `V` `V` `C`
+ 零卡饮料

零食

+ 1 杯蜜瓜切块 `F`
+ 4 块小麦饼干 `C`

南瓜麦芬 菜谱

+ 14 人份

2 杯南瓜块

2 杯原味脱脂希腊酸奶

2 个鸡蛋

1/4 杯植物油

1 茶匙香草精

2½ 杯面粉

1½ 杯糖

1½ 茶匙肉桂粉

1 茶匙小苏打

1 茶匙丁香粉

1/4 茶匙盐

制作步骤

1. 把烤箱预热到 350 ℉（177 ℃）。

2. 在两个麦芬模具上涂上喷雾油。

3. 把南瓜块、酸奶、鸡蛋、植物油和香草精在一个碗里混匀。

4. 在另一个碗中加入面粉、糖、肉桂粉、小苏打、丁香粉和盐。

5. 使用搅拌机，慢慢混合两个碗中的原料，直到充分混合。

6. 将 1/4 杯面糊倒入麦芬模具中。烤 25～30 分钟。

第 27 天的食谱

V	蔬菜	PD	蛋白质 / 乳制品
F	水果	Ft	脂肪
C	碳水化合物	S	甜食

早餐

+ 1/2 杯煮熟的燕麦片配 1 杯牛奶和 2 汤匙葡萄干 C PD F
+ 1/4 个芒果 F
+ 零卡饮料

午餐

+ 藜麦饼 C P Ft
  （参考第 293 页的食谱）√
+ 沙拉 V V F Ft
  （2 杯混合沙拉，8 个樱桃番茄，1/4 杯切成丁的辣椒，1/2 杯草莓切片，4 汤匙脱脂意式调味酱）
+ 零卡饮料

晚餐

+ 1 个皮塔饼比萨 V C C PD Ft
  （参考本页的食谱）√
+ 3/4 杯混合水果 F
+ 零卡饮料

零食

+ 1 杯甜椒 V
+ 2 汤匙鹰嘴豆泥 P

> 记住，你可以无限量地吃蔬菜和水果。

皮塔饼比萨

+ 2 人份

一个全麦皮塔饼，切成两半
1/2 杯番茄酱
1/2 杯切碎的洋葱
1/4 杯切片蘑菇
1/4 杯菠萝丁
1/4 杯甜椒丁
4 汤匙马苏里拉奶酪
1/4 杯脱脂菲达奶酪
2 片切碎的火鸡培根

制作步骤

1. 把烤箱预热到 375 ℉（191 ℃）。
2. 在烤盘上涂上喷雾油，将皮塔饼放在烤盘上。
3. 将 1/2 杯番茄酱抹在皮塔饼中，然后将剩下的食材放入皮塔饼中。
4. 烤 15～20 分钟，直到奶酪变成金黄色。

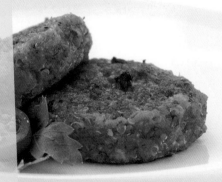

第 28 天的食谱

早餐

+ 1 个炒鸡蛋配 1/4 杯莎莎酱 **V** **PD**
+ 2 片全麦吐司 **C** **C**
+ 2 茶匙人造黄油 **Ft**
+ 1 个中等大小的橙子 **F**
+ 零卡饮料

午餐

+ **烤牛肉卷** **V** **C** **PD** **Ft**
  （在直径约为 15 厘米的玉米饼上放 2 盎司烤牛肉、1 杯辣椒、黄瓜片、洋葱片、2 汤匙意式调味酱）
+ 15 个樱桃 **F**
+ 零卡饮料

晚餐

+ **3 盎司烤三文鱼片** **PD** **Ft**
+ **1 杯烤蔬菜抓饭** **V** **V** **C**（1 杯）
  （1 杯糙米加入 2¼ 杯水煮熟。把 2 杯洋葱、胡萝卜和芦笋分别切丁，切 1½ 杯芹菜，剁碎 2 汤匙百里香。在一口大的不粘锅中加入 1½ 茶匙橄榄油和洋葱、芦笋、胡萝卜和芹菜，翻炒直到变软。加入米饭、百里香和 1 茶匙盐，拌匀）
+ 零卡饮料

零食

+ **健康奶昔** **F**
  （参考第 284 页的食谱）

营养学家的建议 **Tips**

你可以在不添加脂肪、盐或糖的情况下增加食物的风味。香草和香料可以增加食物的色、香、味。

+ **罗勒**。一种甘甜的丁香味的草本植物。最适合搭配意大利风味食物，尤其是带番茄的。

+ **月桂叶**。一种辛辣的、带有轻微肉桂味的草本植物。最适合用于炖菜和汤。

+ **香菜籽**。有坚果和甘草味道的种子。最适合与甜菜、卷心菜、胡萝卜和萝卜一起使用。

+ **辣椒粉**。由红辣椒、孜然、牛至和其他香草与香料混合制成，最适合用于汤中。

+ **香葱**。洋葱科植物的一种，有温和的洋葱味。最适合搭配烤土豆、煎蛋卷、海鲜和肉类。

第四周

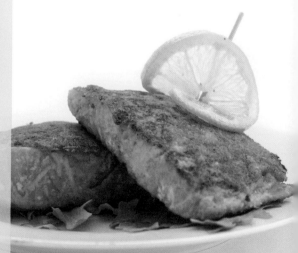

注：1 盎司 ≈ 28 克，1 汤匙 = 15 毫升，1 茶匙 = 5 毫升，1 杯 ≈ 237 毫升
（1 杯的体积相当于成年女性 1 个拳头的大小）

饮食生活日志

The Mayo Clinic Diet Journal

北京科学技术出版社

目录

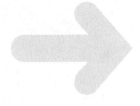

 在整个日志中，你会发现这个符号，它指你在《饮食生活全书》中可以获得更深入的信息。

欢迎来到《饮食生活日志》，这是一个实用且易于使用的资源，用来支持《饮食生活全书》。

你可能把一份食物和活动计划跟很多繁重的工作联系在一起，而很少支持或跟进。

《饮食生活日志》旨在做出一些不同。日志会有清晰的步骤指导你完成第一个为期10周的Mayo Clinic饮食计划。你可以使用简单的表格来记录每天的食物和运动。此外，这本日志要发挥你如下的能力。

从以前的经验中学习

每周通过回顾评估你前几周的表现，思考该如何做以改进你的项目。

为下周做计划

一系列专用的计划工具可以帮助你保持在正确的轨道上前行，并允许你根据从回顾中学到的经验调整你的计划。

这些特点结合起来，使减重更个性化、更愉悦，最终更容易成功。在10周的日志使用中，你对自己的了解可以延续健康的一生。

你可以在《饮食生活日志》中找到组织和实践工具的总结。

❶ 开始

通过检查你减重的动机开始日志和Mayo Clinic饮食。如果你感到有动力并准备好了，选择一天开始，确定你想达到的体重目标。你需要记下一些基本的信息来标记你的起点。

❷ 体重记录

用这个工具输入你每周的体重，并追踪你从开始的第一天，每天减掉了多少体重。使用日志时不断更新体重记录。

❸ 减重阶段

这一部分安排了计划的最初两周，快速开始部分的饮食。

习惯追踪表

勾选跟踪记录中的复选框，跟进你养成的5个新习惯、改掉的5个旧习惯和追加的5个好习惯的进度！每天更新跟踪记录。

每天记录

在减重的第1天到第14天记录你所有吃的东西和做的事情！每天记录有助于保持你的积极性和参与度。

回顾

评估你在减重中的表现并为过渡到Mayo Clinic饮食的下一阶段做好准备。

❹ 持续阶段

本部分将指导你完成Mayo Clinic饮食的下一阶段。在接下来的八周内，每周使用下述这些工具。

计划表

在每周的开始，安排好你的日程并提前为即将到来的活动计划。

一周概况。通过安排膳食、锻炼时间和其他活动的日程，创建下周的行程表。

饮食计划。分析膳食以检查它们是否符合你的金字塔摄取目标。选择使用此工具是有帮助的。

菜单和食谱。每周参考一份菜单以帮助指导或激励你做出新的菜单。

购物清单。提前为你下周的菜单计划编辑一份从超市购买食物的清单。

每天记录

把你吃的东西和所做的一切都记录下来——就像你在减重阶段一样。但是现在，你可以包括额外记录金字塔食物份数。

回顾

每周末评估你的进展，回顾从上周开始你做的好的地方和不好的地方。考虑如何调整和改进你的计划。

减重动机

你想减重的原因可能有很多。你在身体和情感上都准备好了吗？花点时间考虑一下你的动机和它们重要的原因。 ■ 见《饮食生活全书》第15页。

动机：

为什么重要：

动机：

为什么重要：

动机：

为什么重要：

动机：

为什么重要：

起点

　　你有动力吗？你的体重目标现实吗？这是你人生中开始一个新挑战的好时机吗？如果你对这些问题的答案是肯定的，现在也许是开始减重计划的好时机。 📖 见《饮食生活全书》第14页。

开始日期

选择一个你能集中精力并且日程安排合理的时间。每个人的生活都有压力，某些时候开始减重比其他时候更好。

开始体重

在开始的第一天一定要称体重，并在左边的方框里记下这个数字。同时在日志第10页的体重记录中写上你的起始体重。

目标体重

你想减多少体重？在左边的方框中写上你的目标体重。你认为这个目标现实吗？对许多人来说，一个合理的目标是减掉大约10%的体重。一般来说，这一数字是可以实现的。

身体质量指数

身体质量指数同时考虑了你的体重和身高。参考BMI表，在左边的方框中写上你的BMI。

📖 见《饮食生活全书》第147页。

腰围测量

用柔软的卷尺在你髋骨的最高点正上方围绕身体一圈进行测量，将结果记录在左边的方框内。

📖 见《饮食生活全书》第148页。

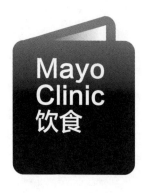

Mayo Clinic 饮食

右边列出一些人在健康饮食、多活动和减重中提出的常见问题。每个问题后面列出的页码，就是《饮食生活全书》中的解答之处。

你对减重计划的基础原则有任何问题吗？可以在《饮食生活全书》中找到答案。

基础问题

什么是 Mayo Clinic 健康体重金字塔？	34，164
什么是健康体重？	147
什么是每日能量目标？	88
什么是每日用餐份数建议？	89
一份是多少？	91

健康饮食

如何创建每周菜单？	99
什么是健康的购物策略？	176
什么是各种食物的分量？	254
如何克服健康饮食的障碍？	233

运动

该如何开始运动？	112，210
活动时会燃烧多少能量？	217
该如何增加运动量？	212
该如何建立一个良好的运动计划？	211

行为

如何设定目标？	84
如何改变行为？	200
如何保持减重的动力？	225
失败了怎么办？	218

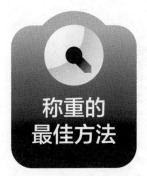

称重的
最佳方法

根据《饮食生活全书》，你每周至少要称一次体重。把结果记录在你的体重记录里。

你应该多久称一次体重？那要看情况。称重太过频繁会让你对每天轻微的体重变化着迷。称重次数太少可能表明你没有集中精力，没有参与到你的体重计划。

一个好的经验法则是每周称一次体重。如果你觉得需要经常这样做——在一周称几次，甚至每天一次——没关系，只要记住，发生在数周或数月内的长期体重趋势通常比变化更重要。

每周坚持同样的称重方法。把称重安排在固定一天和一个固定的时间，并努力坚持这个习惯。除了在体重记录中提供更统一的结果外，这样做也有助于让你继续参与到你的减重计划中。

你需要在Mayo Clinic饮食的开始日称体重。重要的是你要在日志中的两个位置输入你的起始体重：

√ 体重记录（第10页）
√ 每天记录的第一天（第18页）

稍后，你会在每周的第7天被提醒称体重并记录在你的体重记录中。你还将继续更新并在体重记录中记录你的进度。

使用称重来评估减重情况进度。当你达到体重目标时一定要奖励自己。如果你达不到目标，不要对自己太苛刻。找出可能对你不利的因素，并考虑如何避免它们。

体重记录

 起始体重

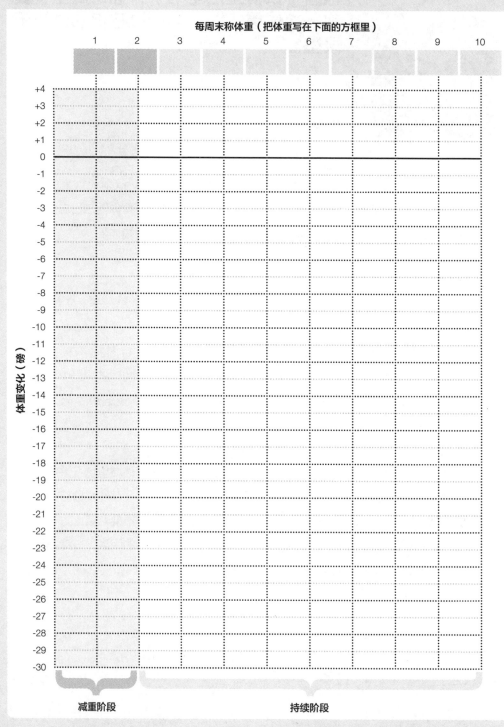

减重阶段　　　　　　　　　　持续阶段

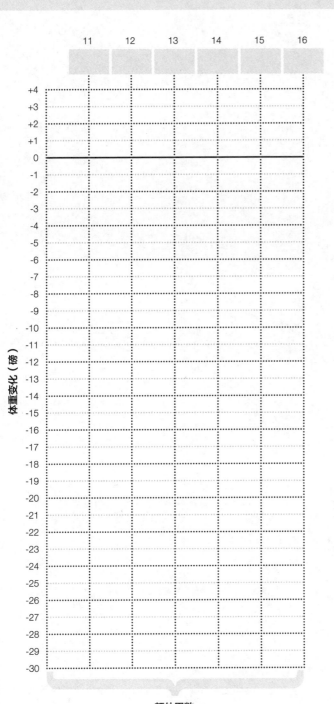

用法说明

1. 把起始体重写在表格左上方的方框里。

2. 每周一次称重后，把当前的体重写在相应那周下方的方框里。

3. 从起始体重中减去现在的体重来计算体重变化。

4. 把每周的体重变化记录在表中。

5. 将这些标记连接起来即可看出减重进度和体重变化趋势。

（注：1磅≈0.454千克）

减重阶段

Mayo Clinic《饮食生活日志》的这一部分旨在帮助你在两周内安全减重6~10磅（2.7~4.5千克）。这很容易开始。

如何记录

❶ 每天都在记录中设定一个切实可行的目标。

❷ 记录你花在锻炼和积极运动上的时间。运动至少是中等强度，且持续5分钟或以上。

❸ 记录你在一天中吃的所有东西，包括数量（在大多数情况下，你可以做好估算）。

❹ 每天结束时，记录习惯跟踪表，以显示你已经成功获得养成的5个新习惯、改掉5个旧习惯和追加5个好习惯。

❺ 在第7天和第14天，合计习惯跟踪表的行和列。这可能有助于你发现问题并改进你的计划。

❻ 第14天，用回顾来评估你减重阶段的进展，为转变到持续阶段做好准备。

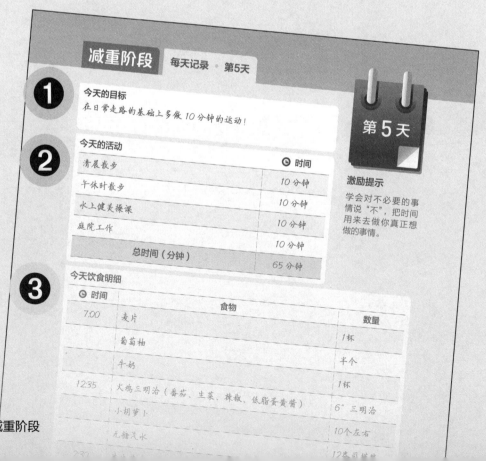

减重阶段　习惯追踪表　记录你成功养成、改掉和追加的习惯

第1周习惯追踪表

做到了就打 ✓	第1天	第2天	第3天	第4天	第5天	第6天	第7天	总计
养成5个新习惯				✓		✓	✓	5
1. 吃健康的早餐	✓	✓				✓	✓	5
2. 吃蔬菜和水果	✓	✓	✓			✓	✓	5
3. 吃全谷物食物	✓	✓		✓		✓	✓	6
4. 吃健康的油脂	✓	✓		✓		✓	✓	5
5. 运动！	✓							
改掉5个旧习惯				✓		✓	✓	3
1. 吃东西时看电视				✓		✓		6
2. 戒糖								

④　⑤

---

⑥

减重阶段　回顾　在下面几页重新审视如何减重！

我的起始体重	185
减掉我今天的体重	177
= 我的体重变化	-8

我感觉
- ✓ 太棒了
- ○ 很好
- ○ 一般般
- ○ 灰心
- ○ 想放弃

减重带来的结果！
- ○ 远远超出我的预期
- ✓ 比我想象得要好
- ○ 达到了我的预期
- ○ 没有我想象得那么好
- ○ 远远低于我的预期

习惯追踪记录评估

天

1　2　3　4　5　6　7　8　9　10　11　12　13

15

14

13

第1周习惯追踪表								
做到了就打 ✔	第1天	第2天	第3天	第4天	第5天	第6天	第7天	总计
养成5个新习惯								
1. 吃健康的早餐								
2. 吃蔬菜和水果								
3. 吃全谷物食物								
4. 吃健康的油脂								
5. 运动!								
改掉5个旧习惯								
1. 吃东西时不看电视								
2. 戒糖								
3. 不吃零食								
4. 限制肉和乳制品的摄入量								
5. 不在餐馆就餐								
追加5个好习惯								
1. 对饮食进行记录								
2. 对活动进行记录								
3. 多运动!								
4. 吃"真正的食物"								
5. 每天设定一个小目标								
总计								

用法说明

1. 在每一天结束时，检查一下你完成了哪些习惯。
2. 在周末，对列和行进行合计，以查看你的进度。

第2周习惯追踪表

第8天	第9天	第10天	第11天	第12天	第13天	第14天	总计
养成5个新习惯							
改掉5个旧习惯							
追加5个好习惯							

提醒

统计习惯追踪表的列和行，看看哪些习惯是你能做到的，哪些是你做不到的。

见《饮食生活全书》第62~63页

第1周习惯追踪			
做到了就打 ✔	第1天	第2天	第3天
养成5个新习惯			
1. 吃健康的早餐	✔	✔	
2. 吃蔬菜和水果	✔	✔	✔
3. 吃全谷物食物	✔	✔	
4. 吃健康的油脂	✔	✔	
5. 运动！	✔		
改掉5个旧习惯			
1. 吃东西时不看电视			
2. 戒糖	✔	✔	
3. 不吃零食	✔	✔	
4. 限制肉和乳制品的摄入量	✔	✔	
5. 不在餐馆就餐	✔	✔	
追加5个好习惯			
1. 对饮食进行记录			
2. 对活动进行记录			

▲
上面的例子展示了如何填写你的习惯追踪表。

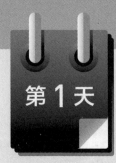

第 1 天

今天的目标

今天的活动 ⏰ 时间

总时间（分钟）	

我的起始体重

今天饮食明细

⏰ 时间	食物	数量

今天的目标

今天的活动　　　　　　　　　　　🕐 时间

总时间（分钟）	

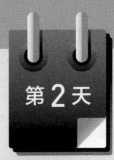

第2天

激励提示

写下减重的所有好处。把你认为最重要的三个原因列出来，时常拿出来提醒自己。

今天饮食明细

🕐 时间	食物	数量,

今天的目标

今天的活动　　　　　　　　　　　🕐 时间

总时间（分钟）	

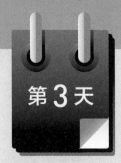

激励提示

你正在学习的健康新行为需要时间累积。每一步，每一天，都很重要。

今天饮食明细

🕐 时间	食物	数量

减重阶段 每天记录 · 第4天

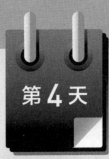

第4天

激励提示

得到别人的支持不代表你无能。如果你觉得你需要帮助，就请求帮助。

今天的目标

今天的活动 🕐 时间

总时间（分钟）	

今天饮食明细

🕐 时间	食物	数量

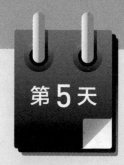

第 **5** 天

激励提示

学会对不必要的事
情说"不"，把时间
用来去做你真正想
做的事情。

今天的目标

今天的活动

	● 时间
总时间（分钟）	

今天饮食明细

● 时间	食物	数量

今天的目标

今天的活动　　　🕐 **时间**

总时间（分钟）	

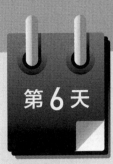

激励提示

外出吃饭前先上餐厅网站浏览菜单，看看有没有更健康的选择。

今天饮食明细

🕐 时间	食物	数量

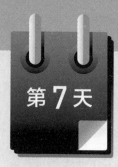

第7天

今天的目标

今天的活动 🕐 时间

总时间（分钟）	

我今天的体重

今天饮食明细

🕐 时间	食物	数量

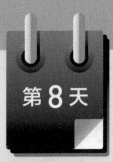

今天的目标

今天的活动　🕐 时间

总时间（分钟）	

激励提示

偶尔改变运动项目，做各种各样的运动，可以避免无聊。

今天饮食明细

🕐 时间	食物	数量

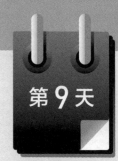

第9天

今天的目标

今天的活动   🕐 时间

总时间（分钟）	

激励提示

不要想得太远。专心想今天要怎样做才能让减重计划顺利进行。

今天饮食明细

🕐 时间	食物	数量

第10天

今天的目标

今天的活动 🕐 时间

总时间（分钟）	

激励提示

每当你达到目标时，用一些对你很重要的东西来奖励自己。

今天饮食明细

🕐 时间	食物	数量

第11天

今天的目标

今天的活动	🕐 时间
总时间（分钟）	

激励提示

选择不受天气影响的运动，比如购物中心散步或室内游泳。

今天饮食明细

🕐 时间	食物	数量

第12天

今天的目标

今天的活动　　🕐 时间

总时间（分钟）	

激励提示

减重目标可能会随着时间的推移而改变。定期检查减重目标，确保它们仍是实际可行的。

今天饮食明细

🕐 时间	食物	数量

今天的目标

今天的活动	🕐 时间
总时间（分钟）	

激励提示

消极的自我暗示会引起焦虑，尽量用积极的态度对待自己。

今天饮食明细

🕐 时间	食物	数量

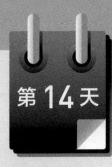

第14天

今天的目标

今天的活动

	时间
总时间（分钟）	

我今天的体重

今天饮食明细

🕐 时间	食物	数量

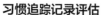

我的起始体重	
减掉我今天的体重	
= 我的体重变化	

我感觉
- 太棒了
- 很好
- 一般般
- 灰心
- 想放弃

减重带来的结果！
- 远远超出我的预期
- 比我想象得要好
- 达到了我的预期
- 没有我想象得那么好
- 远远低于我的预期

习惯追踪记录评估

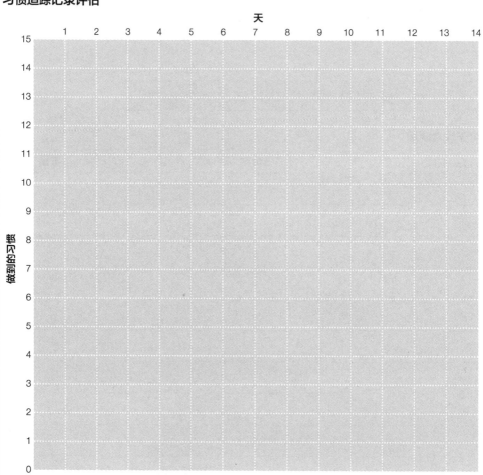

用法说明

减重的每一天在图表上标记一个点，以提示在习惯跟踪记录中的打钩数。然后把这些点连起来，即可显示整个14天的数据。

见下页的示例图表 →

注意

在某些日子里，你的打钩数可能比其他日子少——这是意料之中的。理想状况是多数日子都能达到10个钩。超过10个更佳！

哪些习惯是你的强项？你能列出做得好的原因吗？

你觉得哪些习惯最具挑战性？为什么它们更难做到？

你能看到习惯追踪表的变化趋势吗？
（例如，开始时很积极但后来失去了动力，或工作日和周末差别很大）

你运用了策略来帮助你避免具有挑战性或破坏性的情况吗？

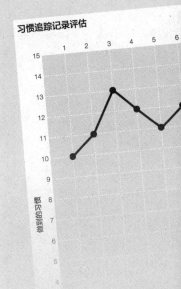

减重！

回顾

你有多大的斗志去过渡到"持续阶段"？

- 非常有把握
- 有自信可以
- 有几分把握
- 不太有把握
- 一点儿也没有

见《饮食生活全书》第65页。

习惯追踪记录评估

▲
上面的示例显示了如何填写习惯追踪记录评估。

持续阶段

Mayo Clinic《饮食生活日志》的这一部分旨在帮助你继续减重——每周减重1~2磅（0.45~0.9千克）——直到你达到目标体重，并且在你余生中维持这个体重。

如何做计划

　　从每周的计划开始，它可以帮助你安排一周的时间，指导你的饮食和运动。

❶ 利用一周概况为你的饮食、运动和活动安排，以及下周的事情和特别计划创建一个概览。

❷ 用餐计划可以帮助你检查一顿饭是否符合你每日推荐量的目标。这是一个可选功能，你可以在一周内选择一顿或两顿饭来计划用餐。

❸ 在计划每日菜单时将需要的物品添加到购物列表中，这将会帮你节省下次购物的时间和金钱。

①　持续阶段　第2周计划表 · 一周概况

天	早餐	午餐	晚餐	零食
例子	谷类 香蕉	意大利面 水果沙拉	金枪鱼包 小胡萝卜	饼干 奶酪
1	蓝莓薄饼 牛奶	茴香通心粉沙拉 苹果	迷迭香烤鸡 烤土豆	花椰菜 樱桃番茄
2	吐司和果酱 葡萄柚	加州汉堡 梨	希腊沙拉 薄脆饼干	小胡萝卜 蘸酱
3	水果酸奶 冻糕 小松饼	火鸡三明治 拌蔬菜	意大利面 苹果	芹菜花生 黄油
4	松饼 梨片	鸡肉卷 番茄片	牛肉串 土豆 菠萝圈	混合浆果
5	英式松饼 葡萄柚	西南沙拉 皮塔面包	番茄意大利面 西葫芦	花生

② 持续阶段　第2周计划表 · 饮食计划表

今天的主餐或所有餐点	分量
晚餐	
烤鸡胸肉	2.5 盎司
小土豆	3 个
清蒸西蓝花	2 杯
人造黄油	1 茶匙
梨	1 小个

第2周计划表

饮食计划表

以下步骤可以帮助你检查一餐是否符合Mayo Clinic健康金字塔推荐的份数目标。

1. 写下这顿饭（或一整天）你打算吃什么。
2. 根据你计划吃多少来计算份数。
3. 一定要把菜单上的食物列在购物清单上。

③ 持续阶段　第2周计划表 · 购物清单

新鲜农产品	全谷类	肉类和乳制品
10 个大番茄	8 盎司包装意大利面	三文鱼片
2 个红辣椒	1 条黑麦面包	鸡胸肉
夏南瓜	1 包英式松饼	牛奶
西葫芦	1 袋皮塔面包	酸奶
1 袋小胡萝卜		
樱桃		
3 个葡萄柚		

第2周计划表

购物清单

提示

去超市前先把一周的采购清单准备好，让你做菜时样样齐全不烦恼。

如何记录持续阶段

❶ 从每天记录中设定一个切实可行的目标开始。

❷ 记录你吃的每样东西，包括数量和金字塔食物的份数。

❸ 记录下你花在运动上的时间。活动强度至少应是中等强度，且持续5分钟或更长时间。

❹ 第7天，花时间在每周回顾中评估你的进度。

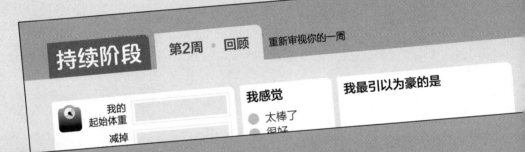

持续阶段　第2周 · 回顾　重新审视你的一周

我的起始体重		我感觉	我最引以为豪的是
减掉		● 太棒了	
		很好	

持续阶段　第2周每天记录 · 第6天

今天的日期　星期六 7 月 19 日

❶ **今天的目标**
今天在家吃饭，不外出吃饭！

今天的说明
早餐前去走走，亚历克斯下午 4:30 有场比赛

❷ **今天饮食明细**

时间	食物	数量	菜	果	碳	蛋	脂	甜
					2			
7：30	百吉饼	1 个						1
"	覆盆子酱	1½ 汤匙						
"	香蕉	1 根		1				
"	淡牛奶	1 杯					1	
		1 杯	1					

每种食物的份数

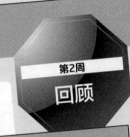

我想尝试的新食物

今天的活动	① 时间
清晨步行	30 分钟
修剪草坪	45 分钟
步行去看球赛	15 分钟
总时间（分钟）	90 分钟

③

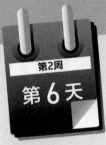

第2周

第6天

激励提示

不同的水果提供不
同的营养物质，所
以多样性对获得健
康而言至关重要。
把它们作为零食，
也可以每顿饭都吃。

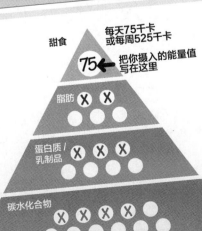

关键词

菜 蔬菜

果 水果

碳 碳水化合物

蛋 蛋白质 / 乳制品

脂 脂肪

甜 甜食

甜食

每天75千卡
或每周525千卡

75 ← 把你摄入的能量值
写在这里

脂肪 Ⓧ Ⓧ
○ ○ ○

蛋白质 /
乳制品 Ⓧ Ⓧ Ⓧ
○ ○ ○

碳水化合物 Ⓧ Ⓧ Ⓧ Ⓧ
○ ○ ○ ○

天	早餐	午餐	晚餐	零食
例子	谷类 香蕉	意大利面 水果沙拉	金枪鱼包 小胡萝卜	饼干 奶酪
1				
2				
3				
4				
5				
6				
7				

运动和活动	特殊行程
上午11点上游泳课 步行上班	下午6点观看儿童球赛 注意：晚餐在外面吃

一周概况

使用计划表

做下周的饮食、活动和运动计划。注意可能影响你体重的特殊行程，如旅行、外出就餐、社交场合和假期。

饮食计划表

今天的主餐或所有餐点	分量

以下步骤可以帮助你检查一餐是否符合Mayo Clinic健康金字塔推荐的份数目标。

1. 写下这顿饭（或一整天）你打算吃什么。
2. 根据你计划吃多少来计算份数。
3. 一定要把菜单上的食物列在购物清单上。

这一餐的金字塔食物的份数

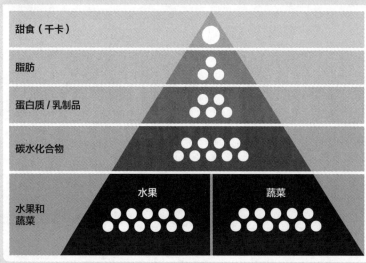

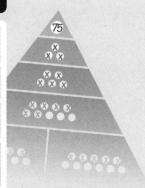

◀ 在左边查看金字塔食物的份数。

第1周计划表

饮食计划表

今天的主餐或所有餐点	分量

这一餐的金字塔食物的份数

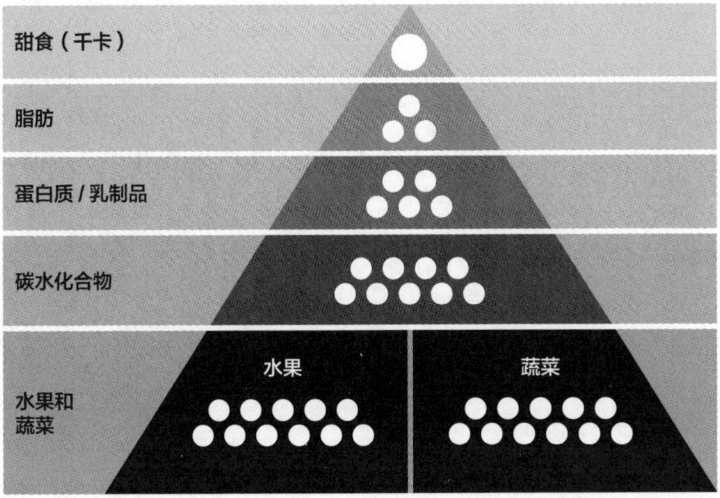
甜食（千卡）
脂肪
蛋白质 / 乳制品
碳水化合物
水果和蔬菜
水果
蔬菜

以下步骤可以帮助你检查一餐是否符合Mayo Clinic健康金字塔推荐的份数目标。

1. 写下这顿饭（或一整天）你打算吃什么。
2. 根据你计划吃多少来计算份数。
3. 一定要把菜单上的食物列在购物清单上。

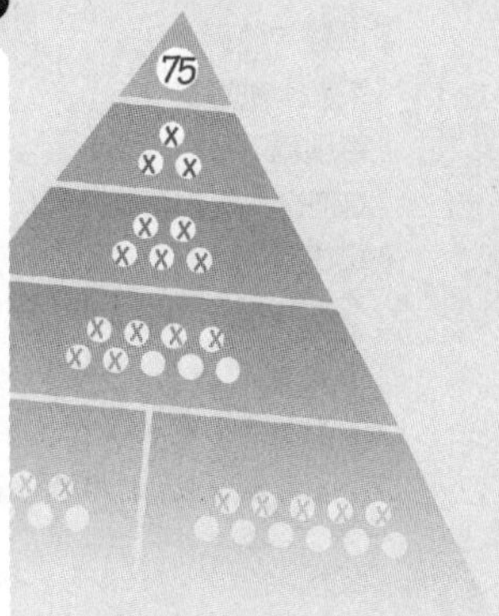
75

◂ 在左边查看金字塔食物的份数。

当日菜单

早餐

1个中等大的全熟鸡蛋
1片全麦吐司
1茶匙无反式脂肪酸的人造黄油
1个中等大小的橙子
零卡饮料

菜	果	碳	蛋	脂	甜
0	1	1	1	1	0

午餐

烤牛肉三明治
*8个樱桃番茄
1个小苹果
零卡饮料

菜	果	碳	蛋	脂	甜
1	1	1	1	0	0

晚餐

1份意大利面配番茄酱和烤蔬菜
3/4杯蓝莓和1/4杯不含牛奶成分的人造黄油
零卡饮料

菜	果	碳	蛋	脂	甜
3	1	2	0	2	0

零食

1杯脱脂、低能量酸奶

菜	果	碳	蛋	脂	甜
0	0	0	1	0	0

* 规定的份数是最低量，可以根据你的需要调整。

提示

本页上的菜单演示如何规划自己的每日菜单。你也可以直接照着做。

晚餐食谱

意大利面配番茄酱和烤蔬菜（8人份）

2汤匙橄榄油
10个大的新鲜番茄（去皮、切块）
1茶匙盐
1/2茶匙蒜蓉
2汤匙洋葱碎
1茶匙罗勒叶碎
1茶匙糖
1/2茶匙牛至叶碎
酌量黑胡椒粉
2个红辣椒（切成块）
1个夏南瓜（切长条状）
1个西葫芦（切长条状）
1个甜洋葱（切成1/4英寸圆圈，不足1厘米）
1包12盎司（约336克）全麦意大利面

■ 用平底煎锅加热橄榄油。加入番茄、盐、蒜蓉、洋葱碎、罗勒叶碎、糖、牛至叶碎和黑胡椒粉。开盖慢慢煮30分钟，直到酱汁变稠。

■ 红辣椒、夏南瓜、西葫芦和甜洋葱刷油。放在烤架下面烹饪，经常翻面直到变成焦黄色、变嫩。放到碗中。

■ 将意大利面煮至熟而不烂，捞出一部分放到盘子里，浇上等量的酱汁，在上面放等量的蔬菜。上桌即可。

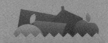

新鲜农产品	全谷类	肉类和乳制品

冷冻食品	罐头食品	其他杂类食品

提示

去超市前先把一周的购物清单准备好，让你做菜时样样齐全不烦恼。

新鲜农产品	全谷类
10个大番茄	8盎司包装的意大利面
2个红辣椒	1条黑麦面
夏南瓜	1包英式松饼
西葫芦	1袋皮塔面
1袋小胡萝卜	
樱桃	

▲

在计划本周的菜单时一并添加到购物清单中。

今天的日期

今天的目标

今天的说明

今天饮食明细　　　　　　　　　　　　　　　　**每种食物的份数**

⊙ 时间	食物	数量	菜	果	碳	蛋	脂	甜

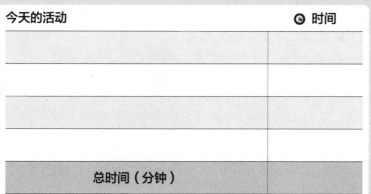

今天的活动	◎ 时间
总时间（分钟）	

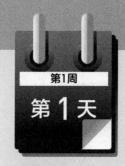

激励提示

蔬菜和水果的确切份数不用太计较，在合理的范围内可以无限享用。

关键词

菜 蔬菜

果 水果

碳 碳水化合物

蛋 蛋白质和乳制品

脂 脂肪

甜 甜食

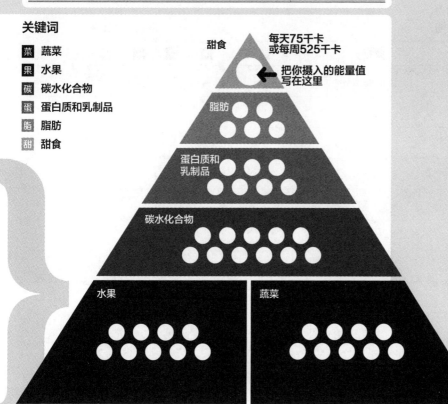

甜食

每天75千卡
或每周525千卡

把你摄入的能量值
写在这里

脂肪

蛋白质和乳制品

碳水化合物

水果

蔬菜

今天吃了多少金字塔食物

当你在左边表格里记录食物和饮料时，顺便在上面食物份数中的圆圈内做标记。对于甜食，就尽你所能估算一整天摄取的能量值。

第1周每天记录 · 第2天

今天的日期

今天的目标

今天的说明

今天饮食明细 每种食物的份数

时间	食物	数量	菜	果	碳	蛋	脂	甜

今天的活动	◷ 时间
总时间（分钟）	

激励提示

一般人常犯的错误是刚开始运动过度，要求太高。如果身体还没适应高强度运动，肌肉就会酸痛，让你越来越不想做运动，甚至放弃。

关键词

菜 蔬菜

果 水果

碳 碳水化合物

蛋 蛋白质和乳制品

脂 脂肪

甜 甜食

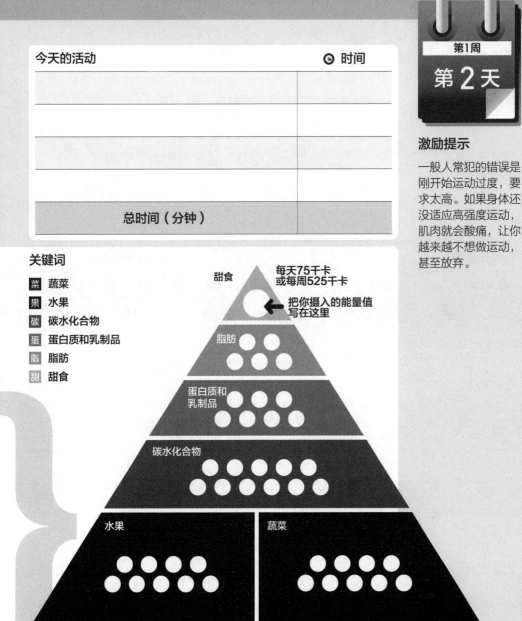

每天75千卡
或每周525千卡

← 把你摄入的能量值
写在这里

甜食

脂肪

蛋白质和
乳制品

碳水化合物

水果

蔬菜

今天吃了多少金字塔食物

当你在左边表格里记录食物和饮料时，顺便在上面食物份数中的圆圈内做标记。对于甜食，就尽你所能估算一整天摄取的能量值。

今天的日期

今天的目标

今天的说明

今天饮食明细　　　　　　　　　　　　　　　　　　　　　　每种食物的份数

⏱ 时间	食物	数量	菜	果	碳	蛋	脂	甜

今天的活动

	⏱ 时间
总时间（分钟）	

激励提示

朋友，甚至是配偶，有时会对你减重的努力感到不安。你得要让他们知道他们的支持和鼓励对你有多重要。

关键词

- 菜 **蔬菜**
- 果 **水果**
- 碳 **碳水化合物**
- 蛋 **蛋白质和乳制品**
- 脂 **脂肪**
- 甜 **甜食**

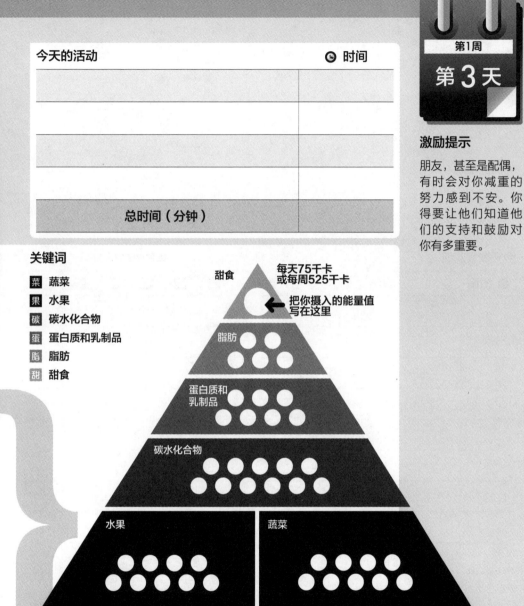

甜食　每天75千卡
或每周525千卡

把你摄入的能量值写在这里

脂肪

蛋白质和乳制品

碳水化合物

水果　蔬菜

今天吃了多少金字塔食物

当你在左边表格里记录食物和饮料时，顺便在上面食物份数中的圆圈内做标记。对于甜食，就尽你所能估算一整天摄取的能量值。

今天的日期

今天的目标

今天的说明

今天饮食明细

每种食物的份数

🕐 时间	食物	数量	菜	果	碳	蛋	脂	甜

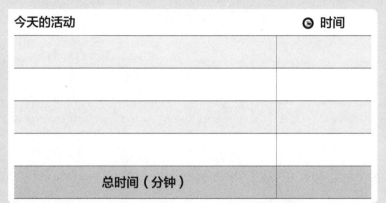

今天的活动	⏱ 时间
总时间（分钟）	

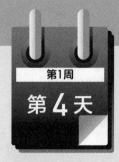

第1周

第 **4** 天

激励提示

当你在外面吃东西（并且摄入额外的能量）时，试着增加你那天的运动量。

关键词

菜 蔬菜

果 水果

碳 碳水化合物

蛋 蛋白质和乳制品

脂 脂肪

甜 甜食

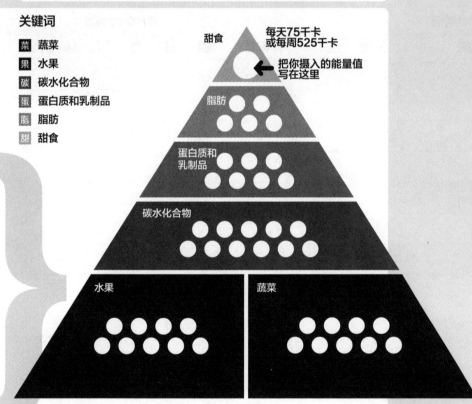

甜食

每天75千卡
或每周525千卡

把你摄入的能量值写在这里

脂肪

蛋白质和乳制品

碳水化合物

水果

蔬菜

今天吃了多少金字塔食物

当你在左边表格里记录食物和饮料时，顺便在上面食物份数中的圆圈内做标记。对于甜食，就尽你所能估算一整天摄取的能量值。

今天的日期

今天的目标

今天的说明

今天饮食明细 每种食物的份数

⏱ 时间	食物	数量	菜	果	碳	蛋	脂	甜

今天的活动	◷ 时间
总时间（分钟）	

激励提示

选择适合你自己的
运动。如果你喜欢
独处，可以考虑步
行或慢跑。如果团
体活动对你有吸引
力，可以考虑参加
有氧运动班或高尔
夫俱乐部。

关键词

菜 蔬菜

果 水果

碳 碳水化合物

蛋 蛋白质和乳制品

脂 脂肪

甜 甜食

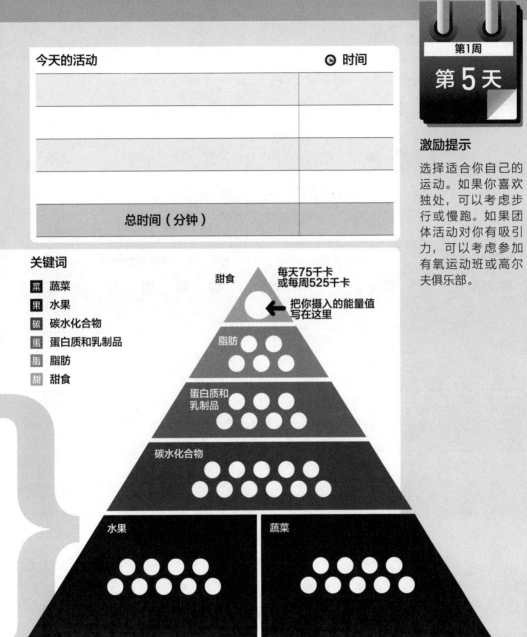

甜食

每天75千卡
或每周525千卡

把你摄入的能量值
写在这里

脂肪

蛋白质和
乳制品

碳水化合物

水果

蔬菜

今天吃了多少金字塔食物

当你在左边表格里记录食物和饮料时，顺便在上面食物份数
中的圆圈内做标记。对于甜食，就尽你所能估算一整天摄取
的能量值。

今天的日期

今天的目标

今天的说明

今天饮食明细　　　　　　　　　　　　　　　　　　　　　　　　每种食物的份数

🕐 时间	食物	数量	菜	果	碳	蛋	脂	甜

今天的活动	◎ 时间
总时间（分钟）	

关键词

菜 蔬菜
果 水果
碳 碳水化合物
蛋 蛋白质和乳制品
脂 脂肪
甜 甜食

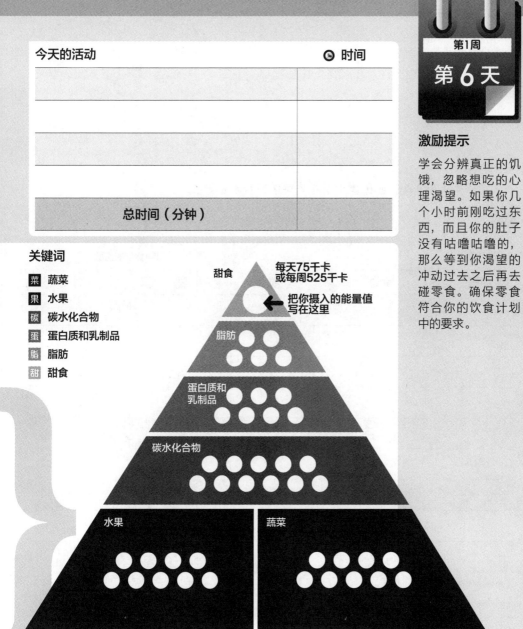

激励提示

学会分辨真正的饥饿，忽略想吃的心理渴望。如果你几个小时前刚吃过东西，而且你的肚子没有咕噜咕噜的，那么等到你渴望的冲动过去之后再去碰零食。确保零食符合你的饮食计划中的要求。

甜食 每天75千卡
或每周525千卡

把你摄入的能量值写在这里

脂肪

蛋白质和乳制品

碳水化合物

水果

蔬菜

今天吃了多少金字塔食物

当你在左边表格里记录食物和饮料时，顺便在上面食物份数中的圆圈内做标记。对于甜食，就尽你所能估算一整天摄取的能量值。

今天的日期

今天的目标

今天的说明

今天是称体重的日子，把体重记录在每周回顾和体重记录上。

今天饮食明细　　　　　　　　　　　　　　　　　　　　**每种食物的份数**

⏱ 时间	食物	数量	菜	果	碳	蛋	脂	甜

今天的活动	◷ 时间
总时间（分钟）	

第1周

第7天

提示

在每周回顾和体重记录中记录你今天的体重。

关键词

菜 蔬菜

果 水果

碳 碳水化合物

蛋 蛋白质和乳制品

脂 脂肪

甜 甜食

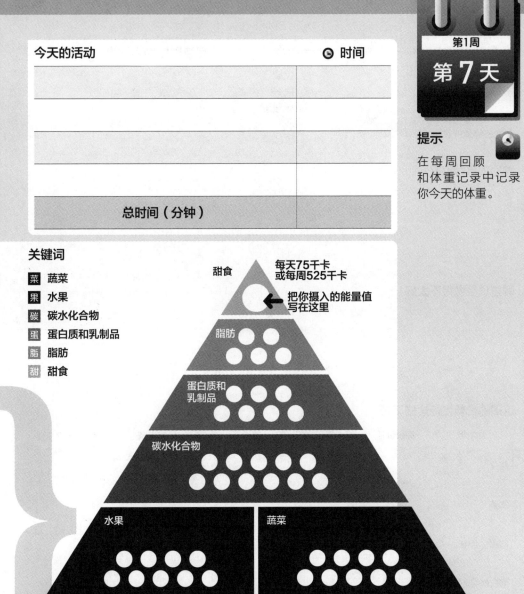

甜食

每天75千卡
或每周525千卡

把你摄入的能量值
写在这里

脂肪

蛋白质和乳制品

碳水化合物

水果

蔬菜

今天吃了多少金字塔食物

当你在左边表格里记录食物和饮料时，顺便在上面食物份数中的圆圈内做标记。对于甜食，就尽你所能估算一整天摄取的能量值。

	我感觉	我最引以为豪的是
我的 起始体重	● 太棒了	
减掉 我今天的体重	● 很好 ● 一般般	
= 我的体重变化	● 灰心 ● 想放弃	

哪些项目做得好

哪些项目做得不太好

这周的份数目标达成了吗

食物组	每日份数	第1天	第2天	第3天	第4天	第5天	第6天	第7天
蔬菜		●	●	●	●	●	●	●
水果		●	●	●	●	●	●	●
碳水化合物		●	●	●	●	●	●	●
蛋白质和乳制品		●	●	●	●	●	●	●
脂肪		●	●	●	●	●	●	●
甜食		●	●	●	●	●	●	●

用法说明

1. 在上表中填入各类食物的每日份数目标。
2. 将你过去一周每天记录的份数总数与你的目标进行比较。
3. 如果你的份数总数达到了目标，请勾选上表中的圆圈。

我想尝试的新的食物

我想尝试的新的活动

提醒

在这个回顾中计算你的体重变化并记录在体重记录中。

今天走了多少步（如果有用计步器）

第1天	第2天	第3天	第4天	第5天	第6天	第7天

我每天活动多少分钟

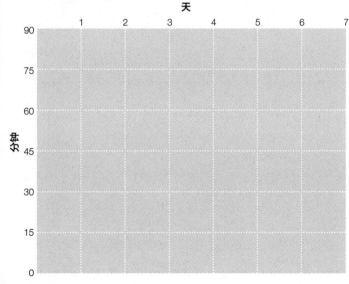

用法说明

1. 为上周每天的活动总分钟数添加一个"点"。
2. 用一条线把图表上的每个点连起来。

请看右边的示例图表。 →

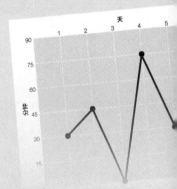

这周的份数目标达成了吗?

食物组	每日份数	第1天
蔬菜	4+	✔
水果	3+	●
碳水化合物	4	✔
蛋白质 / 乳制品	3	✔
脂肪	3	●

▲
上面的例子展示了如何填写你每周回顾的份数目标表和活动表。

天	早餐	午餐	晚餐	零食
例子	谷类 香蕉	意大利面 水果沙拉	金枪鱼包 小胡萝卜	饼干 奶酪
1				
2				
3				
4				
5				
6				
7				

运动和活动	特殊行程
上午11点上游泳课 步行上班	下午6点观看儿童球赛 注意：晚餐在外面吃

一周概况

使用计划表

做下周的饮食、活动和运动计划。注意可能影响你体重的特殊行程，如旅行、外出就餐、社交场合和假期。

饮食计划表

以下步骤可以帮助你检查一餐是否符合Mayo Clinic健康金字塔推荐的份数目标。

1. 写下这顿饭（或一整天）你打算吃什么。
2. 根据你计划吃多少来计算份数。
3. 一定要把菜单上的食物列在购物清单上。

今天的主餐或所有餐点	分量

这一餐的金字塔食物的份数

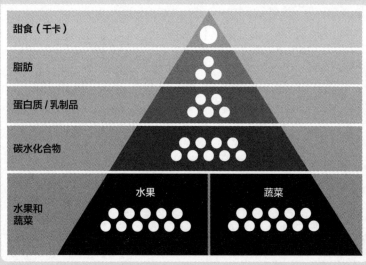

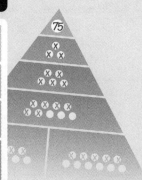

◂ 在左边查看金字塔食物的份数。

饮食计划表

今天的主餐或所有餐点	分量

以下步骤可以帮助你检查一餐是否符合Mayo Clinic健康金字塔推荐的份数目标。

1. 写下这顿饭（或一整天）你打算吃什么。
2. 根据你计划吃多少来计算份数。
3. 一定要把菜单上的食物列在购物清单上。

这一餐的金字塔食物的份数

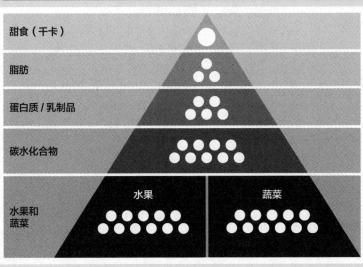

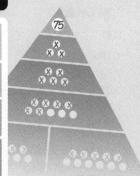

◀ 在左边查看金字塔食物的份数。

当日菜单

早餐

1个煎饼（直径约为10厘米）
*3/4杯蓝莓或其他浆果
1茶匙无反式脂肪酸的人造黄油
1½汤匙糖浆
1杯脱脂牛奶
零卡饮料

菜	果	碳	蛋	脂	甜
0	1	1	1	1	0

午餐

1份意大利面配蔬菜沙拉
*1个小苹果
零卡饮料

菜	果	碳	蛋	脂	甜
1	1	2	0	1	0

晚餐

1份迷迭香烤鸡
1/3杯糙米与1/2杯切碎的青葱混合
*1½杯绿豆
*1个中等大小的橙子
零卡饮料

菜	果	碳	蛋	脂	甜
3	1	1	2	1	0

零食

*1份最喜欢的水果

菜	果	碳	蛋	脂	甜
0	1	0	0	0	0

* 规定的份数是最低量，可以根据你的需要调整。

提示

本页上的菜单演示如何规划自己的每日菜单。你也可以直接照着做。

午餐食谱

意大利面配蔬菜沙拉（8份）

3杯贝壳意大利面（中份）
8根芦笋，切成1厘米左右长
1杯切碎的樱桃番茄
1杯青椒片
1/2杯切碎的大葱

调料

1/4杯橄榄油
2汤匙柠檬汁
2汤匙米醋或白酒醋
2茶匙莳萝叶
适量黑胡椒粉

- 煮意大利面并将其捞起，用冷水冲洗，放进碗里。

- 芦笋放入平底锅中，加水淹没芦笋，煮3~5分钟至脆嫩。捞出并用冷水冲洗。在意大利面中加入芦笋、樱桃番茄、青椒片和大葱。

- 在一个小碗中，将调料混合搅匀。将调料倒在意大利面和蔬菜上，使其覆盖在意大利面表面。盖上盖子，冷藏后食用。

晚餐食谱

迷迭香烤鸡

- 将橄榄油、柠檬汁和迷迭香各1茶匙刷在一块重5盎司（约140克）的无骨去皮鸡胸肉上。炙烤或烘烤。

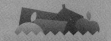

新鲜农产品	全谷类	肉类和乳制品

提示

去超市前先把一周的购物清单准备好，让你做菜时样样齐全不烦恼。

冷冻食品	罐头食品	其他杂类食品

新鲜农产品	全谷类
10个大番茄	8盎司包装的意大利面
2个红辣椒	1条黑麦面
夏南瓜	1包英式松
西葫芦	1袋皮塔面
1袋小胡萝卜	
樱桃	
36	

▲

在计划本周的菜单时一并添加到购物清单中。

今天的日期

今天的目标

今天的说明

今天饮食明细 　　　　　　　　　　　　　　　　　　　　每种食物的份数

🕐 时间	食物	数量	菜	果	碳	蛋	脂	甜

今天的活动	⏱ 时间
总时间（分钟）	

激励提示

和朋友一起散步，让你的散步计划持之以恒。跟朋友一起运动比一个人单独运动更让人感到轻松和愉快。

关键词

菜 **蔬菜**

果 **水果**

碳 **碳水化合物**

蛋 **蛋白质和乳制品**

脂 **脂肪**

甜 **甜食**

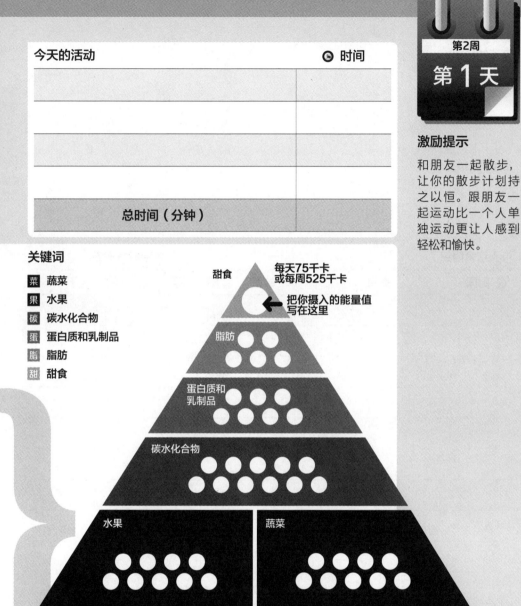

甜食

每天75千卡
或每周525千卡

把你摄入的能量值
写在这里

脂肪

蛋白质和
乳制品

碳水化合物

水果

蔬菜

今天吃了多少金字塔食物

当你在左边表格里记录食物和饮料时，顺便在上面食物份数中的圆圈内做标记。对于甜食，就尽你所能估算一整天摄取的能量值。

今天的日期

今天的目标

今天的说明

今天饮食明细　　　　　　　　　　　　　　　　　　　　**每种食物的份数**

⏱ 时间	食物	数量	菜	果	碳	蛋	脂	甜

今天的活动	⏰ 时间
总时间（分钟）	

第2周

第 2 天

激励提示

当你感到孤独的时候，你会用食物来安慰自己吗？当你和朋友在一起时，总会吃多吗？列一张不健康行为清单，思考如何改变。

关键词

- 菜 **蔬菜**
- 果 **水果**
- 碳 **碳水化合物**
- 蛋 **蛋白质和乳制品**
- 脂 **脂肪**
- 甜 **甜食**

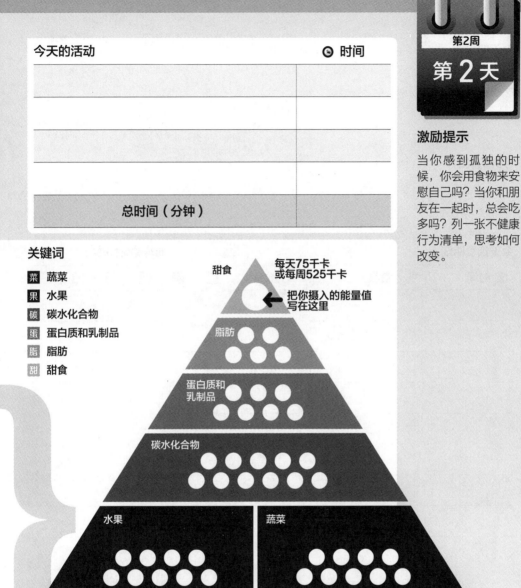

甜食

每天75千卡或每周525千卡

把你摄入的能量值写在这里

脂肪

蛋白质和乳制品

碳水化合物

水果

蔬菜

今天吃了多少金字塔食物

当你在左边表格里记录食物和饮料时，顺便在上面食物份数中的圆圈内做标记。对于甜食，就尽你所能估算一整天摄取的能量值。

今天的日期

今天的目标

今天的说明

今天饮食明细 每种食物的份数

⏰ 时间	食物	数量	菜	果	碳	蛋	脂	甜

今天的活动	⏱ 时间
总时间（分钟）	

激励提示

把会引起食欲的食物放在看不到的地方，最好不要买回家。如果你觉得家里一定有一包巧克力脆，就把它摆在橱柜最后面。

关键词

菜 蔬菜
果 水果
碳 碳水化合物
蛋 蛋白质和乳制品
脂 脂肪
甜 甜食

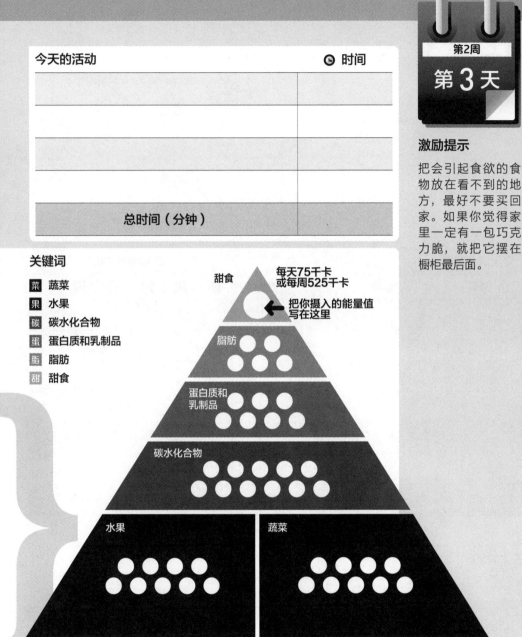

甜食
每天75千卡
或每周525千卡

把你摄入的能量值写在这里

脂肪

蛋白质和乳制品

碳水化合物

水果

蔬菜

今天吃了多少金字塔食物

当你在左边表格里记录食物和饮料时，顺便在上面食物份数中的圆圈内做标记。对于甜食，就尽你所能估算一整天摄取的能量值。

今天的日期

今天的目标

今天的说明

今天饮食明细　　　　　　　　　　　　　　　　　　每种食物的份数

⏱ 时间	食物	数量	菜	果	碳	蛋	脂	甜

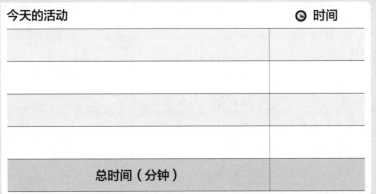

今天的活动	🕐 时间
总时间（分钟）	

第2周

第**4**天

激励提示

尝试一个你一直想做的新活动。选择活动时要找你有兴趣的，不要只考虑哪些对减重有用。

关键词

菜 **蔬菜**

果 **水果**

碳 **碳水化合物**

蛋 **蛋白质和乳制品**

脂 **脂肪**

甜 **甜食**

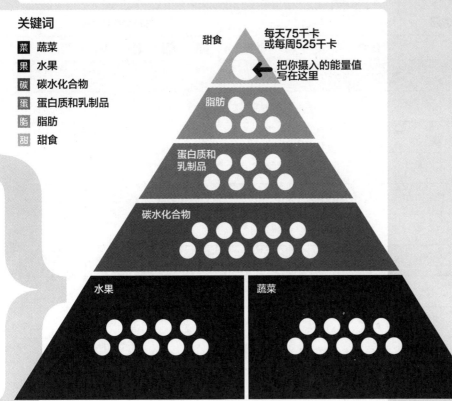

甜食

每天75千卡
或每周525千卡

把你摄入的能量值
写在这里

脂肪

蛋白质和
乳制品

碳水化合物

水果

蔬菜

今天吃了多少金字塔食物

当你在左边表格里记录食物和饮料时，顺便在上面食物份数中的圆圈内做标记。对于甜食，就尽你所能估算一整天摄取的能量值。

今天的日期

今天的目标

今天的说明

今天饮食明细 　　　　　　　　　　　　　　　　　　　　每种食物的份数

⏱ 时间	食物	数量	菜	果	碳	蛋	脂	甜

今天的活动	◎ 时间
总时间（分钟）	

第2周

第 5 天

激励提示

想办法让你喜欢的食谱更有营养。比如减糖，使用无脂食材，用豆类代替肉类。

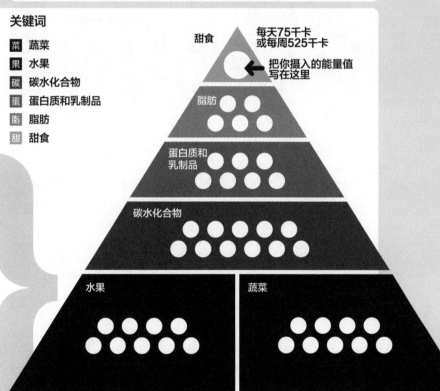

关键词

- 菜 蔬菜
- 果 水果
- 碳 碳水化合物
- 蛋 蛋白质和乳制品
- 脂 脂肪
- 甜 甜食

甜食 每天75千卡或每周525千卡

把你摄入的能量值写在这里

脂肪

蛋白质和乳制品

碳水化合物

水果

蔬菜

今天吃了多少金字塔食物

当你在左边表格里记录食物和饮料时，顺便在上面食物份数中的圆圈内做标记。对于甜食，就尽你所能估算一整天摄取的能量值。

每天记录 77

今天的日期

今天的目标

今天的说明

今天饮食明细　　　　　　　　　　　　　　　　　　　　每种食物的份数

🕐 时间	食物	数量	菜	果	碳	蛋	脂	甜

今天的活动	🕐 时间
总时间（分钟）	

激励提示

对运动保持积极的态度是成功的关键。如果你抱着"运动很无聊"或"运动很花时间"的心态，就会很快丧失动力。

关键词

菜 蔬菜

果 水果

碳 碳水化合物

蛋 蛋白质和乳制品

脂 脂肪

甜 甜食

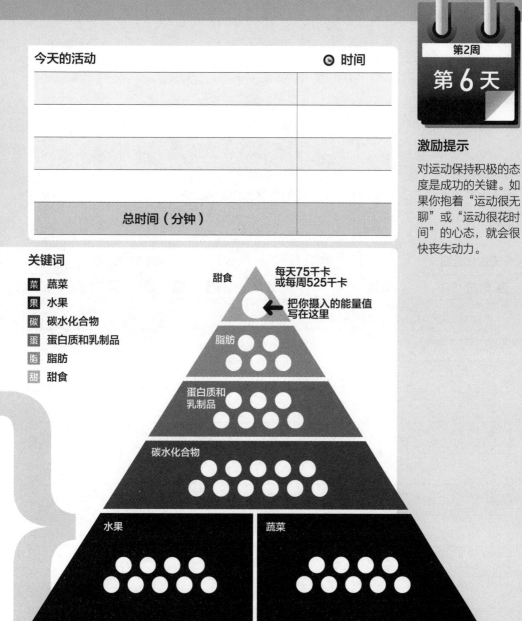

甜食

每天75千卡
或每周525千卡

把你摄入的能量值
写在这里

脂肪

蛋白质和
乳制品

碳水化合物

水果

蔬菜

今天吃了多少金字塔食物

当你在左边表格里记录食物和饮料时，顺便在上面食物份数中的圆圈内做标记。对于甜食，就尽你所能估算一整天摄取的能量值。

今天的日期

今天的目标

今天的说明

今天是称体重的日子，把体重记录在每周回顾和体重记录上。

今天饮食明细　　　　　　　　　　　　　　　　　**每种食物的份数**

⏱ 时间	食物	数量	菜	果	碳	蛋	脂	甜

今天的活动	⏰ 时间
总时间（分钟）	

提示

在每周回顾和体重记录中记录你今天的体重。

关键词

菜 蔬菜
果 水果
碳 碳水化合物
蛋 蛋白质和乳制品
脂 脂肪
甜 甜食

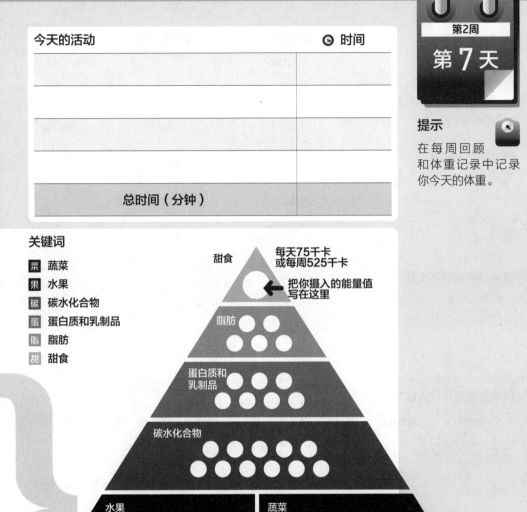

甜食

每天75千卡
或每周525千卡

把你摄入的能量值
写在这里

脂肪

蛋白质和
乳制品

碳水化合物

水果

蔬菜

今天吃了多少金字塔食物

当你在左边表格里记录食物和饮料时，顺便在上面食物份数中的圆圈内做标记。对于甜食，就尽你所能估算一整天摄取的能量值。

我的
起始体重

减掉
我今天的体重

=
我的体重变化

我感觉
- 太棒了
- 很好
- 一般般
- 灰心
- 想放弃

我最引以为豪的是

哪些项目做得好

哪些项目做得不太好

这周的份数目标达成了吗

食物组	每日份数	第1天	第2天	第3天	第4天	第5天	第6天	第7天
蔬菜		○	○	○	○	○	○	○
水果		○	○	○	○	○	○	○
碳水化合物		○	○	○	○	○	○	○
蛋白质和乳制品		○	○	○	○	○	○	○
脂肪		○	○	○	○	○	○	○
甜食		○	○	○	○	○	○	○

用法说明

1. 在上表中填入各类食物的每日份数目标。
2. 将你过去一周每天记录的份数总数与你的目标进行比较。
3. 如果你的份数总数达到了目标，请勾选上表中的圆圈。

我想尝试的新的食物

我想尝试的新的活动

今天走了多少步（如果有用计步器）

第1天	第2天	第3天	第4天	第5天	第6天	第7天

我每天活动多少分钟

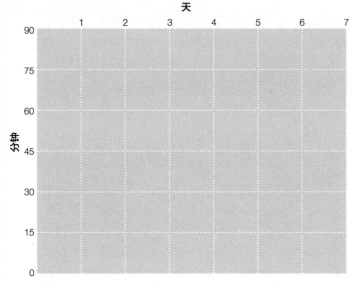

用法说明

1. 为上周每天的活动总分钟数添加一个"点"。
2. 用一条线把图表上的每个点连起来。

请看右边的示例图表。➜

提醒

在这个回顾中计算你的体重变化并记录在体重记录中。

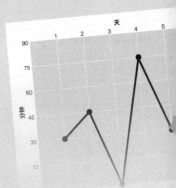

食物组	每日份数	第1天	第
蔬菜	4+	✔	
水果	3+	○	
碳水化合物	4	✔	
蛋白质／乳制品	3	✔	
脂肪	3		

这周的份数目标达成了吗？

▲
上面的例子展示了如何填写你每周回顾的份数目标表和活动表。

天	早餐	午餐	晚餐	零食
例子	谷类 香蕉	意大利面 水果沙拉	金枪鱼包 小胡萝卜	饼干 奶酪
1				
2				
3				
4				
5				
6				
7				

运动和活动	特殊行程
上午11点上游泳课 步行上班	下午6点观看儿童球赛 注意：晚餐在外面吃

使用计划表

做下周的饮食、活动和运动计划。注意可能影响你体重的特殊行程，如旅行、外出就餐、社交场合和假期。

饮食
计划表

以下步骤可以帮助你检查一餐是否符合Mayo Clinic健康金字塔推荐的份数目标。

1. 写下这顿饭（或一整天）你打算吃什么。
2. 根据你计划吃多少来计算份数。
3. 一定要把菜单上的食物列在购物清单上。

今天的主餐或所有餐点	分量

这一餐的金字塔食物的份数

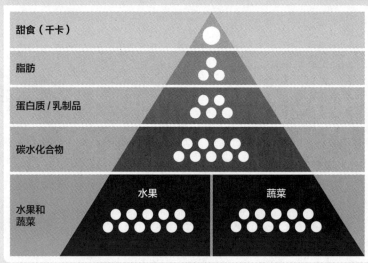

甜食（千卡）	
脂肪	
蛋白质 / 乳制品	
碳水化合物	
水果和蔬菜	水果　蔬菜

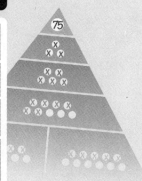

◀ 在左边查看金字塔食物的份数。

饮食计划表

今天的主餐或所有餐点	分量

以下步骤可以帮助你检查一餐是否符合Mayo Clinic健康金字塔推荐的份数目标。

1. 写下这顿饭（或一整天）你打算吃什么。
2. 根据你计划吃多少来计算份数。
3. 一定要把菜单上的食物列在购物清单上。

这一餐的金字塔食物的份数

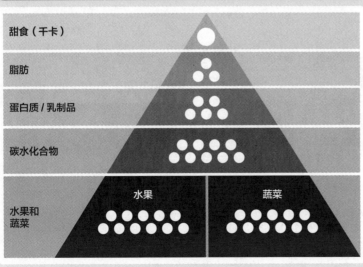

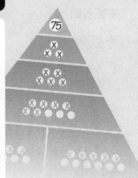

◀ 在左边查看金字塔食物的份数。

当日菜单

早餐

1个全麦百吉饼
3汤匙脱脂奶油干酪
*1个中等大小的橙子
零卡饮料

菜	果	碳	蛋	脂	甜
0	1	2	0	1	0

午餐

烟熏火鸡卷
黄瓜番茄沙拉
*1个小苹果
零卡饮料

菜	果	碳	蛋	脂	甜
2	1	1	1	1	0

晚餐

1份牛肉串
3个小的红皮土豆
*1个大猕猴桃
零卡饮料

菜	果	碳	蛋	脂	甜
2	1	1	2	0	0

零食

*1份最喜欢的蔬菜
2汤匙低脂蔬菜酱

菜	果	碳	蛋	脂	甜
1	0	0	0	1	0

* 规定的份数是最低量，可以根据你的
  需要调整。

午餐食谱

烟熏火鸡卷

■ 将3盎司（约84克）烟熏火鸡薄片、生菜丝、番茄片和洋葱片放在6英寸（直径约
  为15厘米）的玉米饼上，在上面放2汤匙低脂西式调味料。卷起玉米饼即可食用。

午餐食谱

黄瓜番茄沙拉

■ 将1杯切成薄片的黄瓜和8个对半切开的樱桃番茄混合，加入芝麻油、米酒或香
  草醋调味。

晚餐食谱

牛肉串

■ 将3盎司腌制的牛排切丁，和2杯新鲜蘑菇丁、樱桃番茄、青椒块和洋葱块穿在
  烤肉串上。炙烤或烘烤。

提示

本页上的菜单演示
如何规划自己的每
日菜单。你也可以
直接照着做。

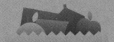

购物清单

提示

去超市前先把一周的购物清单准备好，让你做菜时样样齐全不烦恼。

新鲜农产品	全谷类	肉类和乳制品

冷冻食品	罐头食品	其他杂类食品

新鲜农产品	全谷类
10个大番茄	8盎司包装意大利面
2个红辣椒	1条黑麦面
夏南瓜	1包英式松
西葫芦	1袋皮塔面
1袋小胡萝卜	
樱桃	

▲

在计划本周的菜单时一并添加到购物清单中。

第3周每天记录 · 第1天

今天的日期

今天的目标

今天的说明

今天饮食明细

每种食物的份数

时间	食物	数量	菜	果	碳	蛋	脂	甜

今天的活动	◎ 时间
总时间（分钟）	

激励提示

不要纠结于一天内吃的食物的具体份数，也要考虑一周的整体饮食情况。例如，如果某天你没有达到水果的目标份数，你可以在下一天补上。

关键词

菜 蔬菜

果 水果

碳 碳水化合物

蛋 蛋白质和乳制品

脂 脂肪

甜 甜食

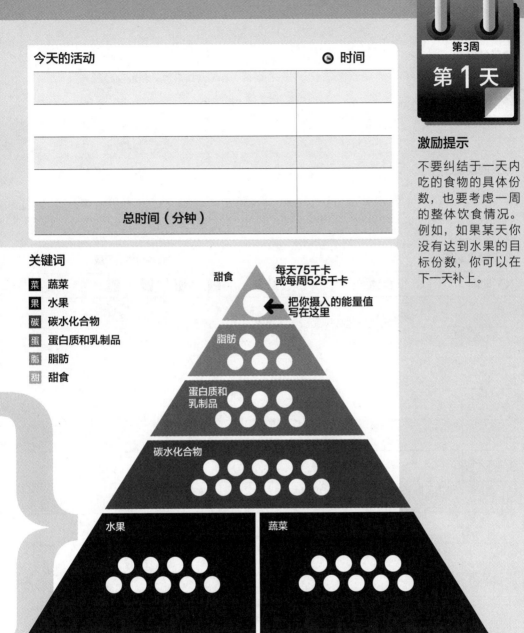

甜食

每天75千卡
或每周525千卡

← 把你摄入的能量值
写在这里

脂肪

蛋白质和
乳制品

碳水化合物

水果

蔬菜

今天吃了多少金字塔食物

当你在左边表格里记录食物和饮料时，顺便在上面食物份数中的圆圈内做标记。对于甜食，就尽你所能估算一整天摄取的能量值。

今天的日期

今天的目标

今天的说明

今天饮食明细   每种食物的份数

⊙ 时间	食物	数量	菜	果	碳	蛋	脂	甜

今天的活动	⏱ 时间
总时间（分钟）	

激励提示

与其一直想着不能吃的东西，不如想想你能吃的东西。当然，你可能再也不能随意吃一大碗冰激凌了，但偶尔吃点会很开心。

关键词

菜 **蔬菜**

果 **水果**

碳 **碳水化合物**

蛋 **蛋白质和乳制品**

脂 **脂肪**

甜 **甜食**

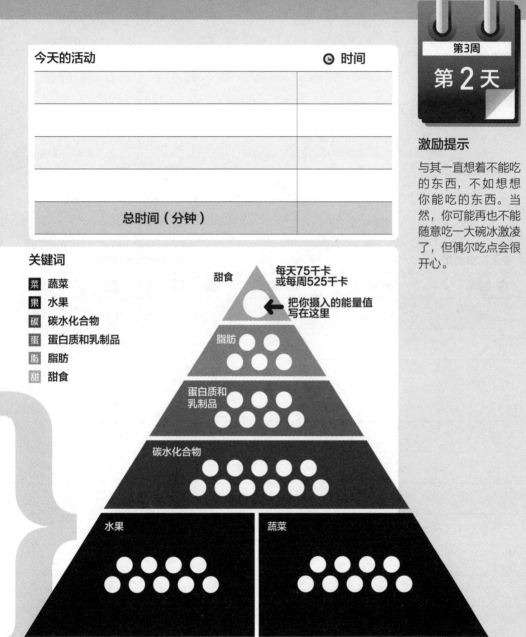

甜食

每天75千卡
或每周525千卡

把你摄入的能量值
写在这里

脂肪

蛋白质和
乳制品

碳水化合物

水果　　　　蔬菜

今天吃了多少金字塔食物

当你在左边表格里记录食物和饮料时，顺便在上面食物份数中的圆圈内做标记。对于甜食，就尽你所能估算一整天摄取的能量值。

今天的日期

今天的目标

今天的说明

今天饮食明细　　　　　　　　　　　　　　　　　　　　**每种食物的份数**

⏱ 时间	食物	数量	菜	果	碳	蛋	脂	甜

今天的活动	⏱ 时间
总时间（分钟）	

激励提示

如果你的日程排满了，也仍然可以在一天中抽出时间进行短暂的运动。例如，用3次10分钟的短时运动代替一次30分钟的运动。

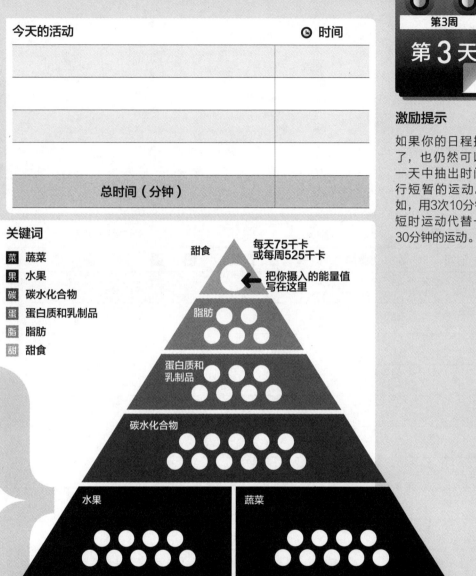

关键词

菜 蔬菜
果 水果
碳 碳水化合物
蛋 蛋白质和乳制品
脂 脂肪
甜 甜食

甜食 — 每天75千卡或每周525千卡

把你摄入的能量值写在这里

脂肪

蛋白质和乳制品

碳水化合物

水果 　 蔬菜

今天吃了多少金字塔食物

当你在左边表格里记录食物和饮料时，顺便在上面食物份数中的圆圈内做标记。对于甜食，就尽你所能估算一整天摄取的能量值。

今天的日期

今天的目标

今天的说明

今天饮食明细　　　　　　　　　　　　　　　　　　　每种食物的份数

🕐 时间	食物	数量	菜	果	碳	蛋	脂	甜

今天的活动	◷ 时间
总时间（分钟）	

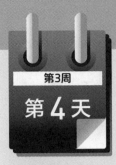

激励提示

放松一下。例如，偶尔休息一天是可以的——如果你觉得你真的需要。毕竟你不是在运动训练营。

关键词

菜 **蔬菜**

果 **水果**

碳 **碳水化合物**

蛋 **蛋白质和乳制品**

脂 **脂肪**

甜 **甜食**

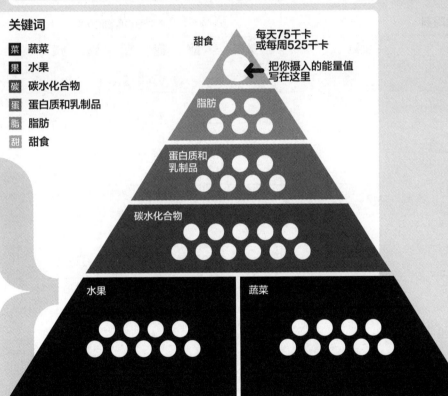

今天吃了多少金字塔食物

当你在左边表格里记录食物和饮料时，顺便在上面食物份数中的圆圈内做标记。对于甜食，就尽你所能估算一整天摄取的能量值。

今天的日期

今天的目标

今天的说明

今天饮食明细

每种食物的份数

◷ 时间	食物	数量	菜	果	碳	蛋	脂	甜

今天的活动	◎ 时间
总时间（分钟）	

激励提示

乐于接纳自己，而不是苛求自己变成想象中的样子。想想你特别引以为豪的技能或天赋，然后填空："我会＿＿＿，我很自豪"。

关键词

菜 蔬菜
果 水果
碳 碳水化合物
蛋 蛋白质和乳制品
脂 脂肪
甜 甜食

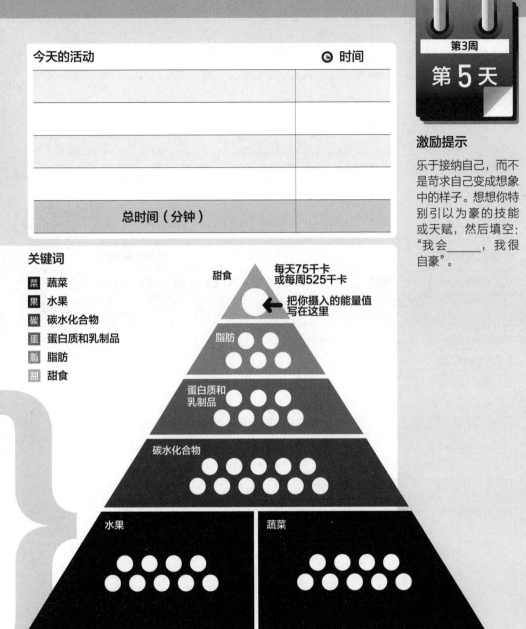

甜食 每天75千卡 或每周525千卡

把你摄入的能量值写在这里

脂肪

蛋白质和乳制品

碳水化合物

水果　蔬菜

今天吃了多少金字塔食物

当你在左边表格里记录食物和饮料时，顺便在上面食物份数中的圆圈内做标记。对于甜食，就尽你所能估算一整天摄取的能量值。

今天的日期

今天的目标

今天的说明

今天饮食明细 每种食物的份数

⏱ 时间	食物	数量	菜	果	碳	蛋	脂	甜

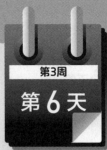

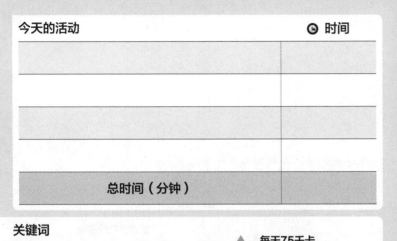

今天的活动	🕐 时间
总时间（分钟）	

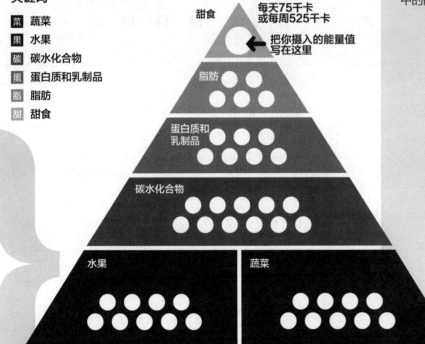

关键词

菜 蔬菜

果 水果

碳 碳水化合物

蛋 蛋白质和乳制品

脂 脂肪

甜 甜食

甜食

每天75千卡
或每周525千卡

← 把你摄入的能量值
写在这里

脂肪

蛋白质和
乳制品

碳水化合物

水果

蔬菜

第3周

第6天

激励提示

测试你选择食品的技巧。仔细研究菜单里的学问，寻找可能表明食品如何制备或可能包括哪些成分的项目。去找出隐藏于其中的能量。

今天吃了多少金字塔食物

当你在左边表格里记录食物和饮料时，顺便在上面食物份数中的圆圈内做标记。对于甜食，就尽你所能估算一整天摄取的能量值。

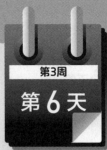

今天的日期

今天的目标

今天的说明

今天是称体重的日子，把体重记录在每周回顾和体重记录上。

今天饮食明细

每种食物的份数

◷ 时间	食物	数量	菜	果	碳	蛋	脂	甜

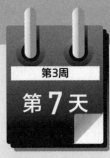

第3周

第7天

今天的活动	⏱ 时间
总时间（分钟）	

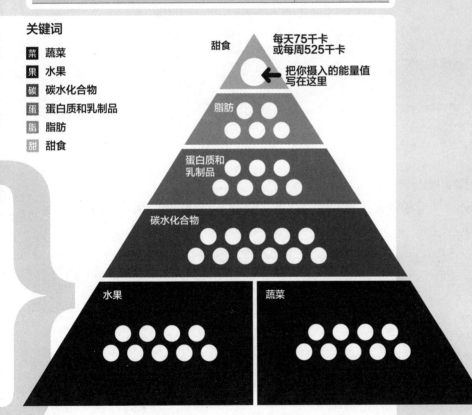

关键词

菜 蔬菜
果 水果
碳 碳水化合物
蛋 蛋白质和乳制品
脂 脂肪
甜 甜食

甜食

每天75千卡
或每周525千卡

把你摄入的能量值
写在这里

脂肪

蛋白质和
乳制品

碳水化合物

水果

蔬菜

今天吃了多少金字塔食物

当你在左边表格里记录食物和饮料时，顺便在上面食物份数
中的圆圈内做标记。对于甜食，就尽你所能估算一整天摄取
的能量值。

我的
起始体重

减掉
我今天的体重

=
我的体重变化

我感觉
- 太棒了
- 很好
- 一般般
- 灰心
- 想放弃

我最引以为豪的是

哪些项目做得好

哪些项目做得不太好

这周的份数目标达成了吗

食物组	每日份数	第1天	第2天	第3天	第4天	第5天	第6天	第7天
蔬菜		○	○	○	○	○	○	○
水果		○	○	○	○	○	○	○
碳水化合物		○	○	○	○	○	○	○
蛋白质和乳制品		○	○	○	○	○	○	○
脂肪		○	○	○	○	○	○	○
甜食		○	○	○	○	○	○	○

用法说明

1. 在上表中填入各类食物的每日份数目标。
2. 将你过去一周每天记录的份数总数与你的目标进行比较。
3. 如果你的份数总数达到了目标，请勾选上表中的圆圈。

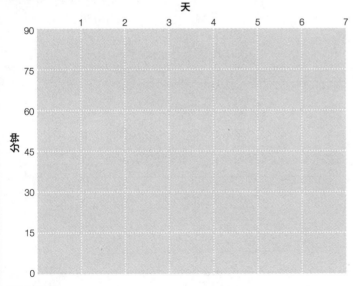

我想尝试的新的食物

我想尝试的新的活动

今天走了多少步（如果有用计步器）

第1天	第2天	第3天	第4天	第5天	第6天	第7天

我每天活动多少分钟

天

（图表：纵轴 分钟 0, 15, 30, 45, 60, 75, 90；横轴 天 1, 2, 3, 4, 5, 6, 7）

用法说明

1. 为上周每天的活动总分钟数添加一个"点"。
2. 用一条线把图表上的每个点连起来。

请看右边的示例图表。→

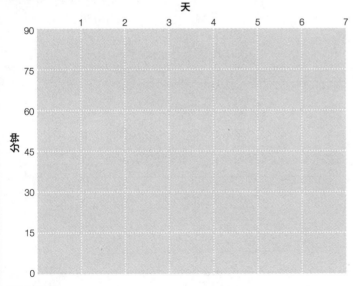

提醒

在这个回顾中计算你的体重变化并记录在体重记录中。

这周的份数目标达成了吗

食物组	每日份数	第1天	
蔬菜	4+	✔	
水果	3+	●	
碳水化合物	4	✔	
蛋白质 / 乳制品	3	✔	
脂肪	3		

（示例图表：纵轴 分钟 15, 30, 45, 60, 75, 90；横轴 天 1, 2, 3, 4, 5）

▲
上面的例子展示了如何填写你每周回顾的份数目标表和活动表。

天	早餐	午餐	晚餐	零食
例子	谷类 香蕉	意大利面 水果沙拉	金枪鱼包 小胡萝卜	饼干 奶酪
1				
2				
3				
4				
5				
6				
7				

运动和活动	特殊行程
上午11点上游泳课 步行上班	下午6点观看儿童球赛 注意：晚餐在外面吃

一周概况

使用计划表

做下周的饮食、活动和运动计划。注意可能影响你体重的特殊行程，如旅行、外出就餐、社交场合和假期。

饮食计划表

以下步骤可以帮助你检查一餐是否符合Mayo Clinic健康金字塔推荐的份数目标。

1. 写下这顿饭（或一整天）你打算吃什么。
2. 根据你计划吃多少来计算份数。
3. 一定要把菜单上的食物列在购物清单上。

今天的主餐或所有餐点	分量

这一餐的金字塔食物的份数

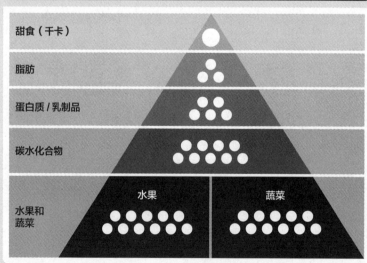

| 甜食（千卡） |
| 脂肪 |
| 蛋白质 / 乳制品 |
| 碳水化合物 |
| 水果和蔬菜　　水果　　蔬菜 |

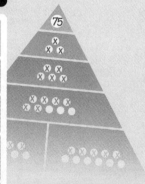

◀ 在左边查看金字塔食物的份数。

饮食计划表

今天的主餐或所有餐点	分量

以下步骤可以帮助你检查一餐是否符合Mayo Clinic 健康金字塔推荐的份数目标。

1. 写下这顿饭（或一整天）你打算吃什么。
2. 根据你计划吃多少来计算份数。
3. 一定要把菜单上的食物列在购物清单上。

这一餐的金字塔食物的份数

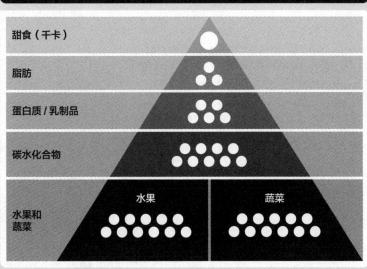

甜食（千卡）

脂肪

蛋白质 / 乳制品

碳水化合物

水果和蔬菜

水果

蔬菜

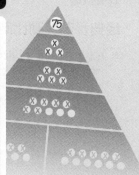

75

◀ 在左边查看金字塔食物的份数。

当日菜单

早餐

半杯熟燕麦片
2汤匙葡萄干
1杯脱脂牛奶
零卡饮料

菜	果	碳	蛋	脂	甜
0	2	1	1	0	0

午餐

西南沙拉
半个全麦皮塔面包
零卡饮料

菜	果	碳	蛋	脂	甜
2	1	1	1	2	0

晚餐

1/4个经典番茄罗勒比萨
*1/2杯小胡萝卜
*1/4个小哈密瓜
零卡饮料

菜	果	碳	蛋	脂	甜
2	1	2	1	0	0

零食

7整颗杏仁

菜	果	碳	蛋	脂	甜
0	0	0	0	1	0

* 规定的份数是最低量，可以根据你的需要调整。

提示

本页上的菜单演示如何规划自己的每日菜单。你也可以直接照着做。

午餐食谱

西南沙拉

■ 2杯生菜丝和2.5盎司（约70克）鸡肉丝，1杯切碎的青椒和洋葱，半杯压碎的菠萝，1/6个牛油果和2汤匙低能量西式调味料，混合拌匀。

晚餐食谱

经典番茄罗勒比萨

■ 在准备好的14英寸（约36厘米）比萨饼皮上放一杯切好的番茄、新鲜罗勒叶和一杯低脂马苏里拉干酪丝。放入烤箱，调至400 ℉（204 ℃）烘烤大约10分钟。

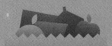

新鲜农产品	全谷类	肉类和乳制品

提示

去超市前先把一周的购物清单准备好，让你做菜时样样齐全不烦恼。

冷冻食品	罐头食品	其他杂类食品

新鲜农产品	全谷类
10个大番茄	8盎司包装的大利面
2个红辣椒	1条黑麦面
夏南瓜	1包英式松
西葫芦	1袋皮塔面
1袋小胡萝卜	
樱桃	

▲

在计划本周的菜单时一并添加到购物清单中。

今天的日期

今天的目标

今天的说明

今天饮食明细　　　　　　　　　　　　　　　　　　　　**每种食物的份数**

🕐 时间	食物	数量	菜	果	碳	蛋	脂	甜

今天的活动

今天的活动	⏱ 时间
总时间（分钟）	

激励提示

在运动的时候，不要只注重体力的锻炼。在你身体活动的同时，想想愉快的事或同时做一些令你享受的事情。

关键词

菜	蔬菜
果	水果
碳	碳水化合物
蛋	蛋白质和乳制品
脂	脂肪
甜	甜食

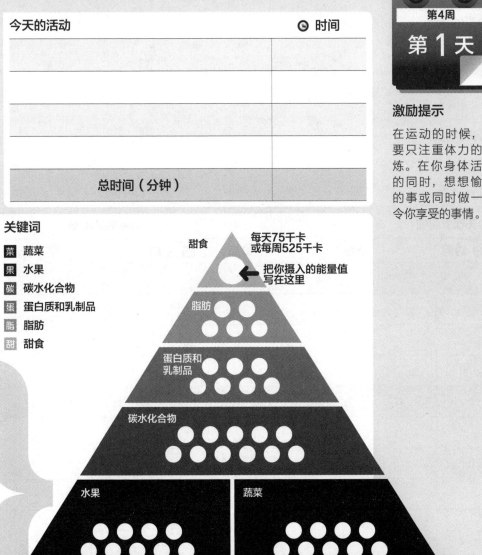

甜食

每天75千卡
或每周525千卡

把你摄入的能量值
写在这里

脂肪

蛋白质和乳制品

碳水化合物

水果

蔬菜

今天吃了多少金字塔食物

当你在左边表格里记录食物和饮料时，顺便在上面食物份数中的圆圈内做标记。对于甜食，就尽你所能估算一整天摄取的能量值。

今天的日期

今天的目标

今天的说明

今天饮食明细 | 每种食物的份数

🕐 时间	食物	数量	菜	果	碳	蛋	脂	甜

今天的活动	⏰ 时间
总时间（分钟）	

激励提示

想吃东西的冲动通常是由于某种情绪而不是身体上的饥饿引发的。当情绪来的时候，试着通过散步、打电话给朋友或办点儿小事来分散注意力。

关键词

菜 蔬菜
果 水果
碳 碳水化合物
蛋 蛋白质和乳制品
脂 脂肪
甜 甜食

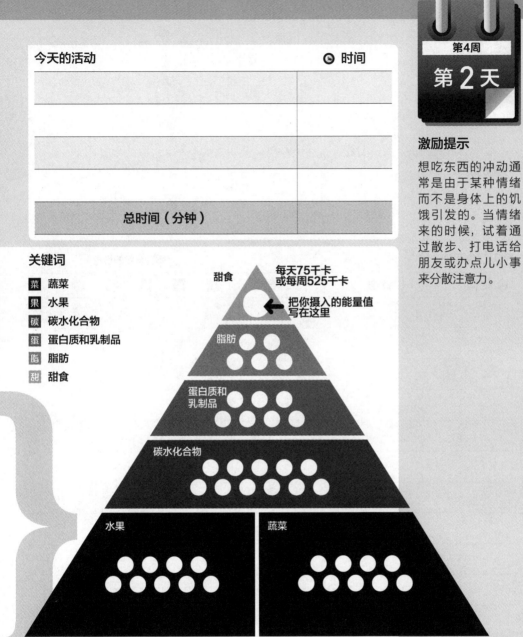

甜食 每天75千卡或每周525千卡

把你摄入的能量值写在这里

脂肪

蛋白质和乳制品

碳水化合物

水果

蔬菜

今天吃了多少金字塔食物

当你在左边表格里记录食物和饮料时，顺便在上面食物份数中的圆圈内做标记。对于甜食，就尽你所能估算一整天摄取的能量值。

今天的日期

今天的目标

今天的说明

今天饮食明细

每种食物的份数

⊙ 时间	食物	数量	菜	果	碳	蛋	脂	甜

今天的活动	⏰ 时间
总时间（分钟）	

激励提示

接受"人都有弱点"这个事实。不要为了暂时的破戒或小失误而放弃整个减重计划，第二天再重新开始就好了。相信你自己。

关键词

菜 **蔬菜**
果 **水果**
碳 **碳水化合物**
蛋 **蛋白质和乳制品**
脂 **脂肪**
甜 **甜食**

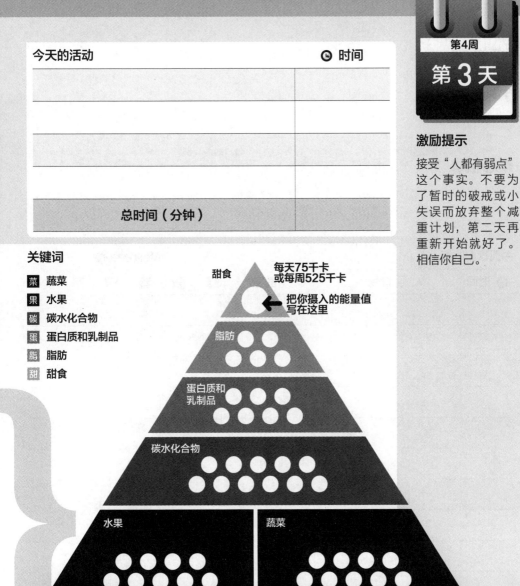

甜食　每天75千卡或每周525千卡

把你摄入的能量值写在这里

脂肪

蛋白质和乳制品

碳水化合物

水果　　蔬菜

今天吃了多少金字塔食物

当你在左边表格里记录食物和饮料时，顺便在上面食物份数中的圆圈内做标记。对于甜食，就尽你所能估算一整天摄取的能量值。

今天的日期

今天的目标

今天的说明

今天饮食明细　　　　　　　　　　　　　　　　　　　　　　**每种食物的份数**

◷ 时间	食物	数量	菜	果	碳	蛋	脂	甜

今天的活动	🕐 时间
总时间（分钟）	

激励提示

不用强迫自己吃所有的蔬菜和水果，只喜欢其中一部分即可。要增加蔬菜和水果的摄取量，还可以换不一样的方式来吃，例如改用烤的或做成水果麦片。

关键词

- 菜 蔬菜
- 果 水果
- 碳 碳水化合物
- 蛋 蛋白质和乳制品
- 脂 脂肪
- 甜 甜食

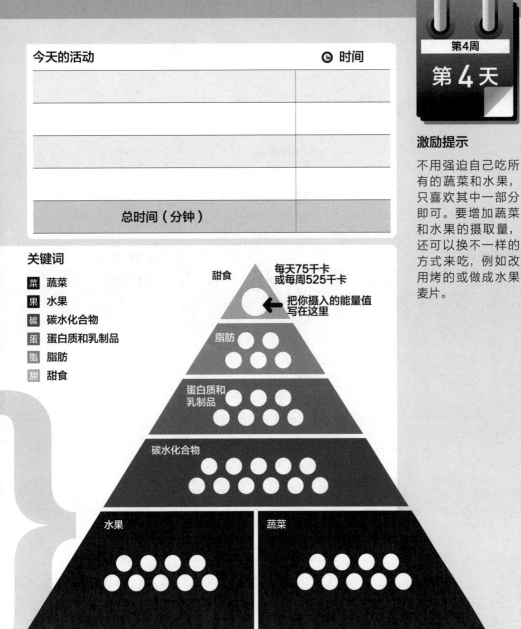

甜食
每天75千卡
或每周525千卡

把你摄入的能量值写在这里

脂肪

蛋白质和乳制品

碳水化合物

水果

蔬菜

今天吃了多少金字塔食物

当你在左边表格里记录食物和饮料时，顺便在上面食物份数中的圆圈内做标记。对于甜食，就尽你所能估算一整天摄取的能量值。

今天的日期

今天的目标

今天的说明

今天饮食明细　　　　　　　　　　　　　　　　　每种食物的份数

🕐 时间	食物	数量	菜	果	碳	蛋	脂	甜

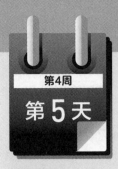

今天的活动	⊙ 时间
总时间（分钟）	

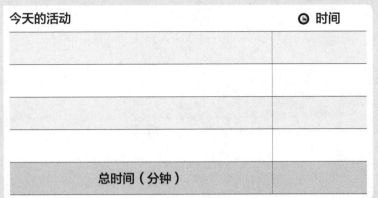

激励提示

不要受朋友的影响
而改变你的计划，
尽量和那些有共同
目标并且愿意提供
支持的人在一起。

关键词

菜 蔬菜
果 水果
碳 碳水化合物
蛋 蛋白质和乳制品
脂 脂肪
甜 甜食

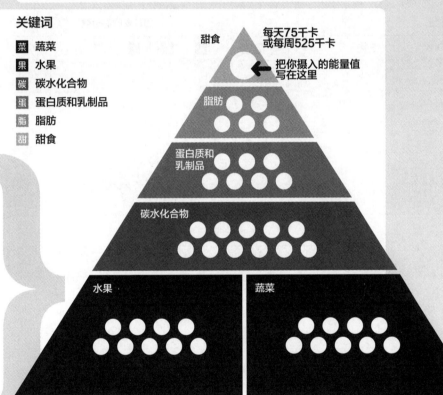

甜食

每天75千卡
或每周525千卡

把你摄入的能量值
写在这里

脂肪

蛋白质和
乳制品

碳水化合物

水果

蔬菜

今天吃了多少金字塔食物

当你在左边表格里记录食物和饮料时，顺便在上面食物份数
中的圆圈内做标记。对于甜食，就尽你所能估算一整天摄取
的能量值。

今天的日期

今天的目标

今天的说明

今天饮食明细

每种食物的份数

◷ 时间	食物	数量	菜	果	碳	蛋	脂	甜

今天的活动	◷ 时间
总时间（分钟）	

关键词

菜 蔬菜
果 水果
碳 碳水化合物
蛋 蛋白质和乳制品
脂 脂肪
甜 甜食

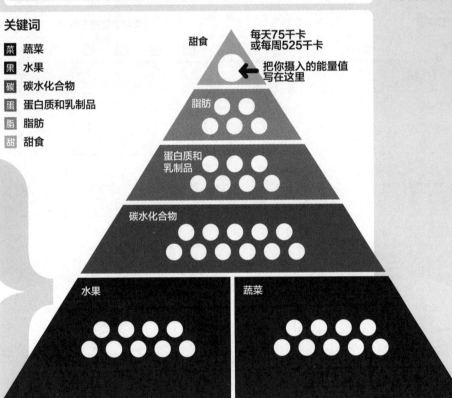

甜食

每天75千卡
或每周525千卡

把你摄入的能量值写在这里

脂肪

蛋白质和乳制品

碳水化合物

水果

蔬菜

今天吃了多少金字塔食物

当你在左边表格里记录食物和饮料时，顺便在上面食物份数中的圆圈内做标记。对于甜食，就尽你所能估算一整天摄取的能量值。

今天的日期

今天的目标

今天的说明

今天是称体重的日子，把体重记录在每周回顾和体重记录上。

今天饮食明细　　　　　　　　　　　　　　　　**每种食物的份数**

⏱ 时间	食物	数量	菜	果	碳	蛋	脂	甜

今天的活动

	🕐 时间
总时间（分钟）	

提示 🕐

在每周回顾
和体重记录中记录
你今天的体重。

关键词

菜 蔬菜

果 水果

碳 碳水化合物

蛋 蛋白质和乳制品

脂 脂肪

甜 甜食

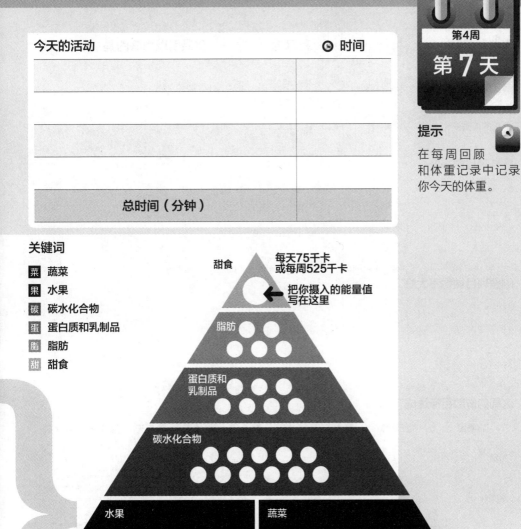

每天75千卡
或每周525千卡

把你摄入的能量值
写在这里

甜食

脂肪

蛋白质和
乳制品

碳水化合物

水果

蔬菜

今天吃了多少金字塔食物

当你在左边表格里记录食物和饮料时，顺便在上面食物份数
中的圆圈内做标记。对于甜食，就尽你所能估算一整天摄取
的能量值。

我的
起始体重

减掉
我今天的体重

=
我的体重变化

我感觉
- 太棒了
- 很好
- 一般般
- 灰心
- 想放弃

我最引以为豪的是

哪些项目做得好

哪些项目做得不太好

这周的份数目标达成了吗

食物组	每日份数	第1天	第2天	第3天	第4天	第5天	第6天	第7天
蔬菜		○	○	○	○	○	○	○
水果		○	○	○	○	○	○	○
碳水化合物		○	○	○	○	○	○	○
蛋白质和乳制品		○	○	○	○	○	○	○
脂肪		○	○	○	○	○	○	○
甜食		○	○	○	○	○	○	○

用法说明

1. 在上表中填入各类食物的每日份数目标。
2. 将你过去一周每天记录的份数总数与你的目标进行比较。
3. 如果你的份数总数达到了目标，请勾选上表中的圆圈。

我想尝试的新的食物

我想尝试的新的活动

今天走了多少步（如果有用计步器）

第1天	第2天	第3天	第4天	第5天	第6天	第7天

提醒

在这个回顾中计算你的体重变化并记录在体重记录中。

我每天活动多少分钟

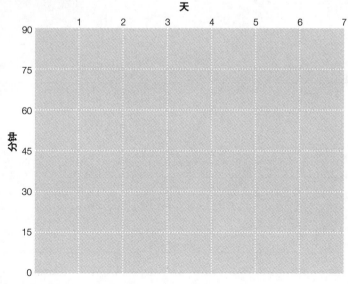

用法说明

1. 为上周每天的活动总分钟数添加一个"点"。
2. 用一条线把图表上的每个点连起来。

请看右边的示例图表。 →

这周的份数目标达成了吗？

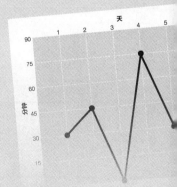

食物组	每日份数	第1天	第
蔬菜	4+	✔	
水果	3+	●	
碳水化合物	4	✔	●
蛋白质 / 乳制品	3	✔	✔
脂肪	3		

▲

上面的例子展示了如何填写你每周回顾的份数目标表和活动表。

天	早餐	午餐	晚餐	零食
例子	谷类 香蕉	意大利面 水果沙拉	金枪鱼包 小胡萝卜	饼干 奶酪
1				
2				
3				
4				
5				
6				
7				

运动和活动	特殊行程
上午11点上游泳课 步行上班	下午6点观看儿童球赛 注意：晚餐在外面吃

一周概况

使用计划表

做下周的饮食、活动和运动计划。注意可能影响你体重的特殊行程，如旅行、外出就餐、社交场合和假期。

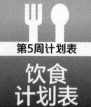

今天的主餐或所有餐点	分量

以下步骤可以帮助你检查一餐是否符合Mayo Clinic健康金字塔推荐的份数目标。

1. 写下这顿饭（或一整天）你打算吃什么。
2. 根据你计划吃多少来计算份数。
3. 一定要把菜单上的食物列在购物清单上。

这一餐的金字塔食物的份数

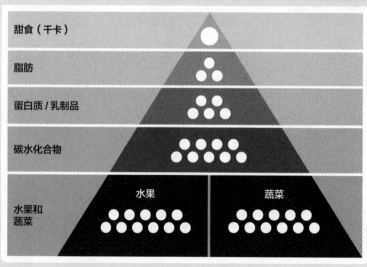

甜食（千卡）	
脂肪	
蛋白质 / 乳制品	
碳水化合物	
水果和蔬菜	水果 · 蔬菜

◀ 在左边查看金字塔食物的份数。

饮食
计划表

以下步骤可以帮助你检查一餐是否符合Mayo Clinic健康金字塔推荐的份数目标。

1. 写下这顿饭（或一整天）你打算吃什么。
2. 根据你计划吃多少来计算份数。
3. 一定要把菜单上的食物列在购物清单上。

今天的主餐或所有餐点	分量

这一餐的金字塔食物的份数

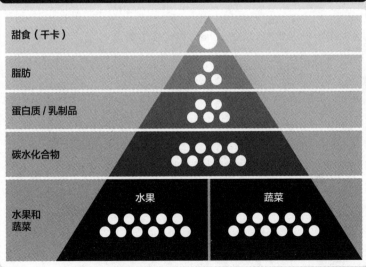

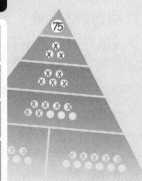

◀ 在左边查看金字塔食物的份数。

当日菜单

早餐
煎蛋卷
1片全麦吐司
1茶匙无反式脂肪酸的人造黄油
1根小香蕉
零卡饮料

菜	果	碳	蛋	脂	甜
1	1	1	1	1	0

午餐
百吉饼三明治
*2杯生蔬菜
零卡饮料

菜	果	碳	蛋	脂	甜
2	0	2	1	1	0

晚餐
1份中式蔬菜面
1/2杯菠萝块
1杯脱脂牛奶
零卡饮料

菜	果	碳	蛋	脂	甜
2	1	1	1	0	0

小吃
1份喜欢的水果

菜	果	碳	蛋	脂	甜
0	1	0	0	0	0

* 规定的份数是最低量，可以根据你的需要调整。

提示
本页上的菜单演示如何规划自己的每日菜单。你也可以直接照着做。

早餐食谱

煎蛋卷

- 将1/2杯鸡蛋液与1/2杯切碎的洋葱、番茄、青椒和土豆下锅，煎至成形即可。

午餐食谱

百吉饼三明治

- 在1个全麦百吉饼上均匀涂抹1汤匙低能量蛋黄酱，上面放2盎司（约56克）瘦肉火腿、生菜、番茄和洋葱片。

晚餐食谱

中式蔬菜面

- 准备1包拉面，煮熟待用。锅中加入1汤匙芝麻油和1汤匙花生油，加入1汤匙姜丝和1汤匙大蒜碎爆炒。加上半杯西蓝花炒3分钟，加入豆芽、新鲜菠菜和切开的樱桃番茄各半杯，加入面条并搅拌。撒上葱花和酱油即可食用。

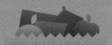

新鲜农产品	全谷类	肉类和乳制品

冷冻食品	罐头食品	其他杂类食品

提示

去超市前先把一周的购物清单准备好，让你做菜时样样齐全不烦恼。

新鲜农产品	全谷类
10个大番茄	8盎司包装的大利面
2个红辣椒	1条黑麦面
夏南瓜	1包英式松
西葫芦	1袋皮塔面
1袋小胡萝卜	
樱桃	

▲

在计划本周的菜单时一并添加到购物清单中。

今天的日期

今天的目标

今天的说明

今天饮食明细

每种食物的份数

⏱ 时间	食物	数量	菜	果	碳	蛋	脂	甜

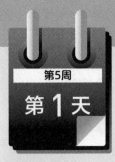

今天的活动	🕐 时间
总时间（分钟）	

激励提示

别忘了吃早餐。如果有必要，把食物准备好，这样你可以出门时随身携带。

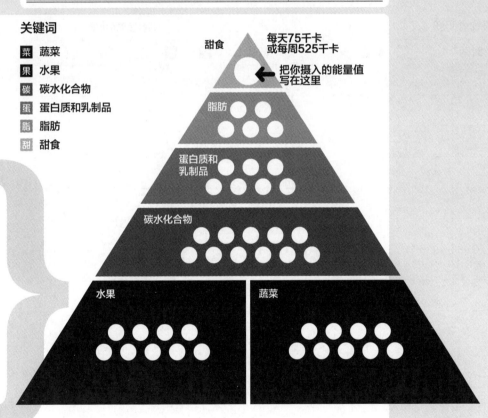

关键词

菜 蔬菜
果 水果
碳 碳水化合物
蛋 蛋白质和乳制品
脂 脂肪
甜 甜食

甜食

每天75千卡或每周525千卡

把你摄入的能量值写在这里

脂肪

蛋白质和乳制品

碳水化合物

水果

蔬菜

今天吃了多少金字塔食物

当你在左边表格里记录食物和饮料时，顺便在上面食物份数中的圆圈内做标记。对于甜食，就尽你所能估算一整天摄取的能量值。

今天的日期

今天的目标

今天的说明

今天饮食明细　　　　　　　　　　　　　　　　　　　　每种食物的份数

🕐 时间	食物	数量	菜	果	碳	蛋	脂	甜

今天的活动	◷ 时间
总时间（分钟）	

激励提示

不强求每一口食物都营养丰富。你的目标是多选择那些对健康有益的食物，无益于健康的食物少吃。

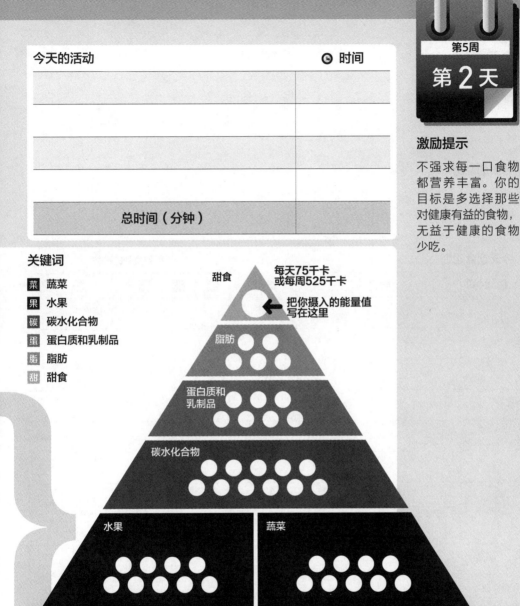

关键词

菜 蔬菜

果 水果

碳 碳水化合物

蛋 蛋白质和乳制品

脂 脂肪

甜 甜食

甜食　每天75千卡或每周525千卡

把你摄入的能量值写在这里

脂肪

蛋白质和乳制品

碳水化合物

水果　　　蔬菜

今天吃了多少金字塔食物

当你在左边表格里记录食物和饮料时，顺便在上面食物份数中的圆圈内做标记。对于甜食，就尽你所能估算一整天摄取的能量值。

今天的日期

今天的目标

今天的说明

今天饮食明细　　　　　　　　　　　　　　　　　　　　　　**每种食物的份数**

🕐 时间	食物	数量	菜	果	碳	蛋	脂	甜

今天的活动	🕐 时间
总时间（分钟）	

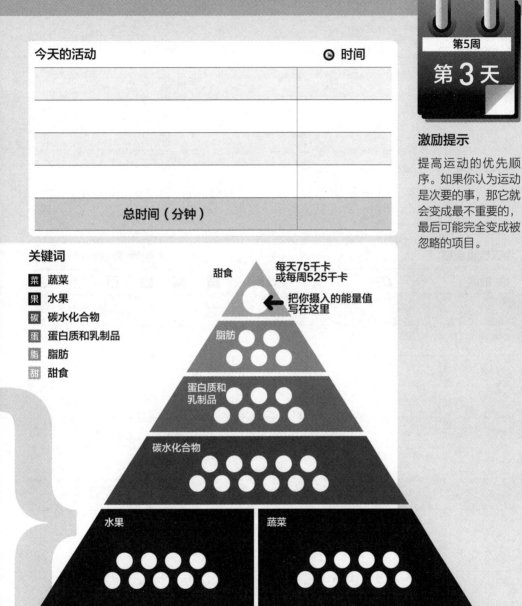

关键词

菜 蔬菜

果 水果

碳 碳水化合物

蛋 蛋白质和乳制品

脂 脂肪

甜 甜食

甜食　每天75千卡或每周525千卡

把你摄入的能量值写在这里

脂肪

蛋白质和乳制品

碳水化合物

水果　蔬菜

今天吃了多少金字塔食物

当你在左边表格里记录食物和饮料时，顺便在上面食物份数中的圆圈内做标记。对于甜食，就尽你所能估算一整天摄取的能量值。

今天的日期

今天的目标

今天的说明

今天饮食明细　　　　　　　　　　　　　　　　　　　　　　　　　　**每种食物的份数**

🕐 时间	食物	数量	菜	果	碳	蛋	脂	甜

今天的活动	◷ 时间
总时间（分钟）	

激励提示

运动时不会有疼痛感。运动后肌肉酸痛很常见，但运动时的疼痛可能是即将受伤的信号。请立即停止运动并向医生咨询。

关键词

菜 蔬菜

果 水果

碳 碳水化合物

蛋 蛋白质和乳制品

脂 脂肪

甜 甜食

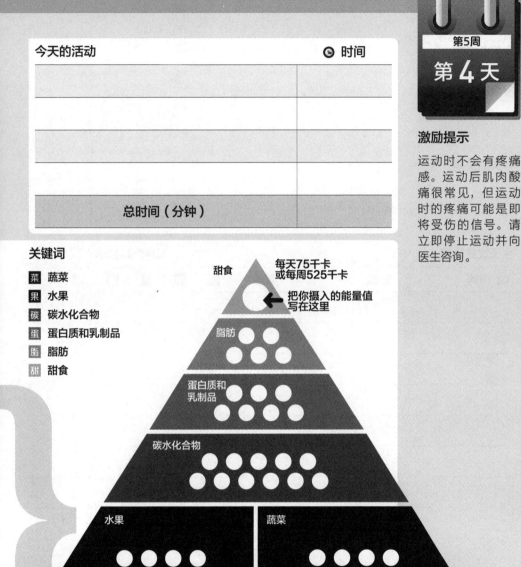

甜食

每天75千卡
或每周525千卡

把你摄入的能量值
写在这里

脂肪

蛋白质和
乳制品

碳水化合物

水果

蔬菜

今天吃了多少金字塔食物

当你在左边表格里记录食物和饮料时，顺便在上面食物份数中的圆圈内做标记。对于甜食，就尽你所能估算一整天摄取的能量值。

今天的日期

今天的目标

今天的说明

今天饮食明细

每种食物的份数

⏱ 时间	食物	数量	菜	果	碳	蛋	脂	甜

今天的活动	⏱ 时间
总时间（分钟）	

关键词

菜 蔬菜

果 水果

碳 碳水化合物

蛋 蛋白质和乳制品

脂 脂肪

甜 甜食

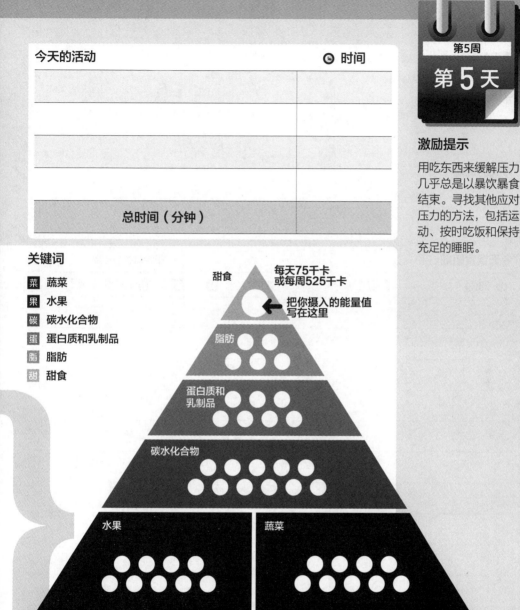

甜食

每天75千卡或每周525千卡

把你摄入的能量值写在这里

脂肪

蛋白质和乳制品

碳水化合物

水果

蔬菜

今天吃了多少金字塔食物

当你在左边表格里记录食物和饮料时，顺便在上面食物份数中的圆圈内做标记。对于甜食，就尽你所能估算一整天摄取的能量值。

今天的日期

今天的目标

今天的说明

今天饮食明细　　　　　　　　　　　　　　　　　　每种食物的份数

⏱ 时间	食物	数量	菜	果	碳	蛋	脂	甜

今天的活动	◷ 时间
总时间（分钟）	

关键词

菜 蔬菜

果 水果

碳 碳水化合物

蛋 蛋白质和乳制品

脂 脂肪

甜 甜食

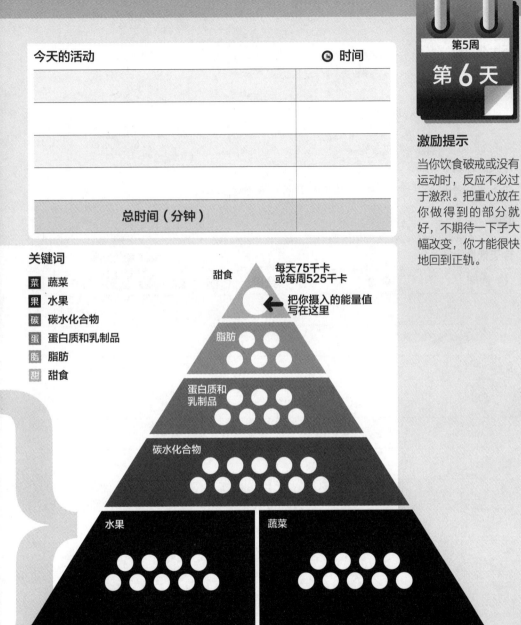

甜食

每天75千卡或每周525千卡

把你摄入的能量值写在这里

脂肪

蛋白质和乳制品

碳水化合物

水果

蔬菜

今天吃了多少金字塔食物

当你在左边表格里记录食物和饮料时，顺便在上面食物份数中的圆圈内做标记。对于甜食，就尽你所能估算一整天摄取的能量值。

今天的日期

今天的目标

今天的说明

今天是称体重的日子，把体重记录在每周回顾和体重记录上。

今天饮食明细　　　　　　　　　　　　　　　　　　　　**每种食物的份数**

⏱ 时间	食物	数量	菜	果	碳	蛋	脂	甜

今天的活动	⏱ 时间
总时间（分钟）	

提示

在每周回顾
和体重记录中记录
你今天的体重。

关键词

菜 蔬菜

果 水果

碳 碳水化合物

蛋 蛋白质和乳制品

脂 脂肪

甜 甜食

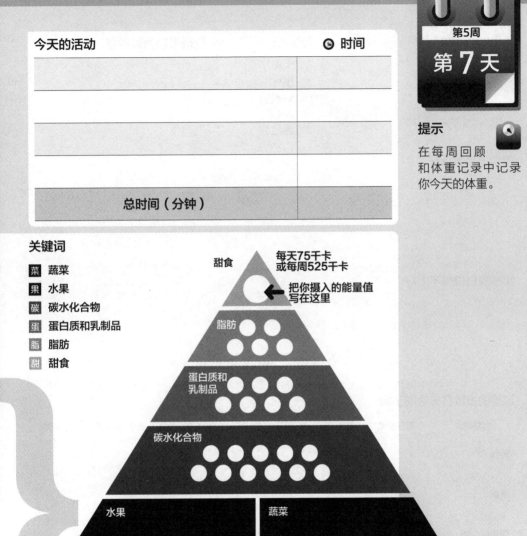

甜食

每天75千卡
或每周525千卡

把你摄入的能量值
写在这里

脂肪

蛋白质和
乳制品

碳水化合物

水果

蔬菜

今天吃了多少金字塔食物

当你在左边表格里记录食物和饮料时，顺便在上面食物份数
中的圆圈内做标记。对于甜食，就尽你所能估算一整天摄取
的能量值。

我的 起始体重		我感觉	我最引以为豪的是

我的
起始体重

减掉
我今天的体重

=
我的体重变化

我感觉
- 太棒了
- 很好
- 一般般
- 灰心
- 想放弃

我最引以为豪的是

哪些项目做得好

哪些项目做得不太好

这周的份数目标达成了吗

食物组	每日份数	第1天	第2天	第3天	第4天	第5天	第6天	第7天
蔬菜		●	●	●	●	●	●	●
水果		●	●	●	●	●	●	●
碳水化合物		●	●	●	●	●	●	●
蛋白质和乳制品		●	●	●	●	●	●	●
脂肪		●	●	●	●	●	●	●
甜食		●	●	●	●	●	●	●

用法说明

1. 在上表中填入各类食物的每日份数目标。
2. 将你过去一周每天记录的份数总数与你的目标进行比较。
3. 如果你的份数总数达到了目标，请勾选上表中的圆圈。

我想尝试的新的食物

我想尝试的新的活动

今天走了多少步（如果有用计步器）

第1天	第2天	第3天	第4天	第5天	第6天	第7天

我每天活动多少分钟

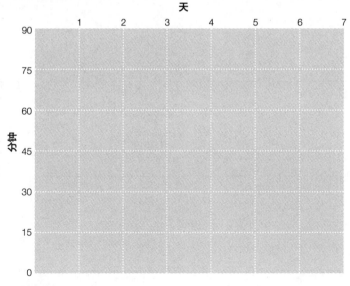

用法说明

1. 为上周每天的活动总分钟数添加一个"点"。
2. 用一条线把图表上的每个点连起来。

请看右边的示例图表。➔

提醒

在这个回顾中计算你的体重变化并记录在体重记录中。

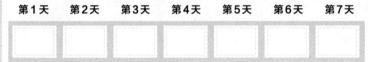

这周的份数目标达成了吗？

食物组	每日份数	第1天	第
蔬菜	4+	✔	●
水果	3+	●	✔
碳水化合物	4	✔	✔
蛋白质 / 乳制品	3	✔	✔
脂肪	3		✔

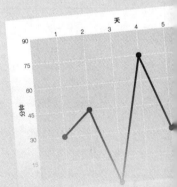

▲
上面的例子展示了如何填写你每周回顾的份数目标表和活动表。

天	早餐	午餐	晚餐	零食
例子	谷类 香蕉	意大利面 水果沙拉	金枪鱼包 小胡萝卜	饼干 奶酪
1				
2				
3				
4				
5				
6				
7				

运动和活动	特殊行程
上午11点上游泳课 步行上班	下午6点观看儿童球赛 注意：晚餐在外面吃

一周概况

使用计划表

做下周的饮食、活动和运动计划。注意可能影响你体重的特殊行程，如旅行、外出就餐、社交场合和假期。

今天的主餐或所有餐点	分量

以下步骤可以帮助你检查一餐是否符合Mayo Clinic健康金字塔推荐的份数目标。

1. 写下这顿饭（或一整天）你打算吃什么。
2. 根据你计划吃多少来计算份数。
3. 一定要把菜单上的食物列在购物清单上。

这一餐的金字塔食物的份数

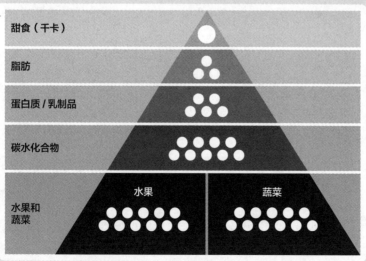

甜食（千卡）	○
脂肪	○○○
蛋白质 / 乳制品	○○○○
碳水化合物	○○○○○○
水果和蔬菜	水果 ○○○○○　蔬菜 ○○○○○

◀ 在左边查看金字塔食物的份数。

饮食计划表

以下步骤可以帮助你检查一餐是否符合Mayo Clinic健康金字塔推荐的份数目标。

1. 写下这顿饭（或一整天）你打算吃什么。
2. 根据你计划吃多少来计算份数。
3. 一定要把菜单上的食物列在购物清单上。

今天的主餐或所有餐点	分量

这一餐的金字塔食物的份数

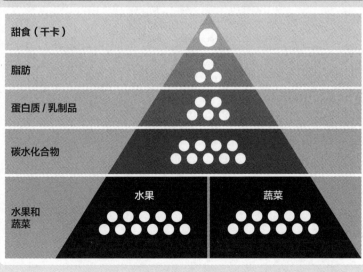

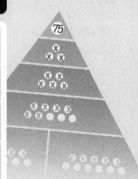

◀ 在左边查看金字塔食物的份数。

当日菜单

早餐

1个小松饼（任何口味）
2茶匙无反式脂肪酸的人造黄油
2片梨
零卡饮料

菜	果	碳	蛋	脂	甜
0	1	2	0	2	0

午餐

鸡肉卷
*1个中等大小的番茄
1个中等大小的苹果
零卡饮料

菜	果	碳	蛋	脂	甜
1	1	1	1	1	0

晚餐

140克瘦肉（炙烤或烧烤）
1/3杯糙米饭
1份芝麻芦笋炒胡萝卜
1小块天使蛋糕
零卡饮料

菜	果	碳	蛋	脂	甜
2	1	1	2	1	1

零食

*1份喜欢的蔬菜

菜	果	碳	蛋	脂	甜
1	0	0	0	0	0

* 规定的份数是最低量，可以根据你的
  需要调整。

提示

本页上的菜单演示
如何规划自己的每
日菜单。你也可以
直接照着做。

晚餐食谱

芝麻芦笋炒胡萝卜（6份）

24根芦笋
6个大胡萝卜
1/4杯水
1汤匙生姜碎
1汤匙低钠酱油
1½茶匙芝麻油
1½汤匙熟芝麻

- 将芦笋切成0.5英寸（约1厘米）长
  的段，把胡萝卜切成0.25英寸（约
  0.5厘米）厚的片。

- 在热的炒锅或煎锅上涂油，加入胡
  萝卜，大火炒4分钟。加入芦笋和
  水，翻炒均匀。盖上盖子，焖大约
  2分钟。揭开盖子并加入生姜碎。翻
  炒至剩余水分蒸发，需要1~2分钟。

- 加入酱油、芝麻油和熟芝麻，把
  蔬菜翻炒均匀。把菜盛到盘子里，
  上桌。

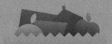

购物清单

新鲜农产品	全谷类	肉类和乳制品

提示

去超市前先把一周的购物清单准备好，让你做菜时样样齐全不烦恼。

冷冻食品	罐头食品	其他杂类食品

新鲜农产品	全谷类
10个大番茄	8盎司包装的意大利面
2个红辣椒	1条黑麦面
夏南瓜	1包英式松
西葫芦	1袋皮塔面
1袋小胡萝卜	
樱桃	

▲

在计划本周的菜单时一并添加到购物清单中。

持续阶段

第6周每天记录 · 第1天

今天的日期

今天的目标

今天的说明

今天饮食明细

每种食物的份数

时间	食物	数量	菜	果	碳	蛋	脂	甜

今天的活动	🕐 时间
总时间（分钟）	

激励提示

试着在运动的时候听听音乐。节奏快的音乐能使你振作起来，使运动做起来更容易，时间也过得更快。

关键词

菜 蔬菜
果 水果
碳 碳水化合物
蛋 蛋白质和乳制品
脂 脂肪
甜 甜食

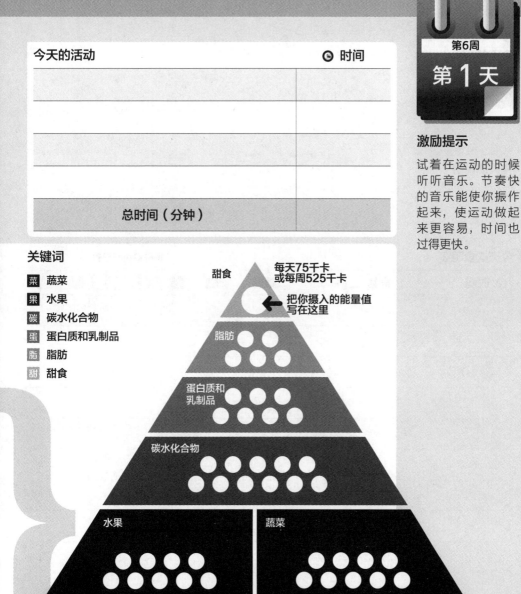

甜食 — 每天75千卡或每周525千卡

把你摄入的能量值写在这里

脂肪

蛋白质和乳制品

碳水化合物

水果

蔬菜

今天吃了多少金字塔食物

当你在左边表格里记录食物和饮料时，顺便在上面食物份数中的圆圈内做标记。对于甜食，就尽你所能估算一整天摄取的能量值。

今天的日期

今天的目标

今天的说明

今天饮食明细   每种食物的份数

时间	食物	数量	菜	果	碳	蛋	脂	甜

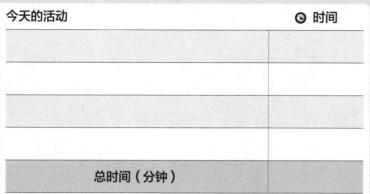

今天的活动	🕐 时间
总时间（分钟）	

激励提示

不要空腹去购物，应先吃儿点东西再出门。饥饿的人很难抗拒精美的包装和香喷喷的高能量食物。

关键词

菜 蔬菜

果 水果

碳 碳水化合物

蛋 蛋白质和乳制品

脂 脂肪

甜 甜食

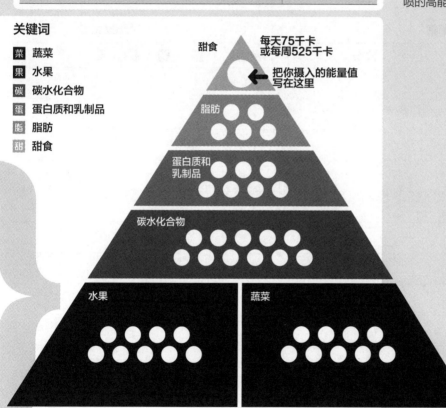

今天吃了多少金字塔食物

当你在左边表格里记录食物和饮料时，顺便在上面食物份数中的圆圈内做标记。对于甜食，就尽你所能估算一整天摄取的能量值。

第6周每天记录 · 第3天

今天的日期

今天的目标

今天的说明

今天饮食明细

每种食物的份数

时间	食物	数量	菜	果	碳	蛋	脂	甜

今天的活动	◷ 时间
总时间（分钟）	

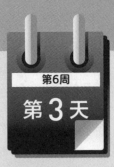

激励提示

不管你体重如何，都应该肯定你独特的价值，相信自己有能力为社会和他人做出贡献。

关键词

菜	蔬菜
果	水果
碳	碳水化合物
蛋	蛋白质和乳制品
脂	脂肪
甜	甜食

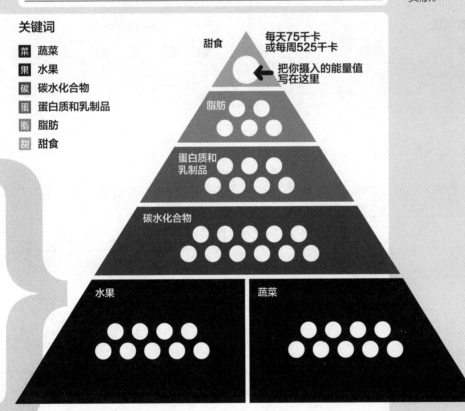

甜食

每天75千卡或每周525千卡

把你摄入的能量值写在这里

脂肪

蛋白质和乳制品

碳水化合物

水果

蔬菜

今天吃了多少金字塔食物

当你在左边表格里记录食物和饮料时，顺便在上面食物份数中的圆圈内做标记。对于甜食，就尽你所能估算一整天摄取的能量值。

今天的日期

今天的目标

今天的说明

今天饮食明细 | | | | 每种食物的份数 | | | | | |

⏰ 时间	食物	数量	菜	果	碳	蛋	脂	甜

今天的活动	🕐 时间
总时间（分钟）	

激励提示

不管你做的项目看起来多么微不足道，定期嘉奖自己会让你更有动力。每达成一个目标后，都要设定一个新的更具挑战性的目标。

关键词

- 菜 蔬菜
- 果 水果
- 碳 碳水化合物
- 蛋 蛋白质和乳制品
- 脂 脂肪
- 甜 甜食

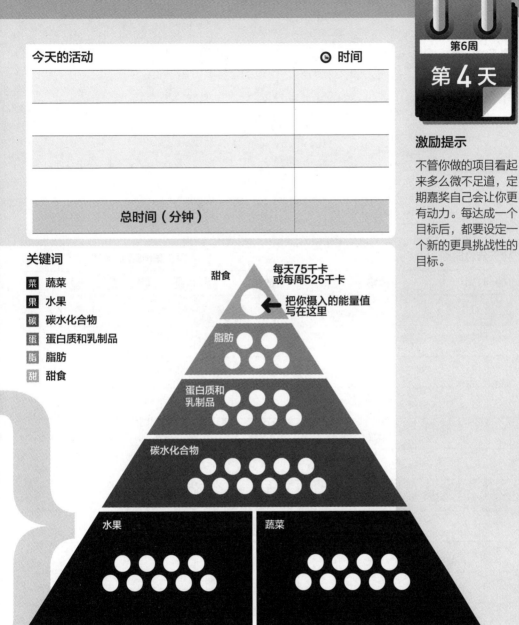

甜食

每天75千卡
或每周525千卡

把你摄入的能量值
写在这里

脂肪

蛋白质和乳制品

碳水化合物

水果

蔬菜

今天吃了多少金字塔食物

当你在左边表格里记录食物和饮料时，顺便在上面食物份数中的圆圈内做标记。对于甜食，就尽你所能估算一整天摄取的能量值。

今天的日期

今天的目标

今天的说明

今天饮食明细　　　　　　　　　　　　　　　　　　　　**每种食物的份数**

⏱ 时间	食物	数量	菜	果	碳	蛋	脂	甜

今天的活动	🕐 时间
总时间（分钟）	

激励提示

完全不碰爱吃的食物只会让你增加对它（如巧克力）的渴望。偶尔少量吃点儿作为对自己的犒赏是比较实际的做法，但分量不要多。

关键词

菜	蔬菜
果	水果
碳	碳水化合物
蛋	蛋白质和乳制品
脂	脂肪
甜	甜食

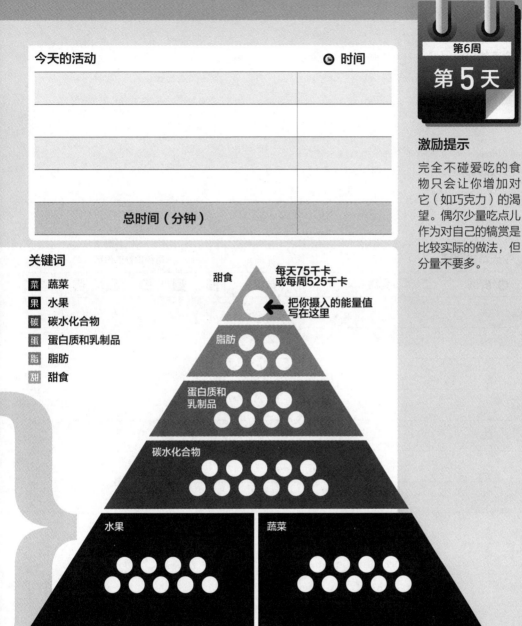

甜食

每天75千卡
或每周525千卡

← 把你摄入的能量值
写在这里

脂肪

蛋白质和
乳制品

碳水化合物

水果

蔬菜

今天吃了多少金字塔食物

当你在左边表格里记录食物和饮料时，顺便在上面食物份数中的圆圈内做标记。对于甜食，就尽你所能估算一整天摄取的能量值。

今天的日期

今天的目标

今天的说明

今天饮食明细

每种食物的份数

🕐 时间	食物	数量	菜	果	碳	蛋	脂	甜

今天的活动	🕐 时间
总时间（分钟）	

激励提示

当你没有时间做一顿健康的饭菜时，可以去超市或熟食店买一份健康的三明治、汤或低脂低卡的熟食吃。

关键词

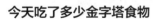 蔬菜

果 水果

碳 碳水化合物

蛋 蛋白质和乳制品

脂 脂肪

甜 甜食

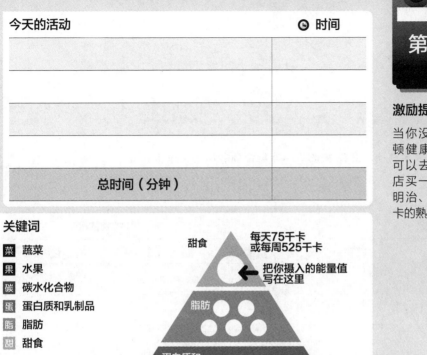

甜食

每天75千卡或每周525千卡

← 把你摄入的能量值写在这里

脂肪

蛋白质和乳制品

碳水化合物

水果

蔬菜

今天吃了多少金字塔食物

当你在左边表格里记录食物和饮料时，顺便在上面食物份数中的圆圈内做标记。对于甜食，就尽你所能估算一整天摄取的能量值。

今天的日期

今天的目标

今天的说明

今天是称体重的日子，把体重记录在每周回顾和体重记录上。

今天饮食明细

每种食物的份数

⏱ 时间	食物	数量	菜	果	碳	蛋	脂	甜

今天的活动	◔ 时间
总时间（分钟）	

提示 🕐

在每周回顾
和体重记录中记录
你今天的体重。

关键词

菜 蔬菜

果 水果

碳 碳水化合物

蛋 蛋白质和乳制品

脂 脂肪

甜 甜食

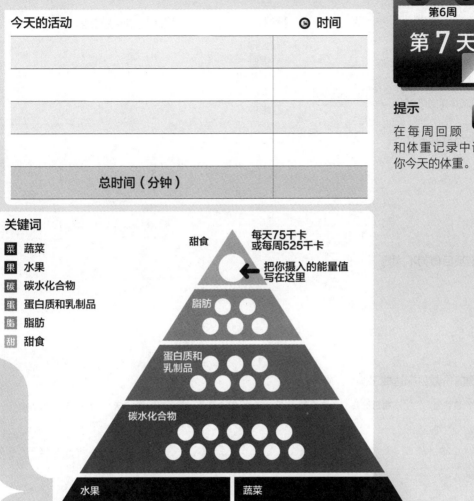

每天75千卡
或每周525千卡

← 把你摄入的能量值
写在这里

甜食

脂肪

蛋白质和
乳制品

碳水化合物

水果

蔬菜

今天吃了多少金字塔食物

当你在左边表格里记录食物和饮料时，顺便在上面食物份数
中的圆圈内做标记。对于甜食，就尽你所能估算一整天摄取
的能量值。

我的
起始体重

减掉
我今天的体重

=
我的体重变化

我感觉
- 太棒了
- 很好
- 一般般
- 灰心
- 想放弃

我最引以为豪的是

哪些项目做得好

哪些项目做得不太好

这周的份数目标达成了吗

食物组	每日份数	第1天	第2天	第3天	第4天	第5天	第6天	第7天
蔬菜		○	○	○	○	○	○	○
水果		○	○	○	○	○	○	○
碳水化合物		○	○	○	○	○	○	○
蛋白质和乳制品		○	○	○	○	○	○	○
脂肪		○	○	○	○	○	○	○
甜食		○	○	○	○	○	○	○

用法说明

1. 在上表中填入各类食物的每日份数目标。
2. 将你过去一周每天记录的份数总数与你的目标进行比较。
3. 如果你的份数总数达到了目标，请勾选上表中的圆圈。

我想尝试的新的食物

我想尝试的新的活动

提醒

在这个回顾中计算你的体重变化并记录在体重记录中。

今天走了多少步（如果有用计步器）

第1天	第2天	第3天	第4天	第5天	第6天	第7天

我每天活动多少分钟

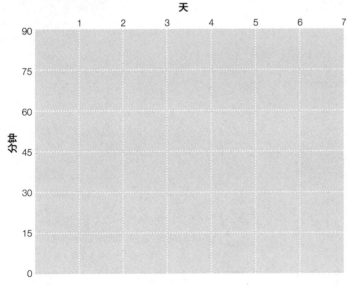

这周的份数目标达成了吗

食物组	每日份数	第1天	第
蔬菜	4+	✔	
水果	3+	○	
碳水化合物	4	✔	
蛋白质 / 乳制品	3	✔	
脂肪	3		✔

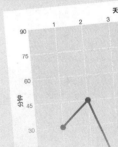

用法说明

1. 为上周每天的活动总分钟数添加一个"点"。
2. 用一条线把图表上的每个点连起来。

请看右边的示例图表。→

▲
上面的例子展示了如何填写你每周回顾的份数目标表和活动表。

天	早餐	午餐	晚餐	零食
例子	谷类 香蕉	意大利面 水果沙拉	金枪鱼包 小胡萝卜	饼干 奶酪
1				
2				
3				
4				
5				
6				
7				

运动和活动	特殊行程
上午11点上游泳课 步行上班	下午6点观看儿童球赛 注意：晚餐在外面吃

一周概况

使用计划表

做下周的饮食、活动和运动计划。注意可能影响你体重的特殊行程，如旅行、外出就餐、社交场合和假期。

饮食 计划表

今天的主餐或所有餐点	分量

以下步骤可以帮助你检查一餐是否符合Mayo Clinic健康金字塔推荐的份数目标。

1. 写下这顿饭（或一整天）你打算吃什么。
2. 根据你计划吃多少来计算份数。
3. 一定要把菜单上的食物列在购物清单上。

这一餐的金字塔食物的份数

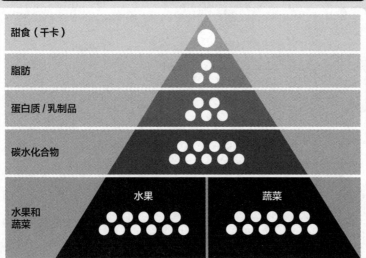

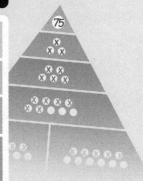

◄ 在左边查看金字塔食物的份数。

饮食计划表

以下步骤可以帮助你检查一餐是否符合Mayo Clinic健康金字塔推荐的份数目标。

1. 写下这顿饭（或一整天）你打算吃什么。
2. 根据你计划吃多少来计算份数。
3. 一定要把菜单上的食物列在购物清单上。

今天的主餐或所有餐点	分量

这一餐的金字塔食物的份数

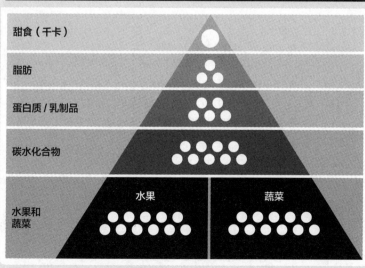

甜食（千卡）	
脂肪	
蛋白质 / 乳制品	
碳水化合物	
水果和蔬菜	水果 / 蔬菜

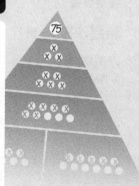

◀ 在左边查看金字塔食物的份数。

当日菜单

早餐

1片全麦吐司
1½汤匙果酱
1个大柚子
零卡饮料

菜	果	碳	蛋	脂	甜
0	2	1	0	0	1

午餐

加州汉堡
1个小苹果
零卡饮料

菜	果	碳	蛋	脂	甜
1	1	2	2	1	0

晚餐

1份希腊沙拉
8块全麦饼干
零卡饮料

菜	果	碳	蛋	脂	甜
2	0	1	1	1	0

零食

*1份喜欢的蔬菜
4汤匙脱脂酸奶油

菜	果	碳	蛋	脂	甜
1	0	0	0	1	0

* 规定的份数是最低量，你可以想吃
多少就吃多少。

提示

本页上的菜单演示
如何规划自己的每
日菜单。你也可以
直接照着做。

午餐食谱

加州汉堡

■ 3盎司（约84克）煮熟的牛瘦肉饼，加上半个烤洋葱（切丝）、番茄片、生菜，
加在涂抹1汤匙低能量蛋黄酱的小号全麦圆面包里。

晚餐食谱

希腊沙拉（1份）

2杯红绿叶莴苣
1/4杯黄瓜丁
1/4杯甜椒丁
1/4杯胡萝卜丁
1/4杯碎羊奶酪
1片红洋葱
2个去核卡拉马塔橄榄
2个黄金辣椒
1汤匙香醋

■ 把红绿叶莴苣、黄瓜丁、甜椒丁和
胡萝卜丁放在碗里，搅拌均匀。

■ 上面放上碎羊奶酪和分成环状的洋
葱片。

■ 用卡拉马塔橄榄和黄金辣椒点缀。

■ 淋上香醋，立即食用。

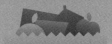

新鲜农产品	全谷类	肉类和乳制品

冷冻食品	罐头食品	其他杂类食品

提示

去超市前先把一周的购物清单准备好，让你做菜时样样齐全不烦恼。

新鲜农产品	全谷类
10个大番茄	8盎司包装白大利面
2个红辣椒	1袋黑麦面
夏南瓜	1包英式松
西葫芦	1袋皮塔面
1袋小胡萝卜	
樱桃	

▲

在计划本周的菜单时一并添加到购物清单中。

今天的日期

今天的目标

今天的说明

今天饮食明细　　　　　　　　　　　　　　　　　　　　　　　每种食物的份数

🕐 时间	食物	数量	菜	果	碳	蛋	脂	甜

今天的活动	🕐 时间
总时间（分钟）	

激励提示

事先安排好一天的行程，避免冲突和慌张，有助于帮助自己减压，提早面对令人不愉快的事情，越早解决越好。

关键词

- 菜 蔬菜
- 果 水果
- 碳 碳水化合物
- 蛋 蛋白质和乳制品
- 脂 脂肪
- 甜 甜食

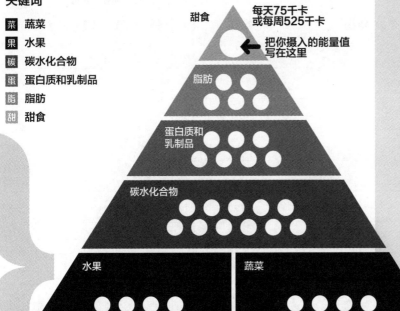

甜食

每天75千卡或每周525千卡

← 把你摄入的能量值写在这里

脂肪

蛋白质和乳制品

碳水化合物

水果

蔬菜

今天吃了多少金字塔食物

当你在左边表格里记录食物和饮料时，顺便在上面食物份数中的圆圈内做标记。对于甜食，就尽你所能估算一整天摄取的能量值。

今天的日期

今天的目标

今天的说明

今天饮食明细

每种食物的份数

🕐 时间	食物	数量	菜	果	碳	蛋	脂	甜

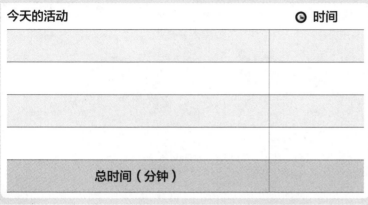

今天的活动	🕐 时间
总时间（分钟）	

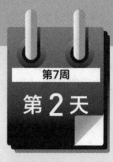

第7周

第2天

激励提示

为了减少在电影院吃零食，在离家前吃点儿健康的食物。在那里就喝点水或零卡饮料。

关键词

菜 蔬菜
果 水果
碳 碳水化合物
蛋 蛋白质和乳制品
脂 脂肪
甜 甜食

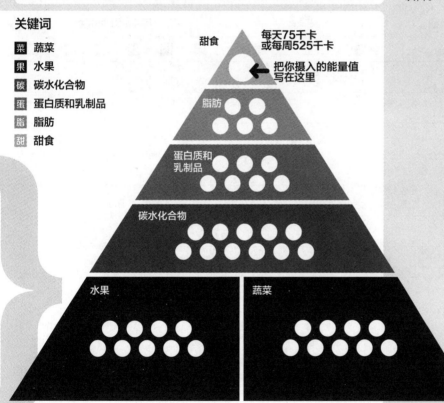

甜食

每天75千卡
或每周525千卡

← 把你摄入的能量值写在这里

脂肪

蛋白质和乳制品

碳水化合物

水果

蔬菜

今天吃了多少金字塔食物

当你在左边表格里记录食物和饮料时，顺便在上面食物份数中的圆圈内做标记。对于甜食，就尽你所能估算一整天摄取的能量值。

今天的日期

今天的目标

今天的说明

今天饮食明细 每种食物的份数

⏱ 时间	食物	数量	菜	果	碳	蛋	脂	甜

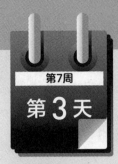

今天的活动	⏱ 时间
总时间（分钟）	

激励提示

运动的时候尝试多种
方式搭配。不要只局
限于一种活动，比如
散步。偶尔也要试试
骑自行车或游泳。

关键词

菜 蔬菜

果 水果

碳 碳水化合物

蛋 蛋白质和乳制品

脂 脂肪

甜 甜食

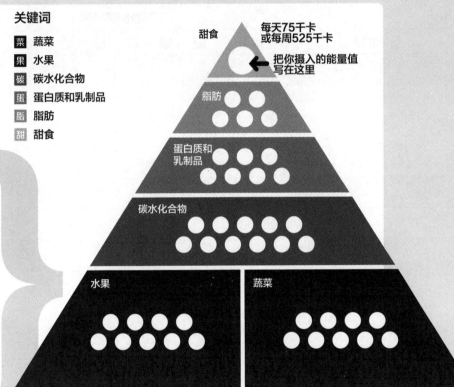

甜食
每天75千卡
或每周525千卡

把你摄入的能量值
写在这里

脂肪

蛋白质和
乳制品

碳水化合物

水果

蔬菜

今天吃了多少金字塔食物

当你在左边表格里记录食物和饮料时，顺便在上面食物份数
中的圆圈内做标记。对于甜食，就尽你所能估算一整天摄取
的能量值。

今天的日期

今天的目标

今天的说明

今天饮食明细

⏱ 时间	食物	数量	菜	果	碳	蛋	脂	甜

每种食物的份数

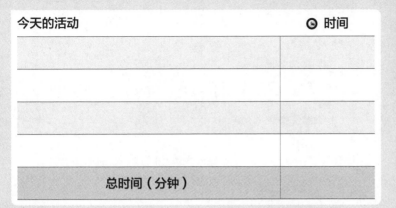

今天的活动	◷ 时间
总时间（分钟）	

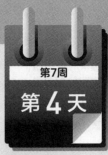

激励提示

考虑自己种点菜，这没你想的那么难。如果没有足够的场地，可以在户外的花盆里种点儿番茄和辣椒。

关键词

菜 蔬菜
果 水果
碳 碳水化合物
蛋 蛋白质和乳制品
脂 脂肪
甜 甜食

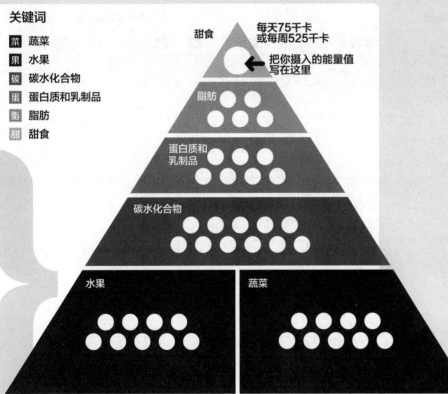

甜食

每天75千卡
或每周525千卡

把你摄入的能量值
写在这里

脂肪

蛋白质和
乳制品

碳水化合物

水果

蔬菜

今天吃了多少金字塔食物

当你在左边表格里记录食物和饮料时，顺便在上面食物份数中的圆圈内做标记。对于甜食，就尽你所能估算一整天摄取的能量值。

今天的日期

今天的目标

今天的说明

今天饮食明细　　　　　　　　　　　　　　　　　　　　　　　每种食物的份数

⊙ 时间	食物	数量	菜	果	碳	蛋	脂	甜

今天的活动	🕐 时间
总时间（分钟）	

关键词

菜 蔬菜
果 水果
碳 碳水化合物
蛋 蛋白质和乳制品
脂 脂肪
甜 甜食

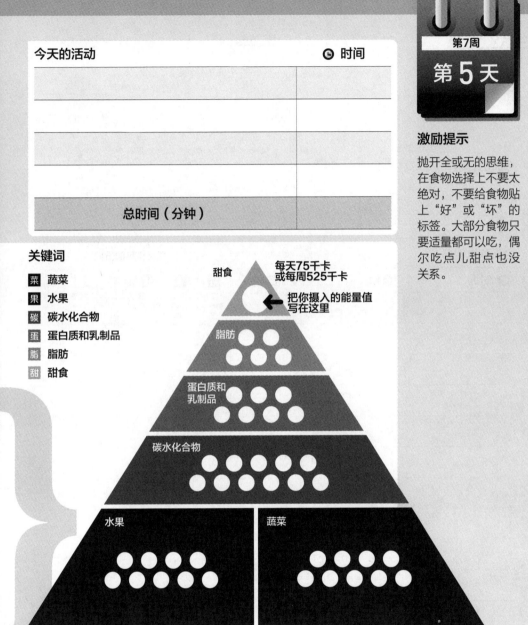

今天吃了多少金字塔食物

当你在左边表格里记录食物和饮料时，顺便在上面食物份数中的圆圈内做标记。对于甜食，就尽你所能估算一整天摄取的能量值。

今天的日期

今天的目标

今天的说明

今天饮食明细

每种食物的份数

⏱ 时间	食物	数量	菜	果	碳	蛋	脂	甜

今天的活动	🕐 时间
总时间（分钟）	

关键词

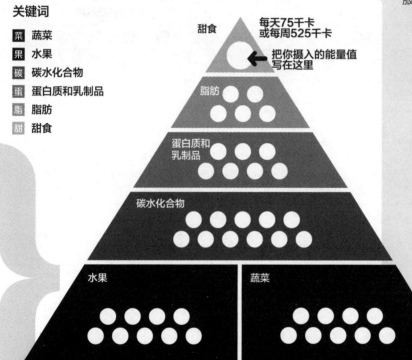

菜	蔬菜
果	水果
碳	碳水化合物
蛋	蛋白质和乳制品
脂	脂肪
甜	甜食

甜食

每天75千卡
或每周525千卡

← 把你摄入的能量值
写在这里

脂肪

蛋白质和
乳制品

碳水化合物

水果

蔬菜

今天吃了多少金字塔食物

当你在左边表格里记录食物和饮料时，顺便在上面食物份数
中的圆圈内做标记。对于甜食，就尽你所能估算一整天摄取
的能量值。

今天的日期

今天的目标

今天的说明

今天是称体重的日子，把体重记录在每周回顾和体重记录上。

今天饮食明细

每种食物的份数

时间	食物	数量	菜	果	碳	蛋	脂	甜

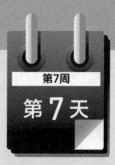

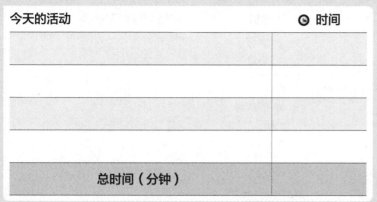

今天的活动	🕐 时间
总时间（分钟）	

提示

在每周回顾
和体重记录中记录
你今天的体重。

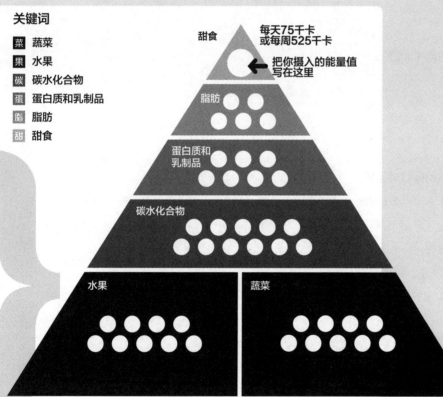

关键词

菜 蔬菜

果 水果

碳 碳水化合物

蛋 蛋白质和乳制品

脂 脂肪

甜 甜食

甜食

每天75千卡
或每周525千卡

把你摄入的能量值
写在这里

脂肪

蛋白质和
乳制品

碳水化合物

水果

蔬菜

今天吃了多少金字塔食物

当你在左边表格里记录食物和饮料时，顺便在上面食物份数
中的圆圈内做标记。对于甜食，就尽你所能估算一整天摄取
的能量值。

	我感觉	我最引以为豪的是

我的
起始体重

减掉
我今天的体重

=
我的体重变化

我感觉
- 太棒了
- 很好
- 一般般
- 灰心
- 想放弃

我最引以为豪的是

哪些项目做得好

哪些项目做得不太好

这周的份数目标达成了吗

食物组	每日份数	第1天	第2天	第3天	第4天	第5天	第6天	第7天
蔬菜		○	○	○	○	○	○	○
水果		○	○	○	○	○	○	○
碳水化合物		○	○	○	○	○	○	○
蛋白质和乳制品		○	○	○	○	○	○	○
脂肪		○	○	○	○	○	○	○
甜食		○	○	○	○	○	○	○

用法说明

1. 在上表中填入各类食物的每日份数目标。
2. 将你过去一周每天记录的份数总数与你的目标进行比较。
3. 如果你的份数总数达到了目标，请勾选上表中的圆圈。

我想尝试的新的食物

我想尝试的新的活动

提醒

在这个回顾中计算你的体重变化并记录在体重记录中。

今天走了多少步（如果有用计步器）

第1天	第2天	第3天	第4天	第5天	第6天	第7天

我每天活动多少分钟

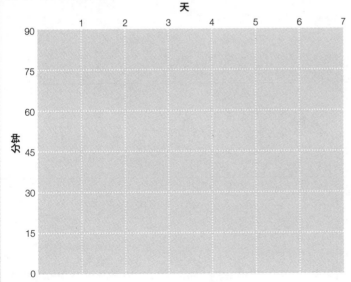

这周的份数目标达成了吗？

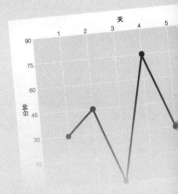

食物组	每日份数	第1天	第
蔬菜	4+	✔	
水果	3+	●	●
碳水化合物	4	✔	✔
蛋白质 / 乳制品	3	✔	✔
脂肪	3		✔

用法说明

1. 为上周每天的活动总分钟数添加一个"点"。
2. 用一条线把图表上的每个点连起来。

请看右边的示例图表。→

▲
上面的例子展示了如何填写你每周回顾的份数目标表和活动表。

天	早餐	午餐	晚餐	零食
例子	谷类 香蕉	意大利面 水果沙拉	金枪鱼包 小胡萝卜	饼干 奶酪
1				
2				
3				
4				
5				
6				
7				

运动和活动	特殊行程
上午11点上游泳课 步行上班	下午6点观看儿童球赛 注意：晚餐在外面吃

一周概况

使用计划表

做下周的饮食、活动和运动计划。注意可能影响你体重的特殊行程，如旅行、外出就餐、社交场合和假期。

以下步骤可以帮助
你检查一餐是否符
合Mayo Clinic
健康金字塔推荐的
份数目标。

1. 写下这顿饭（或
一整天）你打算吃
什么。
2. 根据你计划吃多
少来计算份数。
3. 一定要把菜单上
的食物列在购物清
单上。

今天的主餐或所有餐点	分量

这一餐的金字塔食物的份数

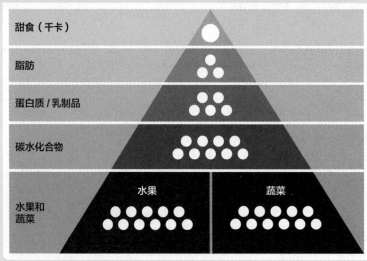

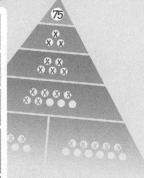

◀ 在左边查看金字塔
食物的份数。

饮食计划表

今天的主餐或所有餐点	分量

以下步骤可以帮助你检查一餐是否符合Mayo Clinic健康金字塔推荐的份数目标。

1. 写下这顿饭（或一整天）你打算吃什么。
2. 根据你计划吃多少来计算份数。
3. 一定要把菜单上的食物列在购物清单上。

这一餐的金字塔食物的份数

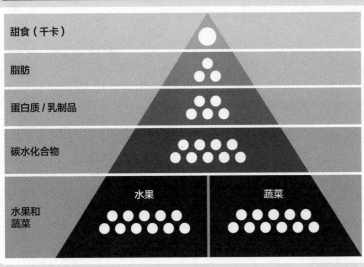

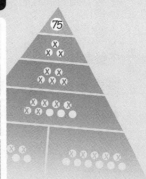

◄ 在左边查看金字塔食物的份数。

当日菜单

早餐

1个墨西哥卷饼
1个中等大小的橙子
零卡饮料

菜	果	碳	蛋	脂	甜
1	1	2	1	0	0

午餐

菠菜水果沙拉
2汤匙脱脂法式调味品
1杯脱脂牛奶
8整粒花生或4整粒腰果
零卡饮料

菜	果	碳	蛋	脂	甜
2	1	0	1	2	0

晚餐

3盎司烤鱼或烤虾
2/3杯糙米饭
*1杯熟西蓝花
*2杯生菜
2汤匙脱脂沙拉酱
1杯混合浆果
零卡饮料

菜	果	碳	蛋	脂	甜
2	1	2	1	1	0

零食

*1份喜欢的水果

菜	果	碳	蛋	脂	甜
0	1	0	0	0	0

* 规定的份数是最低量，可以根据你的
  需要调整。

提示

本页上的菜单演示如何规划自己的每日菜单。你也可以直接照着做。

早餐食谱

墨西哥卷饼

■ 将1/2杯番茄丁、2汤匙洋葱碎和1/4杯罐装玉米粒及部分罐内原汁同时下锅翻炒，加1/2杯素蛋粉和蔬菜翻炒。馅料炒好后铺在零脂玉米饼上，淋2汤匙沙拉酱，卷起玉米饼即可。

午餐食谱

菠菜水果沙拉

■ 在2杯嫩菠菜上面放半杯青椒条、荸荠和半杯橘子瓣。

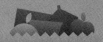

新鲜农产品	全谷类	肉类和乳制品

冷冻食品	罐头食品	其他杂类食品

提示

去超市前先把一周的购物清单准备好，让你做菜时样样齐全不烦恼。

新鲜农产品	全谷类
10个大番茄	8盎司包装细大利面
2个红辣椒	1条黑麦面
夏南瓜	1包英式松
西葫芦	1袋皮塔面
1袋小胡萝卜	
樱桃	

▲

在计划本周的菜单时一并添加到购物清单中。

今天的日期

今天的目标

今天的说明

今天饮食明细　　　　　　　　　　　　　　　　　　　　每种食物的份数

⏱ 时间	食物	数量	菜	果	碳	蛋	脂	甜

今天的活动	⏱ 时间
总时间（分钟）	

激励提示

有了健康的生活方式，包括均衡的饮食、每天的体力活动、充足的睡眠和压力管理等，结果自然会反映在体重上，完全不需要刻意强调。

关键词

- 菜 **蔬菜**
- 果 **水果**
- 碳 **碳水化合物**
- 蛋 **蛋白质和乳制品**
- 脂 **脂肪**
- 甜 **甜食**

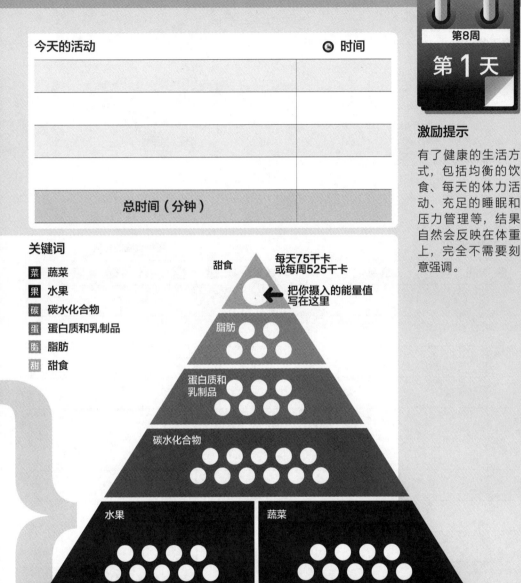

每天75千卡或每周525千卡

把你摄入的能量值写在这里

甜食

脂肪

蛋白质和乳制品

碳水化合物

水果　　蔬菜

今天吃了多少金字塔食物

当你在左边表格里记录食物和饮料时，顺便在上面食物份数中的圆圈内做标记。对于甜食，就尽你所能估算一整天摄取的能量值。

今天的日期

今天的目标

今天的说明

今天饮食明细

每种食物的份数

⏱ 时间	食物	数量	菜	果	碳	蛋	脂	甜

今天的活动	🕐 时间
总时间（分钟）	

激励提示

为了继续再减几千克或保持体重，你还是要继续之前被证明行之有效的策略。当然策略需要根据不断变化的情况来调整。

关键词

菜 蔬菜
果 水果
碳 碳水化合物
蛋 蛋白质和乳制品
脂 脂肪
甜 甜食

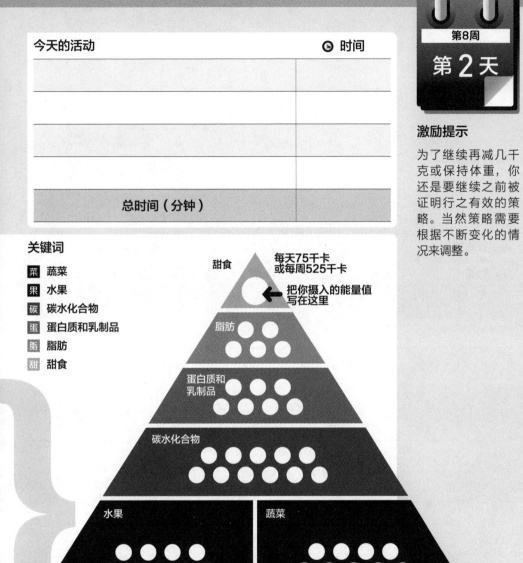

甜食
每天75千卡
或每周525千卡

把你摄入的能量值
写在这里

脂肪

蛋白质和
乳制品

碳水化合物

水果

蔬菜

今天吃了多少金字塔食物

当你在左边表格里记录食物和饮料时，顺便在上面食物份数中的圆圈内做标记。对于甜食，就尽你所能估算一整天摄取的能量值。

今天的日期

今天的目标

今天的说明

今天饮食明细   **每种食物的份数**

◷ 时间	食物	数量	菜	果	碳	蛋	脂	甜

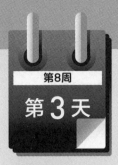

今天的活动	⏱ 时间
总时间（分钟）	

激励提示

今后你的重心应该摆在如何维持体重上，但前提是确保过程舒适而自在，而不是让你感觉又烦又累。

关键词

菜	蔬菜
果	水果
碳	碳水化合物
蛋	蛋白质和乳制品
脂	脂肪
甜	甜食

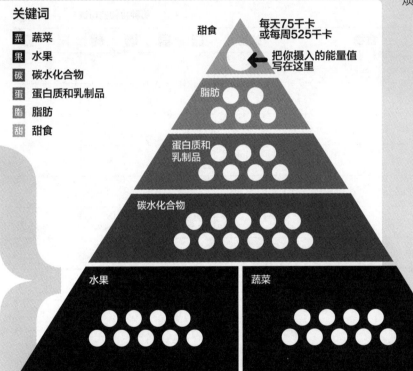

甜食

每天75千卡
或每周525千卡

把你摄入的能量值写在这里

脂肪

蛋白质和乳制品

碳水化合物

水果

蔬菜

今天吃了多少金字塔食物

当你在左边表格里记录食物和饮料时，顺便在上面食物份数中的圆圈内做标记。对于甜食，就尽你所能估算一整天摄取的能量值。

今天的日期

今天的目标

今天的说明

今天饮食明细

每种食物的份数

⏱ 时间	食物	数量	菜	果	碳	蛋	脂	甜

今天的活动	⏱ 时间
总时间（分钟）	

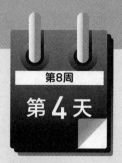

激励提示

不管你减了多少体重，你能把这本日志写到今天，这份持续不懈的精神就是非常值得高兴的。

关键词

菜 蔬菜
果 水果
碳 碳水化合物
蛋 蛋白质和乳制品
脂 脂肪
甜 甜食

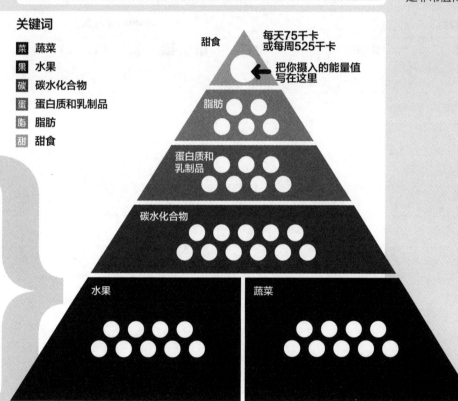

甜食

每天75千卡
或每周525千卡

把你摄入的能量值
写在这里

脂肪

蛋白质和
乳制品

碳水化合物

水果

蔬菜

今天吃了多少金字塔食物

当你在左边表格里记录食物和饮料时，顺便在上面食物份数中的圆圈内做标记。对于甜食，就尽你所能估算一整天摄取的能量值。

今天的日期

今天的目标

今天的说明

今天饮食明细

每种食物的份数

◷ 时间	食物	数量	菜	果	碳	蛋	脂	甜

今天的活动	🕐 时间
总时间（分钟）	

关键词

菜	蔬菜
果	水果
碳	碳水化合物
蛋	蛋白质和乳制品
脂	脂肪
甜	甜食

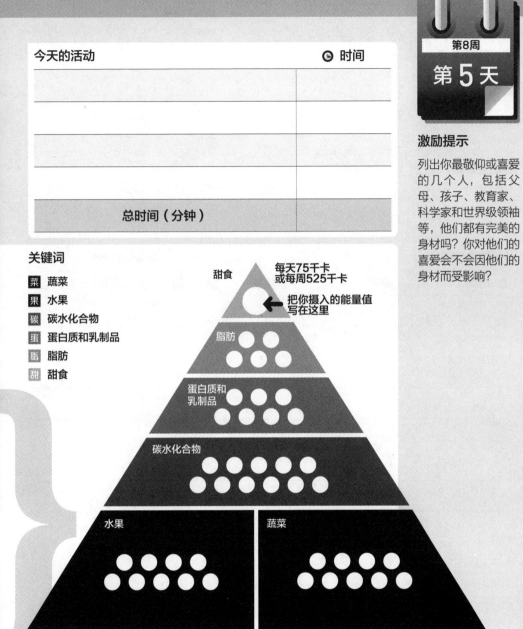

甜食

每天75千卡或每周525千卡

把你摄入的能量值写在这里

脂肪

蛋白质和乳制品

碳水化合物

水果

蔬菜

今天吃了多少金字塔食物

当你在左边表格里记录食物和饮料时，顺便在上面食物份数中的圆圈内做标记。对于甜食，就尽你所能估算一整天摄取的能量值。

今天的日期

今天的目标

今天的说明

今天饮食明细　　　　　　　　　　　　　　　　　每种食物的份数

🕐 时间	食物	数量	菜	果	碳	蛋	脂	甜

今天的活动	◷ 时间
总时间（分钟）	

激励提示

写张卡片或送花给他人，或到社区做志愿者工作。日行一善会让你充满自信与自尊。

关键词

- 菜 蔬菜
- 果 水果
- 碳 碳水化合物
- 蛋 蛋白质和乳制品
- 脂 脂肪
- 甜 甜食

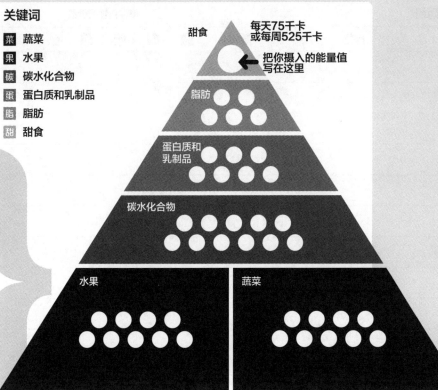

甜食

每天75千卡或每周525千卡

把你摄入的能量值写在这里

脂肪

蛋白质和乳制品

碳水化合物

水果

蔬菜

今天吃了多少金字塔食物

当你在左边表格里记录食物和饮料时，顺便在上面食物份数中的圆圈内做标记。对于甜食，就尽你所能估算一整天摄取的能量值。

今天的日期

今天的目标

今天的说明

今天是称体重的日子，把体重记录在每周回顾和体重记录上。

今天饮食明细　　　　　　　　　　　　　　　　**每种食物的份数**

⏱ 时间	食物	数量	菜	果	碳	蛋	脂	甜

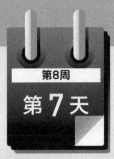

今天的活动	⏱ 时间
总时间（分钟）	

提示

在每周回顾
和体重记录中记录
你今天的体重。

关键词

菜 蔬菜

果 水果

碳 碳水化合物

蛋 蛋白质和乳制品

脂 脂肪

甜 甜食

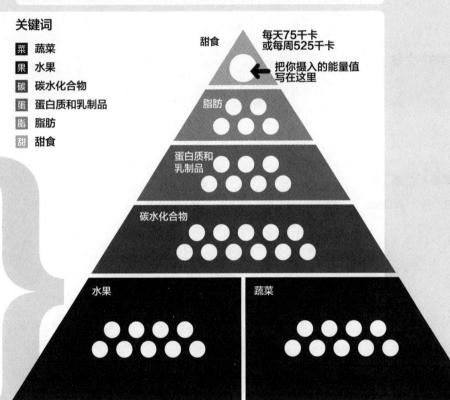

甜食 —— 每天75千卡
或每周525千卡

把你摄入的能量值
写在这里

脂肪

蛋白质和
乳制品

碳水化合物

水果　　蔬菜

今天吃了多少金字塔食物

当你在左边表格里记录食物和饮料时，顺便在上面食物份数
中的圆圈内做标记。对于甜食，就尽你所能估算一整天摄取
的能量值。

我的
起始体重

减掉
我今天的体重

=
我的体重变化

我感觉

- 太棒了
- 很好
- 一般般
- 灰心
- 想放弃

我最引以为豪的是

哪些项目做得好

哪些项目做得不太好

这周的份数目标达成了吗

食物组	每日份数	第1天	第2天	第3天	第4天	第5天	第6天	第7天
蔬菜		●	●	●	●	●	●	●
水果		●	●	●	●	●	●	●
碳水化合物		●	●	●	●	●	●	●
蛋白质和乳制品		●	●	●	●	●	●	●
脂肪		●	●	●	●	●	●	●
甜食		●	●	●	●	●	●	●

用法说明

1. 在上表中填入各类食物的每日份数目标。
2. 将你过去一周每天记录的份数总数与你的目标进行比较。
3. 如果你的份数总数达到了目标，请勾选上表中的圆圈。

我想尝试的新的食物

我想尝试的新的活动

今天走了多少步（如果有用计步器）

第1天	第2天	第3天	第4天	第5天	第6天	第7天

我每天活动多少分钟

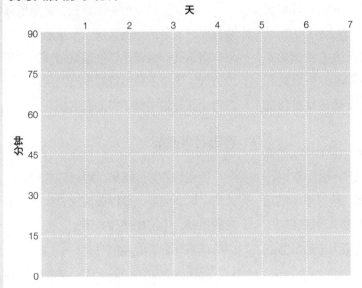

天

用法说明

1. 为上周每天的活动总分钟数添加一个"点"。
2. 用一条线把图表上的每个点连起来。

请看右边的示例图表。→

提醒

在这个回顾中计算你的体重变化并记录在体重记录中。

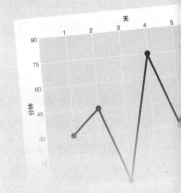

这周的份数目标达成了吗？			
食物组	每日份数	第1天	第
蔬菜	4+	✔	
水果	3+	○	
碳水化合物	4	✔	
蛋白质 / 乳制品	3	✔	
脂肪	3		

▲

上面的例子展示了如何填写你每周回顾的份数目标表和活动表。

健康体重是给自己一生的承诺

回想一下你在开始Mayo Clinic饮食时为自己设定的目标。经过10周后，结果符合你的期望吗？

严格地用数字来衡量你的进步——你刚开始时的体重和现在的体重相比——可能让你满意，也可能感觉挫败。很多人坚信体重永远都减不够，所以一直困在无止境的减重循环中。

控制体重不仅仅是你减掉多少千克。希望Mayo Clinic饮食给你带来了更多收获。

别忘了因为你的努力，你现在吃得更好，活动也更多。想想你已经学会的帮助克服障碍和改变不健康行为的新策略，回想一下这段时间你品尝过的新食材和使用的新食谱。这些改变都在改善你的健康。

无论你减了多少体重，哪怕再小的变化都是向更健康的你迈近了一步。这时，如果你觉得需要继续减重，可以依照前几周的模式继续下去。如果你满意现在的成果，那么保持体重就是你接下来的任务。

终身受用的良策

不管你选择继续减重，还是维持目前的体重，《饮食生活全书》都已经把你需要的体重控制资源传授给你了。

以下是一些基本的指导原则，可以帮助你将学到的知识融入一生的健康生活中去。

掌握基本原则

继续保持健康的生活方式，体重自然会控制好。坚持均衡饮食、分量适中和日常体育运动。保证足够的睡眠和适当的压力管理。这些不单是给减重者的建议，更是每个人一生中都要努力做到的。

有志者事竟成

根据你的实践结果，继续那些对你有效的策略。此外，要根据情况变化修正相应的策略。不论如何改变策略，都是为了你的减重计划更能迎接挑战。

把在饮食中学到的新的、健康的行为

融入到日常生活中，才是你的终极目标。千万不要在10周之后回到之前的老样子并将这些好的习惯束之高阁。

更有趣

你要以积极乐观的心态去做维持体重这件事。在这个过程中要让自己感受到愉快和舒适，而不是烦恼和无趣。当你开始找借口或拖拖拉拉的时候，就表明这些行为很快就会被你抛弃。

着眼长远

不管你已经减了多少体重，坚持参加这个项目才是你取得的最重要的成就。

在10周或10个月甚至10年时间内考虑控制体重是很重要的。这是一辈子的事。不管你的期望是什么，只要坚持下去，你就能达到你的目标——也许比你想象得还要快。

肯定自己

你在减重过程中扮演的关键角色是值得肯定的。凭借着减重的决心，你开始行动，投入精力和耐力，才没有半途而废。现在你已经有了继续下去的工具和经验。为自己的成绩喝彩，有助于提高你的信心，使你面对未来的挑战更有信心。

展望未来

在未来的几个月或几年里，偶尔花点时间来重申你对保持健康体重的承诺。提醒自己健康的生活方式，能给你带来很多益处。

在思考和行动的过程中，不要忽视那些负面的感觉或情绪，试着找出它们的原因并寻找解决办法。随着时间的推移，你将有能力顺应不断变化的需求和情况，调整你的策略和生活习惯。

在记录Mayo Clinic《饮食生活日志》的10周里，你要一直使用体重秤来跟踪进展并保持积极性。你可能会发现继续保持体重记录是有帮助的，即使日志已经写完了，也值得再继续记录下去。

第1周习惯追踪表								
做到了就打 ✔	第1天	第2天	第3天	第4天	第5天	第6天	第7天	总计
养成5个新习惯								
1. 吃健康的早餐								
2. 吃蔬菜和水果								
3. 吃全谷物食物								
4. 吃健康的油脂								
5. 运动！								
改掉5个旧习惯								
1. 吃东西时不看电视								
2. 戒糖								
3. 不吃零食								
4. 限制肉和乳制品的摄入量								
5. 不在餐馆就餐								
追加5个好习惯								
1. 对饮食进行记录								
2. 对活动进行记录								
3. 多运动！								
4. 吃"真正的食物"								
5. 每天设定一个小目标								
总计								

用法说明

1. 在每一天结束时，检查一下你完成了哪些习惯。
2. 在周末，对列和行进行合计，以查看你的进度。

第2周习惯追踪表							
第8天	第9天	第10天	第11天	第12天	第13天	第14天	总计
养成5个新习惯							
改掉5个旧习惯							
追加5个好习惯							

习惯追踪表

提醒

统计习惯追踪表的列和行，看看哪些习惯你坚持得好，哪些对你而言是有困难的。

见《饮食生活全书》第62~63页

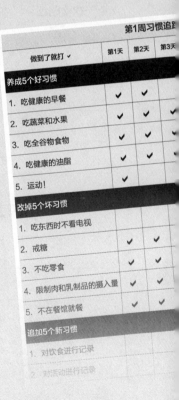

▲
上面的例子展示了如何填写你的习惯追踪表。

今天的目标

今天的活动　　　　　　　　　　🕐 时间

总时间（分钟）	

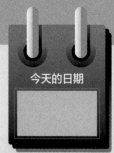

今天的日期

提醒

记得在每周
末称体重。

今天饮食明细

🕐 时间	食物	数量

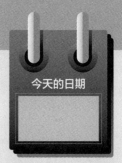

今天的目标

今天的活动　　　　　　　　　　🕐 时间

总时间（分钟）	

今天的日期

提醒

记得在每周末称体重。

今天饮食明细

🕐 时间	食物	数量

今天的目标

今天的活动　　　　　　　　　　　　　　🕐 时间

总时间（分钟）	

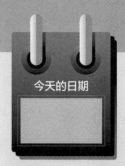

今天的日期

提醒

记得在每周
末称体重。

今天饮食明细

🕐 时间	食物	数量

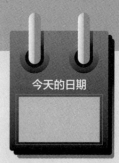

今天的日期

今天的目标

今天的活动 🕐 时间

总时间（分钟）	

提醒

记得在每周末称体重。

今天饮食明细

🕐 时间	食物	数量

今天的目标

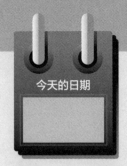

今天的日期

今天的活动 🕐 时间

总时间（分钟）	

提醒

记得在每周末称体重。

今天饮食明细

🕐 时间	食物	数量